国家卫生健康委员会"十四五"规划教材

全国中等卫生职业教育配套教材

供护理专业用

内科护理
学习指导

主　编　江　乙　林梅英

副主编　李士新　曹小川　董燕斐

编　者（以姓氏笔画为序）

王洪波（本溪市中心医院）　　　　　林梅英（本溪市卫生学校）

邓现梅（山东省济宁卫生学校）　　　徐元智（海宁卫生学校）

江　乙（桂东卫生学校）　　　　　　高　丽（锦州市卫生学校）

孙振龙（山东省莱阳卫生学校）　　　高秀霞（牡丹江市卫生学校）

李　丽（桂林市卫生学校）（兼秘书）　郭雪媚（广东省潮州卫生学校）

李　萍（本溪市卫生学校）　　　　　曹小川（鄱阳卫生学校）

李士新（山东省临沂卫生学校）　　　董燕斐（温州护士学校）

杨晓芳（吕梁市卫生学校）　　　　　解文霞（黑龙江省鹤岗卫生学校）

张　丹（辽宁省健康产业集团本钢总医院）

人民卫生出版社
·北京·

图书在版编目（CIP）数据

内科护理学习指导 / 江乙，林梅英主编. —北京：
人民卫生出版社，2023.8（2024.8 重印）
ISBN 978-7-117-35070-9

Ⅰ. ①内… Ⅱ. ①江…②林… Ⅲ. ①内科学－护理
学－医学院校－教学参考资料 Ⅳ. ①R473.5

中国国家版本馆 CIP 数据核字（2023）第 141231 号

人卫智网	www.ipmph.com	医学教育、学术、考试、健康， 购书智慧智能综合服务平台
人卫官网	www.pmph.com	人卫官方资讯发布平台

内科护理学习指导
Neike Huli Xuexi Zhidao

主　　编：江　乙　林梅英
出版发行：人民卫生出版社（中继线 010-59780011）
地　　址：北京市朝阳区潘家园南里 19 号
邮　　编：100021
E - mail：pmph @ pmph.com
购书热线：010-59787592　010-59787584　010-65264830
印　　刷：人卫印务（北京）有限公司
经　　销：新华书店
开　　本：787×1092　1/16　印张：20
字　　数：369 千字
版　　次：2023 年 8 月第 1 版
印　　次：2024 年 8 月第 3 次印刷
标准书号：ISBN 978-7-117-35070-9
定　　价：46.00 元

打击盗版举报电话：010-59787491　E-mail：WQ @ pmph.com
质量问题联系电话：010-59787234　E-mail：zhiliang @ pmph.com
数字融合服务电话：4001118166　E-mail：zengzhi @ pmph.com

前　言

　　本书是与国家卫生健康委员会"十四五"规划教材、全国中等卫生职业教育教材《内科护理》(第4版)配套使用的学习指导。

　　本书按《内科护理》(第4版)的章节编排,以节(第一章除外)为单位组织编写,其主要内容包括四部分:重点、难点解析,护考训练(包括选择题和判断题),参考答案和习题解析。重点、难点解析对每节的重点、难点内容进行整理、归纳及总结,以加深对教材内容的理解和掌握,培养学生掌握良好的学习方法;护考训练的题目与全国护士执业资格考试紧密接轨,帮助学生掌握全国护士执业资格考试的考点,提高学习效率和效果;参考答案便于学生验证答案的正确性;习题解析主要对重点和难点题目进行剖析说明,可以引导学生对重点和难点题目进行分析,带有习题解析的题目均在题号前标注"*"。

　　本书内容简明扼要,实用性强,为学生学习和教师教学提供了有力的支撑,供全国各中等职业学校护理专业师生使用,也可供临床护理工作者使用和参考。

　　本书在编写过程中得到了各编者所在学校或医院的大力支持,在此一并表示诚挚的感谢。由于时间仓促,编写水平所限,教材中难免有不完善之处,敬请同行和读者提出宝贵意见,以求再版时改进。

江　乙　林梅英

2023年3月

目　录

第一章 │ 绪 论

【重点、难点解析】

1. 内科护士的主要工作任务（表1-1）。

表1-1 内科护士的主要工作任务

工作任务	主要内容
照护病人	满足病人的基本需求，执行基础护理及内科护理常规；应用内科护理程序，进行护理评估、护理诊断，制订切实可行的护理计划，实施护理措施并进行护理评价；向病人提供安全而有效的治疗和康复环境
协助诊疗	执行医嘱并配合医生执行各项诊疗工作。进行安全用药；准确及时地采集检验标本，为检查提供正确依据；巡视、观察病人病情变化和对治疗的反应，发现异常及时向相关人员报告并记录；参与危重病人抢救并记录等
健康指导	评估病人及家属的知识水平、解释目前病人的情况、提供健康知识和护理信息等。指导病人采取健康的生活方式以预防疾病和并发症；帮助病人按计划逐步恢复身心运动，促进康复；指导病人及家属掌握自我护理及家庭护理的知识和方法，出院后继续治疗和定期随访、巩固疗效、防止复发等
沟通协调	与病人进行沟通，满足病人的心理需求，评估病人及家庭支持系统并给予应对和维护等。在一个医疗团队中进行有效的沟通交流，为病人提供全面、协调和高质量的服务

2. 内科护理的内容与学习方法（表1-2）。

表1-2　内科护理的内容与学习方法

内容	学习方法
内科护理主要是针对用非手术方法治疗病人的护理。内科护理的内容涵盖了呼吸、循环、消化、泌尿、血液、神经等各系统疾病及内分泌与代谢性疾病、风湿性疾病病人的护理，以及传染病病人的护理，并与基础医学、临床医学和人文社会科学等有着广泛的联系	内科护理是一门实践性很强的课程，分为系统学习和毕业实习两个阶段。系统学习包括课堂学习常见病、多发病的护理和配合课堂教学进行的实训室综合实训、临床见习。毕业实习阶段是学生到教学医院、综合医院等进行临床综合实践。在学习过程中，学生应注重学习过程与内科护理工作过程相结合，注重科学与人文精神的结合，注重时时回顾和复习基础医学理论和知识，主动获取和充分利用各种形式和来源的信息资源，及时学习和了解临床诊断、治疗及护理的新知识、新方法和新技术，以内科护理岗位的工作任务为引领，通过"做中学"、自主学习、合作学习和教师引导学习等形式，逐步培养独立工作能力

3. 内科护士的素质要求（表1-3）。

表1-3　内科护士的素质要求

素质	主要内容
思想道德素质	热爱祖国，热爱护理事业，有高度的责任感和严谨的工作态度，尊重生命，关爱病人，忠于职守，救死扶伤，以理解、友善、平等的心态，为服务对象及其家庭提供帮助，保护服务对象及其家庭的隐私；具有诚实的品格、较高的慎独修养、高尚的道德情操和人道主义精神
科学文化素质	具备一定的文化素养和自然科学、社会科学、人文科学等多方面的知识；具有宽广的医学视野、较强的职业适应性以及独立的学习和创新能力
专业素质	具有合理的护理专业知识结构、扎实的专业理论知识和熟练的实践技能，操作准确，技术精湛；具有敏锐的观察力、综合分析判断能力以及与护理对象及其家庭有效沟通的能力，熟练运用护理程序对内科病人实施整体护理
身体心理素质	具有健康的心理，乐观、开朗、稳定的情绪，宽容豁达的胸怀和良好的言行举止；具有健康的体魄、充沛的精力、顽强的意志和敏锐的反应能力，以及灵巧轻捷的动作、连续工作的耐力，以及团结互助、合作、理解的基本态度；具有强烈的进取心，不断求取知识，丰富和完善自己

（一）选择题

A1 型题

1. 内科护理是中等职业教育护理专业一门重要的
    A. 专业核心课程
    B. 专业课程
    C. 专业（技能）方向课
    D. 专业选修课
    E. 公共基础课

2. 下列关于内科护理的内容和范畴，**错误**的是
    A. 主要是针对用非手术方法治疗病人的护理
    B. 涵盖呼吸、循环、消化、泌尿、血液、神经系统疾病及内分泌与代谢性疾病、风湿性疾病、传染病病人的护理
    C. 与基础医学、临床医学和人文社会科学等有着广泛的联系
    D. 是临床护理中的综合学科
    E. 主要介绍内科常见病、多发病的诊断和治疗

3. 内科护士从事的工作主要包括
    A. 照护病人，诊断疾病，健康指导，沟通协调
    B. 照护病人，协助诊疗，治疗疾病，沟通协调
    C. 照护病人，治疗疾病，健康指导，沟通协调
    D. 治疗病人，协助诊断，健康指导，沟通协调
    E. 照护病人，协助诊疗，健康指导，沟通协调

A2 型题

4. 病人，男，18 岁。3 年制护理专业的学生，毕业实习安排在某市级医院内科，内科护理的服务对象是
    A. 从儿童、青少年、中年、老年直至高龄老人的人群
    B. 从儿童、青少年、中年直至老年的人群
    C. 从青少年（年龄大于 14 岁）、中年、老年直至高龄老人的人群
    D. 从青少年（年龄大于 16 岁）、中年、老年直至高龄老人的人群
    E. 从青少年（年龄大于 18 岁）、中年、老年直至高龄老人的人群

5. 病人，男，30 岁。患病毒性心肌炎，经治疗康复出院，出院医嘱要求病人出院后限制活动 6 个月，病人认为现无不适现象，询问为何不能下地干农活。此时，护士的主要工作任务是

A. 与医生沟通协调 　　　　　　B. 对病人进行健康教育和康复指导

C. 评估病人 　　　　　　　　　　D. 制订护理计划

E. 观察病情变化

6. 病人，男，68岁。因慢性充血性心力衰竭入院，护士在执行地高辛口服给药治疗时应特别注意

A. 遵医嘱执行口服给药治疗 　　　B. 嘱病人多饮水

C. 将药物研碎 　　　　　　　　　D. 待病人服下后离开

E. 叮嘱病人按时服药

7. 病人，男，70岁。有高血压病史15年，昨日受凉后出现剧烈头痛、头晕、呕吐。血压200/130mmHg。医嘱：持续监测血压，静脉滴注硝普钠。护士在协助诊疗中**错误**的是

A. 遵医嘱执行静脉给药治疗

B. 正确实施血压监测

C. 观察病情变化和病人对治疗的反应

D. 及时与医生沟通

E. 根据血压变化指导病人调整硝普钠静脉滴注速度

*8. 病人，女，16岁。从小立志长大后成为一名救死扶伤的护士，初三毕业后报考卫校，成为一名普通全日制3年制护理专业的学生，如从事护理专业工作应具备

A. 取得中职护理专业毕业证书

B. 通过国家护士执业资格考试，获得护士执业资格证书

C. 取得中职护理专业毕业证书，通过国家护士执业资格考试，获得护士执业资格证书

D. 通过国家护士执业资格考试，获得护士执业资格证书，经执业注册，成为合格的注册护士

E. 取得中职护理专业毕业证书，具备通科临床护理的基本能力，并通过国家护士执业资格考试，获得护士执业资格证书，经执业注册，成为合格的注册护士

（二）判断题

9. 内科护理是关于认识疾病及其预防和治疗、护理病人、促进康复、增进健康的科学。（　　）

10. 内科护士是从事内科疾病护理和健康教育，执行医嘱并配合医生完成病人的诊疗活动，对病人进行护理的专业人员。（　　）

1. A   2. E   3. E   4. C   5. B   6. A   7. E   8. E   9. √

10. √

【习题解析】

8. 中等职业教育护理专业的学生只有完成国务院教育主管部门和国务院卫生主管部门规定的普通全日制3年以上的护理专业课程学习,包括在教学、综合医院完成8个月以上护理临床实习,并取得相应学历证书,通过国务院卫生主管部门组织的护士执业资格考试,经执业注册取得护士执业证书,才能从事护士工作。

(林梅英)

第二章 | 呼吸系统疾病病人的护理

第一节 呼吸系统疾病病人常见症状、体征的护理

【重点、难点解析】

1. 咯血与呕血的鉴别（表2-1）。

表2-1 咯血与呕血的鉴别

鉴别点	咯血	呕血
病史	肺结核、支气管扩张症、原发性支气管肺癌、心脏病等	消化性溃疡、肝硬化、急性胃黏膜病变、胃癌等
出血前症状	喉部痒、胸闷、咳嗽等	上腹不适、恶心呕吐等
出血方式	咯出	呕出
血的颜色	鲜红	棕黑色、暗红色，有时为鲜红色
血中混有物	痰、泡沫	食物残渣、胃液
酸碱反应	碱性	酸性
黑粪	无（血液咽下时可有）	有，可呈柏油样，持续数天
出血后痰的性状	常有痰中带血	无痰

2. 咳嗽、咳痰为主要症状的呼吸系统疾病临床特点（表2-2）。

表2-2 咳嗽、咳痰为主要症状的呼吸系统疾病临床特点

疾病	咳嗽、咳痰	伴随症状
急性上呼吸道感染	干咳、少痰，痰多为白色	咽痛、流涕、发热
慢性支气管炎、阻塞性肺气肿、肺源性心脏病	咳嗽以夜间及晨起时加重。白色黏痰，合并感染时为脓性痰	呼吸困难，呼吸道感染反复发作

疾病	咳嗽、咳痰	伴随症状
肺结核	早期干咳或有少量白色黏痰，空洞继发感染时有脓性痰，累及血管可咯血	咯血、低热、盗汗、乏力、食欲减退、消瘦、呼吸困难
支气管扩张	慢性咳嗽、大量脓痰，合并厌氧菌感染可出现恶臭痰	反复咯血及继发肺部感染
肺炎	咳嗽、咳铁锈色痰	发热、胸痛、呼吸困难
自发性气胸	轻度至中度刺激性咳嗽，无痰	胸痛、呼吸困难
原发性支气管肺癌	早期干咳或有少量黏液痰，支气管狭窄时呈高调金属音咳嗽，可有血痰	胸闷、喘鸣、消瘦及肿瘤压迫和转移引起的症状

3. 不同痰液提示的疾病（表2-3）。

表2-3　不同痰液提示的疾病

痰液	疾病
白色泡沫样痰或黏液痰转为黄色	细菌性感染（金黄色葡萄球菌）
草绿色痰	铜绿假单胞菌（绿脓杆菌）感染
铁锈色痰	肺炎链球菌感染
红棕色胶冻状痰	肺炎克雷伯菌感染
痰有恶臭味	厌氧菌感染
痰液呈红色或红棕色	支气管扩张、肺癌、肺结核
痰液呈红褐色或巧克力色	阿米巴肺脓肿
果酱样痰	肺吸虫病
粉红色泡沫样痰	急性左心衰竭

4. 肺源性呼吸困难的类型（表2-4）。

表2-4　肺源性呼吸困难的类型

类型	病因	特点
吸气性呼吸困难	常见于喉、气管、大支气管管腔狭窄或不完全性阻塞	吸气显著费力，重者吸气时出现胸骨上窝、锁骨上窝、肋间隙凹陷，称为"三凹征"，可伴有干咳及高调哮鸣音

类型	病因	特点
呼气性呼吸困难	多见于支气管哮喘、慢性阻塞性肺气肿等	呼气费力,呼气时间延长,常伴有哮鸣音
混合性呼吸困难	见于肺或胸膜腔病变,如重症肺炎、胸腔积液及气胸等	吸气与呼气均感费力,呼吸频率增快、变浅,常伴呼吸音减弱或消失

【护考训练】

(一)选择题

A1 型题

1. **不能**进行气体交换的部位是

    A. 终末细支气管   B. 呼吸性细支气管

    C. 肺泡管   D. 肺泡囊

    E. 肺泡

2. 提示病人肺部有厌氧菌感染的表现是

    A. 大量脓痰   B. 咳出的痰液有恶臭味

    C. 痰中带血   D. 肺部有持续存在的湿性啰音

    E. 咳嗽伴有高热

3. 呼吸系统疾病最常见的致病因素是

    A. 感染   B. 理化因素

    C. 过敏因素   D. 变态反应

    E. 全身性疾病

4. 肺源性呼吸困难的护理措施中,**不妥**的是

    A. 取半卧位或坐位   B. 补充水分

    C. 保持呼吸道通畅   D. 一律给予吸氧

    E. 保持口鼻腔清洁

*5. 对于胸痛性质的叙述,**错误**的是

    A. 肺癌早期可有胸部隐痛或闷痛

    B. 肋间神经痛呈刀割样、触电样或灼痛

    C. 心绞痛呈压榨样痛或窒息感

    D. 胸膜炎的胸痛常在屏气时加重

E. 自发性气胸可在剧烈咳嗽或劳动中突然发生且较剧烈

6. 吸气性呼吸困难常见于

A. 上呼吸道梗阻性病变   B. 肺血管病变

C. 胸膜病变   D. 支气管病变

E. 肺组织病变

*7. 胸痛的护理措施**不妥**的是

A. 适当安慰,消除病人的紧张情绪

B. 用宽胶布于病人吸气末固定患侧胸部

C. 指导病人取患侧卧位

D. 遵医嘱给小量镇静剂和止痛剂

E. 根据不同病因采取相应的护理措施

A2 型题

*8. 病人,男,28 岁。近 2 周来乏力、低热、盗汗、咳嗽伴右侧胸痛。护士指导病人应采取的体位是

A. 右侧卧位   B. 左侧卧位

C. 端坐位   D. 平卧位

E. 半坐位

*9. 病人,男,78 岁。因反复咳嗽、咳痰住院治疗,促进排痰的护理措施**不妥**的是

A. 翻身、拍背

B. 限制水分摄入,以免痰液生成过多

C. 湿化疗法

D. 大量脓痰而排出不畅时可行体位引流

E. 对痰多无力咳嗽者可采取导管插入吸痰

10. 病人,男,63 岁。护士在巡视候诊大厅时发现该病人独自就诊,持续咳嗽,呼吸急促,面色潮红,经询问病人发热 2 天。护士首先应

A. 立即扶病人坐下   B. 将病人带至发热门诊

C. 详细询问病人病史   D. 向医务科汇报

E. 通知病人家属来院

11. 病人,女,45 岁。诊断为支气管扩张症,反复出现咯血,有窒息的危险,病人最可能出现的心理反应是

A. 抑郁   B. 悲伤

C. 恐惧   D. 愤怒

E. 震惊

12. 病人,男,75 岁。诊断为"肺炎",咳大量黄色脓痰,最有可能感染了
    A. 肺炎链球菌　　　　　　　　B. 金黄色葡萄球菌
    C. 冠状病毒　　　　　　　　　D. 白念珠菌
    E. 肺炎支原体

A3/A4 型题

(13～15 题共用题干)

病人,男,35 岁。咳嗽 1 周,近 2 日咯血数次,每次咯血量不等,最多一次达 300ml。护理体检:左侧肺上部呼吸音减弱,病人精神紧张。

13. 该病人目前最主要的护理诊断 / 问题是
    A. 气体交换受损　　　　　　　B. 有感染的危险
    C. 潜在并发症:窒息　　　　　D. 清理呼吸道无效
    E. 有体液不足的危险

14. 入院后第 2 天,该病人突然出现咯血不畅、表情恐怖、张口瞠目、两手乱抓、大汗淋漓,进而意识突然丧失,护士应首先考虑病人发生了
    A. 休克　　　　　　　　　　　B. 左心衰竭
    C. 支气管哮喘　　　　　　　　D. 窒息
    E. 呼吸衰竭

15. 这时护士应首先采取的措施是
    A. 开放静脉通道　　　　　　　B. 立即通知医生
    C. 判断病人昏迷程度　　　　　D. 给予高流量吸氧
    E. 立即取头低足高 45° 俯卧位,面部侧向一边,轻拍背部

(二)判断题

16. 大咯血是指 24 小时的咯血量达到 500ml 及以上,或者一次咯血量达到 300ml。(　　)

*17. 吸气显著费力,重者吸气时出现胸骨上窝、锁骨上窝、剑突下凹陷,称为"三凹征",可伴有干咳及高调哮鸣音。(　　)

【参考答案】

1. A　　2. B　　3. A　　4. D　　5. D　　6. A　　7. B　　8. A　　9. B
10. B　　11. C　　12. B　　13. C　　14. D　　15. E　　16. √　　17. ×

5. 胸膜炎引起胸痛的原因是在呼吸时脏层胸膜与壁层胸膜互相摩擦,当屏气时胸痛消失。

7. 胸痛因活动而加重者可采用呼气末宽胶布(约15cm)固定患侧胸廓,减低呼吸幅度,缓解疼痛。

8. 胸痛病人一般取患侧卧位,减少胸膜的活动幅度,以减轻疼痛。

9. 促进排痰需湿化气道,不能限制水分的摄入,以免导致痰液黏稠难以咳出。

17. 吸气显著费力,重者吸气时出现胸骨上窝、锁骨上窝、肋间隙凹陷,称为"三凹征",可伴有干咳及高调哮鸣音。

(江　乙)

第二节　急性呼吸道感染病人的护理

【重点、难点解析】

不同类型上呼吸道感染病人身体状况评估鉴别(表2-5)。

表2-5　不同类型上呼吸道感染病人身体状况评估鉴别

鉴别点	普通感冒	病毒性咽炎、喉炎	疱疹性咽峡炎	咽结膜炎	细菌性咽-扁桃体炎
病原体	鼻病毒	鼻病毒、腺病毒	柯萨奇病毒A	腺病毒和柯萨奇病毒	溶血性链球菌
症状	咽干、喉痒、打喷嚏、鼻塞、流清水样鼻涕、咽痛、咳嗽或咳少量黏液痰,一般无发热	咽部发痒、灼热感,咽痛短暂且轻,可伴有发热。急性病毒性喉炎表现为声音嘶哑、说话困难、咳嗽时咽喉疼痛,常伴发热	明显咽痛、发热	发热、咽痛、畏光、流泪	咽痛明显,吞咽时加剧,伴畏寒、发热,体温超过39℃,乏力,全身肌肉酸痛,食欲减退

鉴别点	普通感冒	病毒性咽炎、喉炎	疱疹性咽峡炎	咽结膜炎	细菌性咽-扁桃体炎
体征	鼻腔黏膜充血、水肿、有分泌物,咽部轻度充血	咽部充血,咽后壁淋巴滤泡增生,颌下淋巴结肿大及有触痛	咽充血,咽峡部有灰白色疱疹及浅表溃疡,周围有红晕	咽及结膜充血明显	咽部明显充血,扁桃体肿大,表面有脓性分泌物,颌下淋巴结肿大并有压痛

【护考训练】

选择题

A1 型题

1. 引起细菌性扁桃体炎最多见的致病菌为

　　A. 葡萄球菌　　　　　　　　　B. 肺炎球菌

　　C. 溶血性链球菌　　　　　　　D. 粪链球菌

　　E. 奈瑟球菌

*2. 关于急性感染性喉炎的临床表现,**错误**的是

　　A. 声音嘶哑　　　　　　　　　B. 呼气性呼吸困难

　　C. 喉鸣　　　　　　　　　　　D. 犬吠样咳嗽

　　E. 发热

A2 型题

*3. 病人,女,45 岁。因咳嗽、鼻塞就诊,诊断为普通感冒,其最常见的病原体是

　　A. 鼻病毒　　　　　　　　　　B. 埃可病毒

　　C. 柯萨奇病毒　　　　　　　　D. 呼吸道合胞病毒

　　E. 副流感病毒

4. 病人,男,42 岁。患消化性溃疡 3 年,此次因上呼吸道感染就诊,应**禁用**

　　A. 感冒退热冲剂　　　　　　　B. 氯苯那敏(扑尔敏)

　　C. 金刚烷胺　　　　　　　　　D. 阿司匹林

　　E. 复方氨基比林

5. 病人，女，58岁。因急性上呼吸道感染就诊，对其健康指导**不正确**的是
    A. 增强机体抵抗力
    B. 病人使用的餐具、痰盂等每日消毒
    C. 饮用中草药汤剂
    D. 避免淋雨
    E. 接触病人时注意做好床边隔离

6. 病人，男，23岁。4天前出现频繁干咳，伴有胸骨后不适，乏力，未予重视。昨日出现咳嗽、咳黏液脓痰，痰中偶有血丝。护理体检：肺部散在干、湿啰音，X线检查示肺纹理增粗。该病人最可能的诊断是
    A. 普通感冒
    B. 急性病毒性支气管炎
    C. 急性气管－支气管炎
    D. 肺结核
    E. 支气管肺癌

【参考答案】

1. C   2. B   3. A   4. D   5. E   6. C

【习题解析】

2. 急性感染性喉炎为喉部黏膜急性弥漫性炎症，以犬吠样咳嗽、声音嘶哑、喉鸣和吸气性呼吸困难为特征，多发于春秋季节，婴幼儿多见。

3. 普通感冒又称急性鼻炎。成人多为鼻病毒感染所致，好发于冬春季节。

（江　乙）

第三节　慢性支气管炎和慢性阻塞性肺疾病病人的护理

【重点、难点解析】

1. 慢性支气管炎病人的护理评估要点（表2-6）。

表 2-6　慢性支气管炎病人的护理评估要点

健康史	身体状况	辅助检查	治疗要点
吸烟是最重要的发病因素；感染：病毒和细菌常见；大气污染；职业粉尘和化学物质；气候：冷空气刺激等；遗传因素等	①主要症状为咳嗽（以晨间咳嗽为主）、咳痰，或伴有喘息。长期、反复、逐渐加重的咳嗽是慢性支气管炎最突出的表现 ②体征：急性发作期可听到干、湿性啰音 ③并发症：阻塞性肺气肿、支气管肺炎、支气管扩张症	X 线检查 肺功能检查 血液检查 痰液检查	①急性加重期：治疗原则为控制感染、镇咳祛痰、平喘 ②缓解期：戒烟，避免吸入有害气体和有害颗粒。反复呼吸道感染者应用免疫调节药或中医中药治疗

2. 慢性支气管炎病人的护理要点（表 2-7）。

表 2-7　慢性支气管炎病人的护理要点

项目	护理要点
一般护理	给予高热量、高蛋白、富含维生素、低脂、易消化饮食为宜。多饮水，每天不少于 1 500ml
病情观察	观察咳嗽咳痰情况；痰液的颜色、量及性状，咳痰是否顺畅；有无喘息
对症护理	保持呼吸道通畅，指导病人有效咳嗽、排痰
用药护理	遵医嘱用药，注意观察抗生素、镇咳祛痰药、平喘药的疗效和不良反应
心理护理	向病人介绍本病的演变过程及预后，帮助病人树立战胜疾病的信心
健康指导	向病人及家属解释本病的发生、发展过程及导致疾病加重的因素，如戒烟、防寒保暖、防治呼吸道感染等

3. 慢性阻塞性肺疾病的健康史及临床特点（表 2-8）。

表 2-8　慢性阻塞性肺疾病的健康史及临床特点

健康史	临床特点
（1）评估病人有无慢性支气管炎病史 （2）有无长期吸烟史 （3）了解病人职业性质、工作环境及生活环境中有无职业粉尘和化学物质等	（1）症状：①慢性咳嗽、咳痰；②气短或呼吸困难，进行性加重的呼吸困难是慢阻肺的标志性症状；③喘息和胸闷；④其他，如疲劳、食欲减退和体重减轻 （2）体征：典型肺气肿体征如桶状胸；语颤减弱，叩诊呈过清音；肝上界下移，听诊呼吸音减弱，呼气延长 （3）分期：按病程可分为急性加重期和稳定期 （4）并发症：慢性呼吸衰竭、自发性气胸、肺源性心脏病

4. 慢性阻塞性肺疾病病人的主要护理诊断／问题及护理措施（表2-9）。

表2-9 慢性阻塞性肺疾病病人的主要护理诊断／问题及护理措施

护理诊断／问题	护理措施
气体交换受损	①休息与活动：协助病人采取舒适的体位；室内保持合适的温湿度。②严密观察病情变化。③氧疗护理：一般采用鼻导管低流量吸氧，氧流量为1～2L/min。④用药护理：遵医嘱应用抗生素、支气管舒张药和祛痰药。注意观察药物疗效及不良反应。⑤呼吸功能锻炼：如缩唇呼吸、腹式呼吸
清理呼吸道无效	（1）保持呼吸道通畅：①湿化气道：痰多黏稠、难于咳出的病人需多饮水；②指导病人进行有效咳嗽；③协助排痰：给予胸部叩击或体位引流 （2）用药护理：如止咳药、祛痰药，注意观察药物疗效和不良反应 （3）病情观察：观察咳嗽咳痰情况，以及痰液的颜色、量及性状
焦虑	①去除产生焦虑的原因；②帮助病人树立信心；③指导病人放松技巧，如听音乐、下棋、做游戏等

5. 呼吸功能锻炼方法（表2-10）。

表2-10 呼吸功能锻炼方法

	腹式呼吸	缩唇呼吸
方法	病人取立位，体弱者亦可取坐位或半卧位。左右手分别放在腹部和胸前，全身肌肉放松。吸气时，用鼻缓慢吸入气体，同时放松腹肌，腹部凸出，手感到腹壁向上抬起。呼气时经口呼出，收缩腹肌，膈肌随腹腔内压增加而上抬，推动肺内气体排出，手感到腹壁下降	病人闭嘴经鼻吸气，呼气时口唇缩拢似吹口哨状，持续缓慢呼气，同时收缩腹部。吸与呼时间之比为1:2或1:3。缩唇大小程度与呼气流量，以能使距口唇15～20cm处，与口唇等高水平的蜡烛火焰随气流倾斜又不至于熄灭为宜

【护考训练】

（一）选择题

A1型题

1. 导致慢性阻塞性肺疾病最常见的因素是

　　A. 吸烟　　　　　　　　　　　　B. 职业粉尘

C. 大气污染　　　　　　　　　　　D. 感染

E. 蛋白－抗蛋白酶失调

2. 慢性支气管炎最突出的症状是

A. 长期反复咳嗽　　　　　　　　　B. 反复咳脓性痰

C. 间歇少量咯血　　　　　　　　　D. 逐渐加重的呼吸困难

E. 活动后喘息

3. 慢性支气管炎最常见的并发症是

A. 肺炎　　　　　　　　　　　　　B. 肺结核

C. 胸膜炎　　　　　　　　　　　　D. 呼吸衰竭

E. 阻塞性肺气肿

4. 慢性支气管炎合并慢性阻塞性肺气肿时主要的临床表现是

A. 突然发作呼吸困难　　　　　　　B. 进行性呼吸困难

C. 心悸　　　　　　　　　　　　　D. 咳粉红色泡沫样痰

E. 咯血

5. 慢性阻塞性肺气肿最具特征性的体征是

A. 两侧胸廓膨隆　　　　　　　　　B. 叩诊呈过清音

C. 呼吸活动度减弱　　　　　　　　D. 呼吸音减弱,呼气时间延长

E. 触觉语颤减弱

*6. **不适宜**做剧烈咳嗽的呼吸系统疾病病人是

A. 流行性感冒病人　　　　　　　　B. 支气管肺炎病人

C. 肺炎球菌性肺炎病人　　　　　　D. 肺气肿病人

E. 支气管哮喘病人

7. 指导肺气肿病人学习缩唇呼吸,**错误**的动作是

A. 经鼻腔缓慢吸气　　　　　　　　B. 短暂屏气

C. 口唇缩拢缓慢呼气　　　　　　　D. 呼与吸之比为1∶2

E. 避免大口吸气与呼气

A2 型题

8. 病人,男,65岁。慢性阻塞性肺气肿10余年。为改善通气状况,指导病人做腹式呼吸锻炼,正确的是

A. 每次进行30~60分钟　　　　　　B. 每分钟18~20次

C. 吸气时间短,呼气时间长　　　　D. 吸气时收腹,呼气时挺腹

E. 用鼻吸气,用鼻呼气

9. 病人，男，60岁。因"慢性阻塞性肺疾病（COPD）并发自发性气胸"入院。住院期间出现体温38.5℃，考虑合并细菌感染。最常见的致病菌是

    A. 葡萄球菌   B. 结核分枝杆菌

    C. 卡他莫拉菌   D. 肺炎链球菌

    E. 流感嗜血杆菌

10. 病人，男，74岁。有慢性阻塞性肺疾病病史30年，今日中午在家抬重物时，突然感到右侧胸部刺痛，逐渐加重，伴气急、发绀。此病人最可能发生了

    A. 急性心肌梗死   B. 胸腔积液

    C. 自发性气胸   D. 肺栓塞

    E. 支气管阻塞

*11. 病人，女，67岁。患慢性支气管炎5年，近日感冒后加重，夜间咳嗽频繁，痰量多。护理体检：神志清楚，口唇轻度发绀，双肺呼吸音低。动脉血气分析：PaO_2 85mmHg，$PaCO_2$ 45mmHg，经治疗后病情缓解，护士对其进行健康指导，**不妥**的是

    A. 做腹式呼吸，加强膈肌运动

    B. 避免吸入有害气体

    C. 保持室内清洁无尘

    D. 长期家庭氧疗

    E. 做定量行走锻炼，改善肺功能

12. 病人，男，67岁。患慢性阻塞性肺疾病，进行呼吸功能锻炼的方法是

    A. 体位引流

    B. 用鼻吸气，经口用力快速呼气

    C. 同时加强胸式呼吸和腹式呼吸

    D. 加强胸式呼吸，经鼻用力呼气

    E. 加强腹式呼吸，用鼻深吸，经口缓呼，呼气时口唇收拢

13. 病人，男，66岁。患慢性阻塞性肺疾病，出院后拟进行长期家庭氧疗。护士应告知病人每日吸氧的时间是**不少于**

    A. 5小时   B. 8小时

    C. 10小时   D. 12小时

    E. 15小时

14. 病人，男，77岁。反复咳嗽、咳痰伴喘息20年，6年前出现逐渐加重的呼吸困难，诊断为COPD，目前处于缓解期。为防止发生呼吸衰竭，应指导病人

    A. 少盐饮食   B. 避免肺部感染

C. 低脂饮食　　　　　　　　　　D. 戒酒

E. 卧床休息

15. 病人,男,68 岁。患慢性支气管炎伴阻塞性肺气肿,近日痰不易咳出,常有喘鸣,头痛、烦躁、白天嗜睡、夜间失眠,应考虑

A. 脑疝先兆　　　　　　　　　　B. 呼吸性酸中毒

C. 肺性脑病　　　　　　　　　　D. 窒息先兆

E. 休克早期

16. 病人,女,61 岁。患慢性阻塞性肺气肿,经治疗后缓解,肺功能逐渐恢复。此时护士为其选择改善肺功能的最佳方法是

A. 有效咳嗽　　　　　　　　　　B. 胸部理疗

C. 雾化吸入　　　　　　　　　　D. 缩唇呼吸或腹式呼吸

E. 氧疗

17. 病人,女,72 岁。有慢性阻塞性肺气肿病史 20 多年,近年来多次在冬季发生肺炎,为减少患病概率,可以嘱病人在易发病季节

A. 注射免疫球蛋白　　　　　　　B. 接种卡介苗

C. 接种流感疫苗　　　　　　　　D. 服用抗生素

E. 在家中不要外出

18. 病人,女,70 岁。诊断为慢性阻塞性肺疾病,最适合的饮食是

A. 低盐、低脂饮食　　　　　　　B. 清淡、易消化饮食

C. 低盐饮食　　　　　　　　　　D. 高热量、高蛋白饮食

E. 少渣半流

19. 病人,男,83 岁。因慢性阻塞性肺疾病并发感染、慢性肾功能不全入院。入院后首要的处理措施是

A. 使用糖皮质激素　　　　　　　B. 使用支气管舒张剂

C. 吸氧　　　　　　　　　　　　D. 使用抗生素

E. 使用利尿剂

20. 病人,女,66 岁。因慢性阻塞性肺疾病合并慢性呼吸衰竭入院,现病情缓解准备出院。在进行出院指导时,以下**不妥**的是

A. 适当散步做操　　　　　　　　B. 定期进行深呼吸后咳嗽

C. 坚持腹式呼吸锻炼　　　　　　D. 预防受凉感冒

E. 长期规律服用抗生素

A3/A4 型题

（21～23题共用题干）

病人，男，69岁。近日因咳嗽、咳黄色脓痰且不易咳出而就诊，既往有慢性支气管炎病史10年。护理体检：T 36.7℃，肺部可闻及湿性啰音，X线胸片示右侧肺部有絮状阴影。

21. 该病人目前最主要的护理诊断/问题是

    A. 气体交换受损   B. 有感染的危险

    C. 清理呼吸道无效   D. 体温过高

    E. 体液过多

22. 护士对该病人应采取的护理措施**不包括**

    A. 指导病人有效咳嗽

    B. 咳嗽时可配合进行胸部叩击

    C. 用超声雾化吸入湿化气道

    D. 予以机械排痰

    E. 督促病人每日饮水1 500ml以上

23. 病人咳嗽时，护士应予以纠正的动作是

    A. 咳嗽前先深呼吸数次

    B. 病人取坐位，两腿上垫一枕顶住腹部

    C. 排痰后用清水漱口

    D. 病人为省力每次连续轻咳数次

    E. 连续咳嗽数次使痰到咽部附近，再用力咳出

（24～26题共用题干）

病人，男，65岁。慢性咳嗽、咳痰8年，近两年来劳动时出现胸闷气短，偶有踝部水肿，门诊以"慢性支气管炎合并慢性阻塞性肺气肿"收入院。

24. 上述疾病可出现的胸部阳性体征为

    A. 扁平胸   B. 语颤减弱

    C. 语颤增强   D. 心浊音界扩大

    E. 胸部呼吸运动增强

25. 对上述病人进行哪项检查有助于确诊

    A. 心电图   B. 胸部X线检查

    C. 痰液检查   D. 血气分析

    E. CT

26. 护士指导慢性阻塞性肺气肿病人进行腹式呼吸锻炼，**错误**的是

    A. 吸气时腹部尽力挺出　　　　　B. 呼气时腹部尽力收缩

    C. 胸廓随呼吸大幅度活动　　　　D. 鼻吸口呼

    E. 深吸慢呼

（27~28题共用题干）

病人，男性，62岁。咳嗽20余年，近日咳大量脓痰、胸闷气短，诊断为慢性阻塞性肺疾病。

27. 下列哪种措施能有效改善该病人的呼吸困难

    A. 祛痰剂　　　　　　　　　　　B. 超声雾化

    C. 插管吸痰　　　　　　　　　　D. 呼吸器

    E. 腹式呼吸训练

28. 该病人应采取何种给氧方式

    A. 高压氧舱　　　　　　　　　　B. 高浓度间断吸氧

    C. 高浓度持续吸氧　　　　　　　D. 低浓度间断吸氧

    E. 低浓度持续吸氧

（二）判断题

29. 慢性支气管炎伴阻塞性肺气肿最突出的症状为逐渐加重的呼吸困难。（　）

30. 最易并发阻塞性肺气肿的疾病是支气管哮喘。（　）

31. 定期进行肺功能监测，可及早发现慢性阻塞性肺疾病。（　）

【参考答案】

1. A　2. A　3. E　4. B　5. B　6. D　7. D　8. C　9. D

10. C　11. D　12. E　13. C　14. B　15. C　16. D　17. A　18. D

19. D　20. E　21. C　22. D　23. D　24. B　25. B　26. C　27. E

28. E　29. √　30. ×　31. √

【习题解析】

6. 肺气肿病人剧烈咳嗽容易使肺大疱破裂，并发自发性气胸。

11. 病人PaO_2 85mmHg，缺氧程度不严重，不需要长期家庭氧疗。

（江　乙）

第四节 支气管哮喘病人的护理

【重点、难点解析】

1. 支气管哮喘病人的护理评估要点（表2-11）。

表2-11 支气管哮喘病人的护理评估要点

健康史	身体状况	心理反应	辅助检查	治疗要点
吸入性变应原、感染、食物、药物、气候、运动、妊娠、家族史	发作性呼气性呼吸困难伴哮鸣音，呼气延长	发作期紧张、烦躁、恐惧，缓解期担心复发	痰液检查、呼吸功能检查、X线检查、变应原检测	脱离变应原，给予β_2肾上腺素受体激动剂、抗胆碱药、茶碱类药物、糖皮质激素

2. 支气管哮喘常用药物不良反应及注意事项（表2-12）。

表2-12 支气管哮喘常用药物不良反应及注意事项

药物种类	药物名称	不良反应	注意事项
β_2受体激动剂	沙丁胺醇 特布他林 福莫特罗 沙美特罗	头痛、心悸、恶心、骨骼肌震颤，长期用药可形成耐药性，使哮喘症状加重	首选吸入法给药，减少全身不良反应；遵医嘱用药，不宜长期、单一、大量使用；宜与吸入激素等抗炎药配伍使用；静脉滴注沙丁胺醇注意控制滴速（2~4μg/min）
茶碱类药物	氨茶碱	恶心、呕吐、心悸、心律失常、血压下降，兴奋呼吸中枢，严重者可发生抽搐	稀释后缓慢静脉注射，注射时间>10min，以防诱发血压下降、心律失常、心搏骤停；缓（控）释片必须整片吞服，不能嚼服；发热、妊娠、小儿或老年有心、肝、肾功能障碍及甲状腺功能亢进症者慎用
抗胆碱药	异丙托溴铵	口干、口苦	
糖皮质激素	倍氯米松 泼尼松 甲泼尼龙	吸入药物可引起口咽念珠菌感染、声音嘶哑或呼吸道不适，长期使用可致肾上腺皮质功能抑制、骨质疏松等	掌握正确的药物吸入方法，喷吸同步，吸后屏气数秒。喷药后立即洗脸、清水充分漱口，防止口咽部真菌感染；口服药宜在饭后服用；严格按医嘱用药，不得自行减量或停药

药物种类	药物名称	不良反应	注意事项
肥大细胞膜稳定药	色甘酸钠	口干、咽喉不适、胸闷	严格按医嘱用药,避免突然停药,以防哮喘复发;孕妇慎用
	酮替酚	嗜睡、疲倦、头晕、口干	用药期间不宜驾驶车辆、管理机器或高空作业等;孕妇慎用

3. 支气管哮喘病人的主要护理诊断/问题及护理措施(表2-13)。

表2-13 支气管哮喘病人的主要护理诊断/问题及护理措施

护理诊断/问题	护理措施
气体交换受损	①协助病人采取舒适的体位;室内空气清新,不种花草,不养宠物,避免使用羽绒制品;避免进食鱼、虾、蛋类、牛奶等可能诱发哮喘的食物;合理氧疗。②严密观察病情变化。③遵医嘱使用 β_2 受体激动剂、茶碱类药物、糖皮质激素,做好用药护理
清理呼吸道无效	①观察咳嗽情况及痰液性状和量。②鼓励病人每天饮水 2 500~3 000ml,重症者遵医嘱静脉补液。③指导病人有效咳嗽,协助拍背,痰液黏稠者给予湿化气道或氧气雾化吸入,无效者可用负压吸引器吸痰
知识缺乏	①为病人提供定量雾化吸入器、干粉吸入器、都保装置的学习资料。②演示并指导病人反复练习吸入器的使用方法,直至完全掌握

【护考训练】

(一)护考练习题

A1 型题

*1. 哮喘发作时**不宜**采用的治疗是

A. 吸氧
B. 去除变应原
C. 普萘洛尔口服
D. 应用糖皮质激素
E. 氨茶碱静脉注射

2. 糖皮质激素用于治疗哮喘的主要作用是

A. 降低痰液黏稠度
B. 抑制气道炎症反应
C. 舒张支气管平滑肌
D. 抑制咳嗽中枢
E. 兴奋呼吸中枢

*3. 重症哮喘病人**禁用**的药物是

    A. 氨茶碱   B. 特布他林

    C. 吗啡   D. 泼尼松

    E. 异丙肾上腺素

4. 氨茶碱最严重的不良反应是

    A. 头痛、手指颤抖   B. 恶心、呕吐

    C. 血压下降,甚至死亡   D. 心率加快

    E. 嗜睡

5. 哮喘发作时防止痰栓阻塞小支气管最重要的措施是

    A. 多饮水   B. 静脉输液

    C. 雾化吸入   D. 吸氧

    E. 机械吸痰

A2 型题

6. 病人,女,38 岁。哮喘发作,痰栓阻塞细支气管,大量黏痰不易咳出,表情淡漠,嗜睡。首要的护理措施是

    A. 高压氧治疗

    B. 气管切开

    C. 鼻导管低流量、低浓度吸氧

    D. 湿化呼吸道

    E. 体位引流

7. 病人,男,28 岁。有支气管哮喘病史 5 年,今晨外出旅游时突然哮喘发作,应采取的主要措施是

    A. 休息   B. 湿化呼吸道

    C. 吸氧   D. 使用支气管舒张剂

    E. 心理护理

*8. 病人,女,72 岁。诊断为支气管哮喘,在使用定量雾化器(MDI)时,始终不能掌握其使用方法。护士应

    A. 更多地提供 MDI 相关学习资料

    B. 鼓励病人,增进病人的信心

    C. 建议更换其他药物

    D. 在 MDI 上加储雾瓶

    E. 讲解使用 MDI 的重要性,引起病人的高度重视

9. 病人,女,48 岁。哮喘持续发作,呼吸 36 次 /min,吸气时脉搏明显减弱。此时该病人的脉搏属于

    A. 奇脉   B. 短绌脉

    C. 洪脉   D. 交替脉

    E. 水冲脉

10. 病人,男,25 岁。患支气管哮喘,现呼吸极度困难,一口气不能说完一句话,伴发绀、大汗淋漓,对该病人首先应

    A. 吸氧并应用平喘药物   B. 加强巡视,防止病人情绪激动

    C. 吸氧并应用呼吸兴奋剂   D. 避免进食可能诱发哮喘的食物

    E. 采血做血气分析

11. 病人,女,18 岁。在春天经常哮喘发作,护士指导其预防哮喘发作时,告知病人最宜使用的药物是

    A. 氨茶碱   B. 色甘酸钠

    C. 二丙酸倍氯米松气雾剂   D. 盐酸氯丙那林(氯喘)

    E. 沙丁胺醇气雾剂

12. 病人,男,26 岁。患支气管哮喘,每次发作时就自用沙丁胺醇(舒喘灵)喷雾吸入,护士应告知病人,该药物用量过大可能会出现

    A. 心动过缓、腹泻   B. 食欲减退、恶心呕吐

    C. 血压升高、心动过速   D. 皮疹、发热

    E. 肝、肾功能异常

13. 病人,女,20 岁。呼气性呼吸困难伴哮鸣音 1 天,病人大汗淋漓,神情焦急。护理体检:呼吸 30 次 /min,脉搏 118 次 /min,血压 75/60mmHg,听诊两肺布满哮鸣音,正确的抢救措施为

    A. 控制补液   B. 应用糖皮质激素

    C. 排气减压   D. 高流量乙醇湿化吸氧

    E. 使用抗生素

14. 病人,女,39 岁。诊断为支气管哮喘,快速静脉注射某药后,出现了头晕、心悸、心律失常、血压下降,此药物可能是

    A. 沙丁胺醇   B. 氨茶碱

    C. 异丙基阿托品   D. 地塞米松

    E. 色甘酸钠

15. 病人,女,45 岁。有哮喘病史 5 年,近来每当给宠物犬洗澡后出现咳嗽、咳

痰伴喘息,护士为其宣教时应指出其最可能的变应原是

    A. 花粉   B. 尘螨

    C. 动物的毛屑   D. 病毒

    E. 精神因素

16. 病人,男,48岁。有哮喘病史20余年,前几天受凉感冒,今日凌晨哮喘再次发作,经口服氨茶碱、支气管舒张剂仍不能控制,下午来医院就诊。护理体检:气急明显,口唇发绀,鼻翼扇动,不能平卧,诊断为哮喘持续状态,护理该病人时,**错误**的是

    A. 守护在床边,加强心理护理

    B. 安排舒适的半卧位或坐位

    C. 给予低流量鼻导管吸氧

    D. 限制水的摄入

    E. 痰多黏稠者可做药物雾化吸入

A3/A4 型题

(17、18题共用题干)

病人,男,30岁。有哮喘病史10年,2周前哮喘反复发作,自行反复使用 β_2 受体激动剂不见缓解,住院治疗。护理体检:呼吸急促,呼气延长,胸腹矛盾运动,双肺闻及少许哮鸣音。

17. 结合病人的发病经过,提示用药过程中最可能存在的问题是

    A. 药物剂量过量   B. 药物吸收不良

    C. 药物剂量不足   D. 出现药物耐受

    E. 使用方法不当

*18. 对病人进行健康指导时,应特别告知病人

    A. β_2 受体激动剂不宜长期应用

    B. β_2 受体激动剂仅限于哮喘急性发作时使用

    C. β_2 受体激动剂要长期应用

    D. β_2 受体激动剂吸入后必须立即漱口

    E. β_2 受体激动剂必须单一使用

(19~23题共用题干)

病人,男,35岁。感冒后原有支气管哮喘发作,呼吸困难,有轻微发绀,神志清楚。

19. 该病人的呼吸困难类型属于

    A. 喘息性   B. 吸气性

C. 浮浅性   D. 呼气性

E. 混合性

20. 应采取的体位是

    A. 仰卧位   B. 侧卧位

    C. 坐位   D. 俯卧位

    E. 随意卧位

21. 为了减轻呼吸困难，给予氧气吸入，吸氧的方式为

    A. 加压给氧   B. 乙醇湿化

    C. 高浓度间断吸氧   D. 低浓度持续吸氧

    E. 低浓度间断吸氧

22. 该病人经常便秘，上午用力排便后突然出现呼吸困难和胸痛，估计病人发生了

    A. 气胸   B. 胸膜炎

    C. 心包炎   D. 呼吸衰竭

    E. 心力衰竭

23. 病人病情稳定后的出院指导**不妥**的是

    A. 保持情绪稳定   B. 保持大便通畅

    C. 养成良好的饮食习惯   D. 戒除烟酒

    E. 抬提重物来进行锻炼

（24～27题共用题干）

病人，男，29岁。既往有哮喘病史，因外出春游出现咳嗽、咳白色黏痰伴喘息1天入院。护理体检：体温36.5℃，脉搏100次/min，呼吸31次/min，血压135/80mmHg，双侧肺部可闻及广泛哮鸣音。

24. 该病人最可能的诊断是

    A. 心源性哮喘   B. 支气管哮喘

    C. 喘息性支气管炎   D. 内源性哮喘

    E. 混合性哮喘

25. 若病情进一步发展为发绀明显、端坐呼吸、大汗淋漓持续24小时，经一般舒张支气管药物治疗后症状不缓解，应判断为

    A. 轻度哮喘   B. 中度哮喘

    C. 重度哮喘   D. 左心衰竭

    E. 右心衰竭

26. 控制该病人哮喘发作可用的药物是
    A. 沙丁胺醇   B. 氨茶碱
    C. 特布他林   D. 二羟丙茶碱(喘定)
    E. 地塞米松

*27. 对该病人应采取的护理措施**不包括**
    A. 每日静脉补液量应在 2 000ml 以上
    B. 在病室内摆放鲜花
    C. 遵医嘱给予祛痰药物
    D. 遵医嘱给予糖皮质激素
    E. 给予低流量持续吸氧

（28~30题共用题干）

病人,女,25 岁。因春游赏花,出现咳嗽、咳痰伴有喘息,呼气性呼吸困难。护理体检:喘息貌,口唇发绀,肺部可闻及广泛哮鸣音。诊断为支气管哮喘。

28. 该病人发病最可能的诱因是
    A. 花粉   B. 尘螨
    C. 动物毛屑   D. 病毒感染
    E. 精神因素

29. 控制该病人症状的首选药是
    A. 氨茶碱   B. β_2 受体激动剂
    C. 色甘酸钠   D. 氯苯那敏
    E. β_1 受体激动剂

30. 针对该病人的情况,护士应采取的主要护理措施是
    A. 改善通气,缓解呼吸困难   B. 避免接触感染源
    C. 加强饮食指导,增加营养   D. 消除恐惧
    E. 预防哮喘复发

（二）判断题

31. 支气管哮喘发生的本质是免疫介导的气道慢性炎症。（   ）

32. 严重的哮喘发作持续 24 小时以上,经治疗可缓解者,称为哮喘持续状态。（   ）

【参考答案】

1. C   2. B   3. C   4. C   5. A   6. D   7. D   8. D   9. A

10. A　11. B　12. C　13. B　14. B　15. C　16. D　17. E　18. A

19. D　20. C　21. D　22. A　23. E　24. B　25. C　26. E　27. B

28. A　29. B　30. A　31. √　32. ×

【习题解析】

1. 普萘洛尔是 β 受体拮抗剂,能导致支气管痉挛,诱发或加重哮喘症状。

3. 吗啡能抑制呼吸中枢,降低呼吸中枢对二氧化碳的敏感性,进而加重重症哮喘病人的缺氧和二氧化碳潴留。

8. 老年病人学习掌握 MDI 技术有一定困难,加用储雾瓶后,可以简化操作,增加吸入到下呼吸道和肺部的药物量,增加雾化疗效。

18. 长期应用 β_2 受体激动剂可引起 β_2 受体功能下降和气道反应性增高,出现耐药。

27. 应为支气管哮喘病人提供安静、舒适、温湿度适宜的环境,保持室内空气清洁、流通。室内不宜放置花草,避免使用皮毛、羽绒或蚕丝织物,不养宠物。避免接触一切可疑变应原,有明确变应原者,应尽快脱离有变应原的环境。

(江　乙)

第五节　支气管扩张症病人的护理

【重点、难点解析】

1. 支气管扩张症病人护理评估要点(表 2-14)。

表 2-14　支气管扩张症病人护理评估要点

健康史	身体状况	心理反应	辅助检查	治疗要点
幼儿期麻疹、百日咳、支气管肺炎史,肺结核、反复呼吸道感染史	慢性咳嗽、大量脓痰、反复咯血,肺部局限性、固定性粗湿啰音	焦虑,大咯血时恐惧	胸部 X 线检查 胸部 CT 检查 纤维支气管镜检查	体位引流 控制感染 手术治疗

2. 支气管扩张症病人主要护理诊断/问题及护理措施（表2-15）。

表2-15 支气管扩张症病人主要护理诊断/问题及护理措施

护理诊断/问题	护理措施
清理呼吸道无效	①保持室内空气清新，温湿度适宜。②鼓励病人多饮水。③观察痰液量、颜色、性质、气味和与体位的关系。④做好体位引流护理。⑤遵医嘱使用抗生素、祛痰剂和支气管舒张剂，观察药物疗效及不良反应
营养失调：低于机体需要量	①给予高热量、高蛋白、高维生素饮食。②避免油腻、刺激性食物。③加强口腔护理，促进食欲

3. 体位引流的操作要点和注意事项（表2-16）。

表2-16 体位引流的操作要点和注意事项

操作要点	注意事项
准备：解释操作的目的及过程；环境安静、空气清新；备齐靠背架、小桌、纱布、痰杯、漱口水；痰液黏稠者引流前给予生理盐水雾化吸入	取得病人配合；餐前1小时进行
安置体位：抬高患肺位置，引流支气管开口向下	
操作中配合：鼓励病人咳嗽、咳痰或配合胸部叩击	根据病人体力逐渐延长引流时间；每日1~3次，每次15~20min
操作中观察：发绀、心悸、呼吸困难	发现异常立即停止引流
操作后护理：观察、记录痰液的量和性质，必要时送检；复查生命体征、肺部体征；安置病人休息、漱口	

【护考训练】

（一）选择题

A1型题

1. 引起支气管扩张症最常见的原因是
   A. 先天发育缺陷
   B. 支气管-肺组织反复感染和支气管阻塞
   C. 支气管外部的牵拉

D. 遗传因素

E. 过敏因素

*2. 支气管扩张症病人咳嗽的特点是

A. 干咳   B. 刺激性咳嗽

C. 带金属音调的咳嗽   D. 变换体位时咳嗽

E. 阵发性咳嗽

3. 为减少支气管扩张症病人肺部继发感染和全身中毒症状,最关键的措施是

A. 加强痰液引流   B. 使用呼吸兴奋剂

C. 注射流感疫苗   D. 选择广谱抗生素

E. 使用支气管舒张剂

4. 护理支气管扩张症大咯血的病人时,护士应重点观察

A. 血压变化   B. 咯血量

C. 脉搏变化   D. 体温变化

E. 窒息先兆

5. 支气管扩张症的早期病理改变是

A. 柱状扩张   B. 气管扭曲

C. 气管坏死   D. 气管穿孔

E. 空洞形成

6. 支气管扩张症的典型临床表现为

A. 慢性咳嗽,咳黏液或者泡沫样痰,气急

B. 慢性咳嗽,咳大量脓痰,反复咯血

C. 低热,刺激性咳嗽,咳黄色脓痰

D. 高热,咳嗽,咳黏液血性痰

E. 吸气性呼吸困难

A2 型题

7. 病人,男,36 岁。有支气管扩张症病史 5 年。1 周前受凉后咳嗽、咳痰加重,痰量为 70～80ml/d,无发热。目前最应采取的护理措施是

A. 指导病人有效咳嗽   B. 指导病人大量饮水

C. 应用抗生素治疗   D. 保证室内温湿度适宜

E. 体位引流

8. 病人,男,43 岁。反复咳嗽、咳脓痰、间断咯血 10 余年,痰量为 40～50ml/d,以"左下肺支气管扩张症"收住院治疗。以下护理措施中**不妥**的是

A. 指导病人取右侧卧位

B. 嘱病人尽量控制咳嗽

C. 指导病人有效咳嗽

D. 实施体位引流

E. 鼓励病人多饮水,每天在1 500ml以上

9. 病人,女,36岁。诊断为支气管扩张症,咳嗽,咳痰,痰量为60ml/d,最应采取的护理措施是

A. 提供通风良好的病室环境　　　B. 指导病人大量饮水

C. 采取体位引流　　　　　　　　D. 机械吸痰

E. 鼓励病人使用祛痰药

10. 病人,男,56岁。诊断为支气管扩张症,咯血100ml后突然出现胸闷气促、张口瞪目、两手乱抓、大汗淋漓、牙关紧闭。此时病人应取

A. 头低足高位,头偏向一侧　　　B. 去枕平卧位

C. 平卧位,头偏向一侧　　　　　D. 端坐位

E. 患侧卧位

*11. 病人,女,26岁。妊娠5个月,患支气管扩张症5年。今晨突然鲜血从口鼻涌出,随即烦躁不安,极度呼吸困难,唇指发绀。**不宜**选用的止血药为

A. 参三七　　　　　　　　　　　B. 卡巴克洛

C. 垂体后叶素　　　　　　　　　D. 6-氨基己酸

E. 氨甲苯酸

12. 病人,男,38岁。诊断为支气管扩张症,胸片提示病变位于右肺下叶外底段,体位引流选择的合适体位是

A. 取坐位或健侧卧位　　　　　　B. 左侧卧位

C. 右侧卧位　　　　　　　　　　D. 右侧卧位,床脚抬高30~50cm

E. 左侧卧位,床脚抬高30~50cm

13. 病人,男,75岁。自幼患麻疹合并肺炎后,开始咳嗽,咳痰,每日痰量约300ml,诊为支气管扩张症,多次住院治疗。此次因上述症状加重1周而入院。既往有高血压病史,下面保持呼吸道通畅的各项措施中**不合适**的是

A. 帮助病人翻身拍背　　　　　　B. 体位引流

C. 指导病人有效咳嗽　　　　　　D. 超声雾化吸入

E. 按医嘱给予祛痰剂

14. 病人,女,22岁。因咳嗽、痰中带血3日,以"支气管扩张症"收入院。今晨

突然大咯血 100ml。该病人最主要的护理诊断 / 问题是

    A. 焦虑   B. 活动无耐力

    C. 潜在并发症：窒息   D. 知识缺乏

    E. 有感染的危险

A3/A4 型题

（15～17 题共用题干）

病人，女，43 岁。早年患支气管扩张症，反复间断咯血。近 1 周来因患流感，咯血加重，从痰中带血到小量咯血。

15. 咯血使病人感到恐惧，此时护士应协助病人以免窒息，但**除外**的是

    A. 让病人情绪放松   B. 解释咯血的原因

    C. 取患侧卧位   D. 借助屏气以减少出血

    E. 必要时将血吸出

*16. 剧烈咳嗽后，病人咯血 200ml，表情恐怖，张口瞪目，双手乱抓，此时护士应做的首要护理措施是

    A. 准确记录咯血量   B. 指导病人有效咳嗽

    C. 立即清除呼吸道内血块   D. 给予氧气吸入

    E. 给予呼吸兴奋剂

17. 此时护士应将病人置于

    A. 端坐卧位   B. 患侧卧位

    C. 健侧卧位   D. 头低脚高位

    E. 平卧位

（18、19 题共用题干）

病人，男，65 岁。患支气管扩张症，今日劳作后出现恶心、胸闷、反复咯血，24 小时出血量约 800ml。

18. 该病人的咯血程度属于

    A. 痰中带血丝   B. 微小量咯血

    C. 小量咯血   D. 中等量咯血

    E. 大量咯血

19. 目前病人饮食应

    A. 禁食   B. 流质饮食

    C. 半流质饮食   D. 软质饮食

    E. 普通饮食

（二）判断题

20. 支气管扩张症病人24小时咯血量为700ml，可判断该病人为大咯血。（　　）

21. 提示肺部有厌氧菌感染的表现是肺部有持续存在的湿性啰音。（　　）

【参考答案】

1. B　　2. D　　3. A　　4. E　　5. A　　6. B　　7. E　　8. B　　9. C

10. A　　11. C　　12. E　　13. B　　14. C　　15. D　　16. C　　17. D　　18. E

19. A　　20. √　　21. ×

【习题解析】

2. 支气管扩张症病人晨起或夜间卧床改变体位时分泌物刺激支气管黏膜，咳嗽加剧，痰量增多。

11. 支气管扩张症咯血病人遵医嘱可使用垂体后叶素止血，但用药过程中需注意观察有无恶心、便意感、面色苍白、心悸、腹痛及腹泻等不良反应。高血压、冠状动脉粥样硬化性心脏病、心力衰竭和妊娠者禁用。

16. 支气管扩张症咯血病人出现窒息时立即置病人头低足高45°俯卧位，脸侧向一边，轻拍背部以利于血块排出。迅速清除口腔、鼻腔内血凝块，或迅速用鼻导管接吸引器插入气管内抽吸，以清除呼吸道内的积血，必要时立即行气管插管或气管镜直视下吸取血块。气管血块清除后病人自主呼吸仍未恢复者，应行人工呼吸，给予高流量吸氧或遵医嘱应用呼吸中枢兴奋剂，同时密切观察病情变化。

（江　乙）

第六节　肺炎病人的护理

【重点、难点解析】

1. 肺炎病人常见护理诊断/问题及护理措施（表2-17）。

表 2-17　肺炎病人常见护理诊断/问题及护理措施

护理诊断/问题	护理措施
体温过高	①卧床休息,病室温湿度适宜,做好口腔护理。②给予足够热量、蛋白质和维生素的流质、半流质饮食,鼓励病人多饮水,1 500~2 000ml/d。③高热时物理降温,使体温逐渐降低为宜,不宜使用阿司匹林或其他解热药,以免导致大汗或脱水。④严密观察生命体征和热型变化。⑤遵医嘱应用抗生素,观察疗效及不良反应
疼痛:胸痛	①协助病人采取舒适的体位。②深呼吸或咳嗽时用手按压疼痛部位,或于呼气末用15cm宽的胶布固定患侧胸部。③疼痛剧烈者遵医嘱应用镇静、止咳药
气体交换受损	①吸氧,氧流量一般为 4~6L/min。②观察呼吸频率、节律、深度、肤色和意识变化。③必要时气管插管,呼吸机辅助通气
潜在并发症:感染性休克	①安置病人取中凹位,注意保暖。②迅速建立两条静脉通道,遵医嘱输液、补碱、应用血管活性药物和抗生素,观察疗效及不良反应。③监测生命体征、尿量、肤色、皮肤温度和意识状态

2. 常见肺炎的鉴别(表2-18)。

表 2-18　几种常见肺炎的鉴别

鉴别要点	肺炎球菌性肺炎	革兰氏阴性杆菌肺炎	支原体肺炎	军团菌肺炎
好发人群	青壮年	年老、久病、接受药物、机械通气治疗者	儿童、青年	老人、患有慢性病者
起病情况	急骤	隐袭	缓慢	多缓慢
症状	突发寒战、高热、咳嗽、典型者铁锈色痰、胸痛、部分有消化道症状、严重者休克	发热、精神萎靡、咳嗽、咳痰为主、中毒症状重、早期出现休克	开始为上呼吸道感染症状,如头痛、乏力、发热、咽痛等,2~3d 后咳嗽渐重,无痰或少量黏痰,3~4 周可自愈	乏力、头痛、肌痛、高热、寒战、咳嗽、痰少而黏。可有消化道症状。严重者有神经精神症状甚至休克
体征	典型者肺实变体征,消散期可闻及湿啰音	肺部可闻及湿啰音,肺实变体征多不明显	体征多不明显,可有肺部干湿啰音	肺部可有干湿啰音,可有肺实变体征

鉴别要点	肺炎球菌性肺炎	革兰氏阴性杆菌肺炎	支原体肺炎	军团菌肺炎
血液检查	白细胞及中性粒细胞增多、核左移	白细胞增多、核左移	白细胞正常或稍高	白细胞增多、核左移
X线检查	大片浸润影，呈肺叶或肺段分布	两肺下方散在片状阴影	肺部多种形态浸润影，节段性分布	早期斑片状浸润阴影，继而肺实变
治疗	首选青霉素	根据药敏试验，选用有效药物，联合用药	首选大环内酯类抗生素	首选红霉素，头孢菌素类无效

【护考训练】

（一）选择题

A1 型题

1. **不属于**肺炎球菌性肺炎的病理分期是
   A. 充血期　　　　　　　　　B. 红色肝变期
   C. 溃疡期　　　　　　　　　D. 灰色肝变期
   E. 消散期

2. 肺炎球菌性肺炎病人的典型临床症状**不包括**
   A. 寒战、高热　　　　　　　B. 咳嗽
   C. 咳铁锈色痰　　　　　　　D. 胸痛
   E. 腹胀

3. 肺炎球菌性肺炎常见于
   A. 婴幼儿　　　　　　　　　B. 青壮年
   C. 儿童　　　　　　　　　　D. 老年
   E. 各年龄段

4. 肺炎球菌性肺炎病人最具特征的表现是
   A. 高热　　　　　　　　　　B. 胸痛
   C. 咳铁锈色痰　　　　　　　D. 呼吸困难
   E. 意识障碍

*5. 对肺炎球菌性肺炎病人护理评估，**不正确**的是
   A. 多见于既往健康青壮年

B. 急性起病,寒战、高热、胸痛

C. 咳铁锈色痰

D. 肺实变时语颤减弱

E. 肺部听诊可闻及病理性支气管肺泡呼吸音

6. 普通型肺炎与休克型肺炎最主要的鉴别点是

A. 发热的程度和持续时间　　　　B. 咳嗽、咯血的程度

C. 胸痛、呼吸困难的程度　　　　D. 白细胞总数的多少

E. 有无周围循环衰竭

7. 治疗支原体肺炎的首选抗生素是

A. 大环内酯类　　　　　　　　　B. β- 内酰胺类

C. 氨基糖苷类　　　　　　　　　D. 喹诺酮类

E. 磺胺类

*8. 关于肺炎球菌性肺炎病人的对症护理,**不妥**的是

A. 气急、发绀者给予鼻导管吸氧

B. 胸痛者取患侧卧位

C. 高热者尽量使用退热药

D. 腹胀明显者腹部热敷或肛管排气

E. 痰液黏稠者,协助拍背或超声雾化吸入,稀释痰液,促进排痰

A2 型题

9. 病人,男,22 岁。受凉后寒战、高热 2 天,咳嗽,咳少量白色黏痰,右胸部刺痛,深呼吸时加重,护理体检:T 39℃,急性病容,右下肺部叩诊浊音,可闻及异常支气管呼吸音。外周血白细胞 $12 \times 10^9/L$,中性粒细胞 0.86。在医嘱中护士最有可能看到的治疗药物是

A. 红霉素　　　　　　　　　　　B. 利福平

C. 链霉素　　　　　　　　　　　D. 青霉素

E. 环丙沙星

10. 病人,男,27 岁。突发寒战、高热、咳嗽、右下胸痛 5 天,随后退热。出现恶心、呕吐、意识模糊。护理体检:T 37℃,P 110 次 /min,R 28 次 /min,BP 80/50mmHg,面色苍白,口唇发绀。诊断为休克型肺炎,首要的护理措施为

A. 预防并发症的发生

B. 遵医嘱给予止咳祛痰药

C. 鼻饲高热量富含维生素的流质饮食

D. 按休克原则处理好体位、保暖、吸氧、静脉输液等问题

E. 注意观察生命体征、神志、瞳孔、尿量等变化

11. 病人，男，28岁。因受凉后突然畏寒、高热伴右胸部疼痛1天入院。胸部透视，见右中肺有大片浅淡的阴影。住院后经青霉素肌内注射，3天后体温接近正常，病人尚有轻度咳嗽，咳痰，稍感憋气。该病人目前主要的护理措施是

A. 遵医嘱应用解热镇痛药　　　B. 遵医嘱应用止疼药

C. 绝对卧床休息　　　D. 体位引流

E. 卧床休息为主，适当下床活动，必要时给予氧气吸入

12. 病人，男，25岁。近期工作繁忙，经常加班，突发畏寒、高热伴右侧胸痛2天入院。胸部X线检查见右中肺有大片浅淡的阴影。诊断为"右下肺炎"，其饮食原则是给予

A. 低盐饮食　　　B. 普食

C. 少渣半流　　　D. 低脂饮食

E. 高蛋白质、高热量、高维生素、易消化的流质或半流质

*13. 病人，男，27岁。因淋雨后突然畏寒、高热伴左侧胸痛1天入院。胸部平片检查见左下肺有大片浅淡的阴影。诊断为"左下肺炎"，给予抗生素治疗，疗程一般为

A. 3天　　　B. 退热后就停药

C. 4天　　　D. 7天

E. 1天

14. 病人，女，21岁。高热2天，右上腹尖锐刺痛，向右肩放射，不敢呼吸及咳嗽。急性面容，呼吸急促，口唇疱疹，右下肺呼吸音减弱，语颤增强，闻及湿啰音，右上腹轻度肌紧张及压痛。血白细胞计数 22×10^9/L，中性粒细胞0.9。应首先考虑的是

A. 急性胆囊炎　　　B. 胆石症

C. 右侧胸膜炎　　　D. 右侧气胸

E. 肺炎球菌性肺炎

15. 病人，男，68岁。诊断为"肺炎"入院，经抗感染及对症治疗2天，病情未见好转。为防止病情恶化。应特别注意观察

A. 血压变化　　　B. 体温变化

C. 肺部体征变化　　　D. 血白细胞变化

E. 呼吸系统症状变化

（16～18题共用题干）

病人，男，20岁。淋雨后出现高热、咳痰、胸痛来院就诊。入院后诉头昏、口渴、肢体冷，尿量减少，BP 80/60mmHg，心率 124 次/min，脉搏细速。

16. 为明确诊断，最简便有效的检查是

    A. 痰细菌培养   B. 胸部 X 线检查

    C. 胸部 CT 检查   D. 血常规检查

    E. 血清抗体检查

17. 考虑病人最可能的诊断是

    A. 普通感冒   B. 急性支气管炎

    C. 肺结核   D. 肺性脑病

    E. 休克型肺炎

18. 抢救病人应首先给予

    A. 血管活性药物   B. 5% 碳酸氢钠

    C. 静脉滴注低分子右旋糖酐   D. 静脉注射毛花苷 C

    E. 静脉滴注 10% 葡萄糖加地塞米松

（19～22题共用题干）

病人，男，36岁。淋雨后发热，咳嗽、咳痰 2 天，右上腹痛伴气急 1 天入院。

19. 除考虑急腹症外，重点鉴别的疾病是

    A. 肺炎链球菌肺炎   B. 自发性气胸

    C. 膈神经麻痹   D. 肺梗死

    E. 肺结核

20. 为明确诊断，应进行的检查是

    A. 血常规   B. 血细胞涂片

    C. 血气分析   D. X 线检查

    E. 肺功能测定

21. 首选的治疗药物是

    A. 头孢他啶   B. 青霉素

    C. 解热镇痛药   D. 胃肠道解痉剂

    E. 庆大霉素

22. 如果病人病情进一步发展，护理体检：T 37℃，P 110 次/min，R 28 次/min，BP 80/50mmHg，病人面色苍白，口唇发绀，右下肺叩诊音稍浊，听到少量湿啰音。

应首先考虑的诊断是

    A. 肺炎球菌性肺炎   B. 休克性肺炎

    C. 右侧胸膜炎   D. 右侧气胸

    E. 肺脓肿

（23~25题共用题干）

病人，男，25岁，以突然畏寒、高热，伴恶心、呕吐就诊。护理体检：T 40℃，P 120次/min，R 28次/min，BP 60/40mmHg，右下肺呼吸音低，可闻及湿性啰音，血常规示白细胞20×10^9/L，中性粒细胞0.9，诊断为休克性肺炎。

23. 对该病人治疗中，首先应采取的措施是

    A. 补充血容量   B. 选用氨基糖苷类抗生素

    C. 尽早使用退热药   D. 尽早进行胃镜检查

    E. 进行体位引流

24. 该病人最主要的护理诊断/问题是

    A. 活动无耐力   B. 体温过高

    C. 有感染的危险   D. 组织灌注量改变

    E. 有窒息的危险

25. 对该病人的护理措施**错误**的是

    A. 给予病人去枕平卧位   B. 给予保暖

    C. 迅速建立静脉通道   D. 高流量吸氧

    E. 输液速度先慢后快

（二）判断题

26. 细菌性肺炎最常见的病原菌是溶血性链球菌。（   ）

27. 社区获得性肺炎最常见的病原菌是肺炎链球菌。（   ）

28. 肺炎球菌性肺炎病人出现高热，饮食原则包括高热量、高蛋白、高脂肪、高维生素、多饮水。（   ）

【参考答案】

1. C   2. E   3. B   4. C   5. D   6. E   7. A   8. C   9. D

10. D   11. E   12. E   13. D   14. E   15. A   16. B   17. E   18. C

19. A   20. D   21. B   22. B   23. A   24. D   25. E   26. ×   27. √

28. ×

5. 肺炎球菌性肺炎病人体征呈急性病容,鼻翼扇动,口角和鼻周有单纯疱疹,严重时可有发绀。肺实变时,语颤增强,叩诊呈浊音或实音,听诊闻及病理性支气管呼吸音,消散期可闻及湿啰音。

8. 应用解热药物,在体温骤降的同时可能导致大量出汗甚至虚脱,还能干扰热型,影响病情观察。

13. 肺炎球菌性肺炎控制感染首选青霉素 G,抗菌疗程一般为 5～7 天,或热退后 3 天停药,或由静脉用药改为口服,维持数日。

（李　丽）

第七节　肺结核病人的护理

【重点、难点解析】

1. 肺结核病人护理评估要点(表 2-19)。

表 2-19　肺结核病人护理评估要点

健康史	身体状况	心理反应	辅助检查	治疗要点
结核病病史、肺结核密切接触史,卡介苗接种史,慢性疾病病史,用药史	咳嗽、咳痰、咯血、胸痛、呼吸困难伴结核毒性症状	焦虑、孤独感、自卑,病情加重时紧张、恐惧	痰结核菌检查 影像学检查 纤维支气管镜检查 结核菌素试验	抗结核化学治疗:异烟肼、利福平、链霉素、吡嗪酰胺、乙胺丁醇

2. 肺结核病人常见护理诊断 / 问题及护理措施(表 2-20)。

表 2-20　肺结核病人常见护理诊断 / 问题及护理措施

护理诊断 / 问题	护理措施
知识缺乏	①合理安排休息与活动,减轻结核毒性症状,增强体质。②向病人介绍有关结核病药物治疗知识,帮助病人深刻理解结核病的化疗原则,督促病人配合治疗,按时服药,不可自行停药。发现不良反应,及时与医生联系

护理诊断/问题	护理措施
营养失调：低于机体需要量	向病人及家属宣传饮食营养的重要性；给予高热量、高蛋白、富含维生素的易消化饮食，还应摄入一定量的新鲜蔬菜和水果；每周记录体重1次，评估病人营养状况
体温过高	多饮水，每日不少于1 500~2 000ml；卧床休息，保证充足的睡眠；监测体温，有无高热及热型变化，若有高热提示病情加重或出现并发症；遵医嘱在使用有效抗结核治疗的基础上加用糖皮质激素，以减轻炎症和变态反应，同时按高热处理
有孤独的危险	①向病人介绍结核病相关知识，使病人了解结核病可以得到良好控制。②主动与病人交流，鼓励病人说出内心感受，缩小与病人的心理距离。③选择适合病人的娱乐方式，丰富病人生活，避免对疾病的过度关注。④争取家庭和亲友的支持，关心病人。对没有传染性或只有极低传染性的病人，鼓励其过正常家庭和社会生活，减轻病人的社会隔离感。

【护考训练】

（一）选择题

A1型题

1. 可使人体产生对结核分枝杆菌特异性免疫力的预防措施是
   A. 进行卡介苗接种　　　　　　B. 普及结核病防治知识
   C. 及早发现并治疗病人　　　　D. 消毒衣物，隔离病人
   E. 加强锻炼，增强体质

2. 肺结核最重要的传染源是
   A. 健康带菌人群　　　　　　　B. 患结核病的动物
   C. 痰菌阳性的肺结核病人　　　D. 被人型结核分枝杆菌污染的牛乳
   E. 被结核分枝杆菌污染的水源

3. 肺结核最重要的传播途径是
   A. 呼吸道　　　　　　　　　　B. 消化道
   C. 泌尿道　　　　　　　　　　D. 淋巴道
   E. 皮肤

4. 成人肺结核最常见的类型是

    A. 原发型肺结核   B. 血行播散型肺结核

    C. 继发型肺结核   D. 结核性胸膜炎

    E. 肺外结核

5. 诊断成人肺结核最可靠的依据是

    A. 咯血   B. 胸片有渗出性阴影

    C. 结核菌素试验阳性   D. 痰涂片检查结核菌阳性

    E. 有结核毒性症状

*6. 关于结核菌素试验结果的判断，正确的是

    A. 注射后 24 小时测量皮肤局部红晕直径

    B. 注射后 24 小时测量皮肤局部硬结直径

    C. 注射后 48 小时测量皮肤局部红晕直径

    D. 注射后 72 小时测量皮肤局部红晕直径

    E. 注射后 72 小时测量皮肤局部硬结直径

*7. 判断结核菌素试验为阳性，其皮肤硬结的直径是

    A. <5mm   B. 5～9mm

    C. 10～19mm   D. ≥20mm

    E. 皮肤出现水疱

8. 与肺结核化疗原则**不相符**的是

    A. 早期   B. 联合

    C. 足量   D. 规律

    E. 全程

9. 以下抗结核药物可引起周围神经炎的是

    A. 异烟肼   B. 利福平

    C. 链霉素   D. 吡嗪酰胺

    E. 乙胺丁醇

*10. 对肺结核大咯血病人采取的护理措施，**不妥**的是

    A. 绝对卧床   B. 取健侧卧位

    C. 禁用吗啡   D. 暂禁食

    E. 遵医嘱使用垂体加压素

11. 预防肺结核流行最重要的措施是

    A. 接种卡介苗   B. 加强登记管理

C. 加强营养

D. 隔离和有效治疗排菌病人

E. 做好痰的处理

A2 型题

*12. 病人，女，30 岁。咳嗽、咳痰 10 天，结核菌素试验阳性。正确的解释是

A. 现在患活动性肺结核

B. 可排除肺结核

C. 需做胸部 CT 检查

D. 需用抗结核化疗药物

E. 曾有结核分枝杆菌感染或接种过卡介苗

13. 病人，男，22 岁。近 1 个月来低热，咳嗽，咳少量白色黏痰，乏力，食量减少。听诊右肺上部锁骨下区有少许细湿啰音。较可能的诊断是

A. 肺炎

B. 支气管炎

C. 支气管扩张

D. 肺癌

E. 肺结核

14. 病人，男，37 岁。患肺结核在家进行抗结核化学治疗，痰结核分枝杆菌检查结果为可疑阳性，对其痰液最简便有效的处理方法是

A. 用开水煮沸

B. 深埋

C. 乙醇浸泡

D. 洗涤剂浸泡

E. 焚烧

15. 病人，女，35 岁。患肺结核 3 个月余，应用抗结核药物异烟肼、利福平、乙胺丁醇联合治疗，其中乙胺丁醇在使用中会出现的不良反应是

A. 中毒性肝损伤

B. 胃肠道刺激

C. 球后视神经炎

D. 听力损害

E. 肾脏毒性作用

16. 病人，女，45 岁。近日体温突然升高，39.2℃，盗汗、气促、口唇青紫，胸部 X 线检查示两肺布满大小一致、密度均匀的粟粒状阴影，临床诊断为肺结核。该病人肺结核临床类型最可能的是

A. 原发综合征

B. 急性血行播散型肺结核

C. 浸润型肺结核

D. 慢性纤维空洞型肺结核

E. 结核性胸膜炎

17. 病人，女，62 岁。近 2 个月来轻度咳嗽，咯白色黏痰带血丝；午后低热，面颊潮红，疲乏无力，有盗汗，较之前消瘦。胸部 X 线检查显示右上肺第 2 肋部位有云雾

状阴影,痰结核菌3次检查均为阴性。护士评估病人后决定**不予实施**的护理措施是

    A. 住院严密隔离   B. 给予营养丰富的饮食

    C. 继续抗结核治疗   D. 对病人的食具、用品进行消毒

    E. 给予保健指导

A3/A4 型题

（18、19题共用题干）

病人,女,31岁。2个月来出现午后低热、盗汗、乏力、消瘦、食欲缺乏。近1周高热、咳嗽、咳痰,痰中带血。痰结核分枝杆菌阳性。

18. 该病人的护理诊断/问题**不包括**

    A. 体温过高   B. 营养失调:低于机体需要量

    C. 低效性呼吸型态   D. 活动无耐力

    E. 有窒息的危险

19. 治疗中若出现口周麻木、头晕,应停用

    A. 链霉素   B. 异烟肼

    C. 利福平   D. 乙胺丁醇

    E. 吡嗪酰胺

（20~22题共用题干）

病人,女,33岁。干咳伴乏力,低热,夜间盗汗,体重减轻2个月余。胸部X线检查:右上肺阴影,疑"肺结核"收入院。

*20. 为明确诊断应进行的检查是

    A. 结核菌素试验   B. 痰结核菌检查

    C. 呼吸功能检查   D. 腹部B超

    E. 纤维支气管镜检查

21. 经检查确诊为肺结核,拟行异烟肼、利福平和吡嗪酰胺化疗。利福平的不良反应是可引起

    A. 周围神经炎   B. 听力障碍

    C. 球后视神经炎   D. 胃肠道反应

    E. 肝损害

22. 在治疗的过程中,病人大量咯血,应采取的体位是

    A. 右侧卧位   B. 左侧卧位

    C. 俯卧位   D. 仰卧位

    E. 床边卧位

（二）判断题

23. 对肺结核病人的痰液最简便有效的灭菌方法是吐在纸上直接焚烧。（　　）

24. 结核菌素试验阳性表示患有结核病。（　　）

【参考答案】

1. A　　2. C　　3. A　　4. C　　5. D　　6. E　　7. C　　8. C　　9. A

10. B　　11. D　　12. E　　13. E　　14. E　　15. C　　16. B　　17. A　　18. C

19. A　　20. B　　21. E　　22. A　　23. √　　24. ×

【习题解析】

6. 注射结核菌素后形成的硬结是机体对结核菌素产生的特异性变态反应,红晕是非特异性变态反应的表现。因此,判断结核菌素试验的结果,是在注射48～72小时后测量皮肤硬结直径,而不是红晕的直径。

7. 结核菌素试验目前世界卫生组织(WHO)推荐使用的结核菌素为纯蛋白衍化物(PPD)。取PPD 1ml(5IU),在左前臂屈侧做皮内注射,48～72小时后测量注射部位硬结的横径和纵径,得出平均直径＝(横径＋纵径)/2。硬结直径≤4mm为阴性(−),5～9mm为弱阳性(＋),10～19mm为阳性(＋＋),≥20mm或虽<20mm但局部出现水疱、坏死或淋巴管炎为强阳性(＋＋＋)。

10. 肺结核咯血病人应取患侧卧位,以防止结核病灶向对侧播散。遵医嘱应用垂体后叶素,必要时可经纤维支气管镜局部止血,或行气囊压迫止血,护士应做好相应的准备与配合。对精神极度紧张者,可遵医嘱给予小剂量镇静剂,禁用吗啡,以免咳嗽反射中枢和呼吸中枢受抑制。发现窒息先兆和窒息时立即报告医生,协助抢救。

12. 结核菌素试验阳性仅表示曾有结核菌感染或接种过卡介苗,不一定现在患病。在不能确定为肺结核之前不能随意用抗结核药物。要诊断肺结核可查痰结核分枝杆菌或行胸部X线检查,诊断困难者可行CT检查。

20. 痰结核分枝杆菌检查是确诊肺结核最特异的方法和制定化疗方案、判断化疗效果的主要依据。影像学检查(胸部X线检查)是诊断肺结核的重要方法,可以早期发现肺结核,判断病变的部位、范围、性质、有无空洞以及空洞大小和洞壁厚薄等。结核菌素试验对儿童、青少年的结核病诊断有参考意义。

（李　丽）

第八节 慢性肺源性心脏病病人的护理

【重点、难点解析】

1. 慢性肺源性心脏病的病因和发病机制（表2-21）。

表2-21 慢性肺源性心脏病的病因和发病机制

病因	肺动脉高压的形成	右心功能的改变
支气管、肺疾病：COPD最多见，其次支气管哮喘、重症肺结核	肺血管阻力增加的功能性因素：缺氧、高碳酸血症和呼吸性酸中毒导致肺血管收缩、痉挛	肺动脉高压加重右心室后负荷，使右心室肥厚、扩张，进而出现右心衰竭
胸廓运动障碍性疾病：脊椎后凸、侧凸	肺血管阻力增加的解剖学因素：各种慢性胸肺疾病可导致肺血管解剖结构的变化，形成肺循环血流动力学障碍	心肌缺氧、细菌毒素、酸碱失衡影响心肌，加重心力衰竭
肺血管疾病：特发性或慢性栓塞性肺动脉高压、肺小动脉炎	血液黏稠度增加和血容量增多：慢性缺氧产生继发性红细胞增多，血液黏稠度增加。缺氧可使醛固酮分泌增加，导致水钠潴留；缺氧使肾小动脉收缩，加重水钠潴留，血容量增多	

2. 慢性肺源性心脏病病人用药注意事项（表2-22）。

表2-22 慢性肺源性心脏病病人用药注意事项

常用药物	注意事项
镇静麻醉剂	呼吸衰竭重症病人避免使用，以免抑制呼吸中枢和咳嗽反射
呼吸兴奋剂	用量过大可引起恶心、呕吐、烦躁、面部潮红、皮肤瘙痒、肌肉震颤等不良反应
利尿剂	可引起低钾、低氯性碱中毒而加重缺氧；脱水过度致血液浓缩、痰液黏稠而出现排痰不畅等不良反应。使用排钾利尿剂时遵医嘱补钾，监测电解质变化。利尿剂尽可能白天给药，以免夜间频繁排尿而影响睡眠

続表

常用药物	注意事项
洋地黄类	缺氧或感染状态时易发生中毒反应,注意纠正缺氧和低钾血症,遵医嘱准确用药,一旦出现中毒反应立即报告医生并协助处理
血管扩张药物	注意观察血压、心率变化
抗生素	注意观察感染控制的效果及不良反应

【护考训练】

(一)选择题

A1 型题

1. 肺源性心脏病肺动脉高压形成的最主要因素是
   - A. 缺氧
   - B. 血容量增加
   - C. 血液黏稠度增加
   - D. 继发性红细胞增多
   - E. 肺部毛细血管微小栓子形成

2. 慢性肺源性心脏病病人发生心脏病变和心力衰竭的最主要原因是
   - A. 心肌缺血缺氧
   - B. 血容量增多
   - C. 水电解质失衡
   - D. 肺动脉压力增高
   - E. 肺部反复感染对心肌的毒性作用

*3. 慢性肺源性心脏病发生肺性脑病者一般**避免**使用
   - A. 强心剂
   - B. 利尿剂
   - C. 镇静剂
   - D. 机械通气
   - E. 持续吸氧

*4. 慢性肺源性心脏病肺心功能失代偿期,**不正确**的护理措施是
   - A. 完全卧床休息,保持平卧位
   - B. 给予高蛋白、高热量、低盐饮食
   - C. 肺性脑病病人持续低流量、低浓度吸氧
   - D. 每1~2小时为病人翻身一次
   - E. 使用洋地黄时注意观察有无洋地黄中毒

A2 型题

5. 病人,男,73岁。患慢性阻塞性肺疾病15年,慢性肺源性心脏病5年,体质

虚弱。近日因上呼吸道感染使病情加重，大量脓痰不易咳出，神志恍惚，昏睡。护士为其清理呼吸道时最适宜的护理措施是

    A. 指导病人有效咳嗽   B. 胸部叩击

    C. 湿化呼吸道   D. 体位引流

    E. 机械排痰

6. 病人，女，72岁。反复咳嗽、喘息20年，加重1周入院。诊断为慢性肺源性心脏病，动脉血气分析示 PaO_2 50mmHg、$PaCO_2$ 55mmHg。此时病人吸氧的浓度应为

    A. 25%～30%   B. 35%～40%

    C. 41%～45%   D. 46%～50%

    E. 51%～60%

7. 病人，男，72岁。长期咳嗽伴脓痰，近日发生双下肢水肿。护理体检：桶状胸，颈静脉怒张，肝大，肝颈静脉回流征(+)，其所患的疾病是

    A. 慢性支气管炎   B. 慢性阻塞性肺气肿

    C. 支气管扩张   D. 慢性肺源性心脏病，右心衰竭

    E. 肝炎

8. 病人，女，67岁。患慢性肺源性心脏病10余年，2周前受凉后出现咳嗽、咳黄脓痰，呼吸困难加重，下肢水肿。经积极抗感染、吸氧等治疗后，效果不佳，仍有下肢水肿，需增加强心药的使用。该病人使用强心药的原则是

    A. 缓慢、大剂量   B. 缓慢、中剂量

    C. 缓慢、小剂量   D. 快速、大剂量

    E. 快速、小剂量

9. 病人，女，65岁。有慢性肺源性心脏病病史10年。近日病情逐渐加重，情绪不稳，夜不能寐。护士给病人做睡眠护理时**不恰当**的措施是

    A. 协助病人采取舒适卧位

    B. 嘱病人生活要有规律

    C. 减少白天的睡眠时间和次数

    D. 睡前多与病人讨论其感兴趣的话题

    E. 必要时按医嘱慎用镇静、催眠剂

10. 病人，男，80岁。患慢性肺源性心脏病，病人发生右心衰竭时，首选的治疗措施是

    A. 用利尿剂降低心脏前负荷

    B. 用洋地黄药物增加心脏泵血功能

C. 用血管扩张剂降低右心前后负荷

D. 控制呼吸道感染,改善呼吸功能,纠正缺氧和二氧化碳潴留

E. 气管插管机械通气

A3/A4 型题

(11、12 题共用题干)

病人,男,70 岁。患慢性肺源性心脏病,喘息严重并呈端坐呼吸,双下肢水肿,血常规示白细胞 $2.0 \times 10^9/L$。

11. 护士应重点观察

    A. 体温   B. 尿量

    C. 呼吸、血压及脉搏的变化   D. 输液情况

    E. 病人的饮食状况

12. 为警惕病人发生肺性脑病,还应注意观察

    A. 回答问题情况   B. 饮食状况

    C. 姿势和步态   D. 意识状态

    E. 皮肤、黏膜

(二)判断题

13. 慢性肺源性心脏病最常见的病因是 COPD。(　　)

14. 慢性肺源性心脏病病人可长期应用抗生素预防感染。(　　)

【参考答案】

1. A　　2. D　　3. C　　4. A　　5. E　　6. A　　7. D　　8. E　　9. D
10. D　　11. C　　12. D　　13. √　　14. ×

【习题解析】

3. 慢性肺源性心脏病晚期使用镇静剂容易诱发肺性脑病,甚至死亡,即使应用宜小剂量,禁忌使用吗啡、哌替啶等强镇静剂。

4. 慢性肺源性心脏病肺心功能失代偿期病人应绝对卧床休息,呼吸困难严重者取半卧位,有意识障碍者,使用床挡及约束带防止坠床,必要时专人护理。

(李　丽)

第九节　呼吸衰竭和急性呼吸窘迫综合征病人的护理

1. 呼吸衰竭和急性呼吸窘迫综合征病人常见护理诊断 / 问题及护理措施（表 2-23）。

表 2-23　呼吸衰竭和急性呼吸窘迫综合征病人常见护理诊断 / 问题及护理措施

护理诊断 / 问题	护理措施
低效性呼吸型态	①卧床休息，尽量减少活动，一般取半坐卧位或坐位。②根据基础疾病、呼吸衰竭的类型和缺氧的严重程度，选择适当的给氧方法和吸入氧浓度。③密切观察氧疗效果，根据动脉血气分析结果和病人的临床表现，及时调整吸氧流量和氧浓度，保证氧疗效果。④及时清除气道内分泌物及异物。⑤低氧血症改善不良者，应该做好气管插管和机械通气的准备
焦虑	①经常巡视，了解病情缓解情况，给予病人心理支持和鼓励。②人工气道和机械通气的病人，加强语言或非语言交流以抚慰病人。③指导病人应用放松技术、分散注意力等方式缓解紧张和焦虑情绪
营养失调	①给予高热量、高蛋白、富含多种维生素、易消化、少刺激性的流质或半流质饮食。②对昏迷病人应给予鼻饲或肠外营养
潜在并发症：重要器官缺氧性损伤	①严密观察与监护重要器官的缺氧性症状。②定期监测血气分析和血液生化指标，出现低血钾、低血氯时，遵医嘱及时补钾，严重酸中毒者，遵医嘱给予碳酸氢钠。③观察有无神志恍惚、烦躁、抽搐等肺性脑病表现，观察呕吐物和排泄物性状，遵医嘱给予相应护理措施

2. 呼吸衰竭按血气分析分类及氧疗原则（表 2-24）。

表 2-24　呼吸衰竭按血气分析分类及氧疗原则

项目	I 型呼吸衰竭	II 型呼吸衰竭
含义	缺 O_2、无 CO_2 潴留	缺 O_2、伴 CO_2 潴留
血气分析	$PaO_2 < 60mmHg$，$PaCO_2$ 正常或降低	$PaO_2 < 60mmHg$ 伴 $PaCO_2 > 50mmHg$

项目	Ⅰ型呼吸衰竭	Ⅱ型呼吸衰竭
常见疾病	急性呼吸窘迫综合征（ARDS）等	慢性阻塞性肺疾病等
氧疗原则	多为急性呼吸衰竭	多为慢性呼吸衰竭
	给予较高浓度（$FiO_2 > 50\%$）氧气吸入	应给予低流量（$1 \sim 2L/min$）、低浓度（$FiO_2 < 35\%$）持续吸氧

【护考训练】

（一）选择题

A1 型题

1. 呼吸衰竭病人出现 CO_2 潴留时，下列哪项**不是**其临床表现

    A. 体表静脉充盈   B. 皮肤潮红多汗

    C. 肺性脑病   D. 搏动性头痛

    E. 血氧饱和度的短暂提升

2. 诊断呼吸衰竭最有意义的指标是

    A. 发绀   B. 呼吸困难

    C. 心动过速、血压下降   D. 烦躁不安

    E. $PaO_2 < 60mmHg$ 和 / 或 $PaCO_2 > 50mmHg$

3. 可能发生呼吸肌无力引起呼吸衰竭的疾病是

    A. 慢性阻塞性肺疾病   B. 重症支气管哮喘

    C. 重症肺炎   D. 肺栓塞

    E. 重症肌无力

4. 呼吸衰竭病人最早、最突出的表现是

    A. 呼吸困难   B. 咳嗽

    C. 发绀   D. 心率加快

    E. 意识障碍

5. 引起慢性呼吸衰竭最常见的疾病是

    A. 慢性阻塞性肺疾病   B. 肺癌

    C. 肺炎   D. 支气管扩张

    E. 大量胸腔积液

6. 病人, 男, 82 岁。既往有慢性支气管炎, 1 周前因受凉感冒, 出现呼吸困难, 治疗效果不佳, 遵医嘱给予呼吸兴奋剂静脉输液, 家属自行调整了输液速度, 病人出现了烦躁、面色潮红及皮肤瘙痒等现象, 护士应考虑

    A. 呼吸兴奋剂过量   B. 呼吸兴奋剂剂量不足

    C. 病人出现呼吸衰竭加重   D. 出现了药物过敏反应

    E. 输液速度过快导致的循环负荷过重

7. 病人, 女, 72 岁。因呼吸道感染出现重症肺炎, 有进行性加重的呼吸困难、发绀, 伴有烦躁。医疗诊断为急性呼吸窘迫综合征, 立即进行动脉血气分析, 下列哪项结果**不支持**该诊断

    A. PaO_2 55mmHg   B. $PaCO_2$ 35mmHg

    C. PaO_2 77mmHg   D. pH 7.25

    E. pH 7.05

8. 病人, 75 岁。入住 ICU, 诊断为急性呼吸窘迫综合征, 为病人进行氧疗时, 给氧浓度为

    A. < 50%   B. > 50%

    C. < 35%   D. > 35%

    E. < 25%

9. 病人, 男, 68 岁。患慢性呼吸衰竭多年而入院治疗, 可能使痰液黏稠度增加而使排痰困难加重的药物是

    A. 泼尼松   B. 沙丁胺醇

    C. 呋塞米   D. 氨茶碱

    E. 盐酸氨溴索

10. 病人, 37 岁。因感染性休克入院。护士在观察病情时, 提示其有发生急性呼吸窘迫综合征可能的是

    A. 呼吸音减弱   B. 肺部湿啰音

    C. 躁动不安   D. 动脉氧分压下降

    E. 血压下降

*11. 病人, 男, 75 岁。1 周前感冒后自觉呼吸费力, 呼吸次数增加, 口唇发绀明显, 到医院就诊后, 立即动脉采血进行血气分析, 结果为 PaO_2 50mmHg, $PaCO_2$ 77mmHg, 入院诊断为 II 型呼吸衰竭。该病人的氧疗方式为

    A. 2~4L/min 鼻导管吸氧   B. 2~4L/min 间歇吸氧

C. 1～2L/min 持续鼻导管吸氧　　　D. 低流量间歇吸氧

E. 4～6L/min 乙醇湿化吸氧

12. 病人，女，25 岁。发热 3 日，今晨起呼吸困难，鼻导管吸氧未见好转。护理体检：体温 39℃，脉搏 110 次 /min，呼吸 28 次 /min，血压 110/70mmHg。双肺闻及细湿啰音及管状呼吸音。动脉血气分析：PaO_2 50mmHg，$PaCO_2$ 45mmHg。胸部 X 线检查：双肺可见密度增高的大片状阴影。临床诊断为急性呼吸窘迫综合征。该病人的最主要的护理诊断 / 问题是

A. 气体交换受损　　　　　　　　B. 清理呼吸道无效

C. 焦虑　　　　　　　　　　　　D. 活动无耐力

E. 知识缺乏

A3/A4 型题

（13、14 题共用题干）

病人，男，64 岁。为慢性呼吸衰竭病人，进行氧疗过程中病人呼吸困难缓解、心率减慢、发绀减轻、神志清醒、皮肤转暖。

13. 此时该病人表现提示

A. 缺氧不伴二氧化碳潴留　　　　B. 缺氧伴二氧化碳潴留

C. 需加用呼吸兴奋剂　　　　　　D. 可立即停止吸氧

E. 氧疗有效

*14. 该病人经综合治疗，病情好转，考虑停止吸氧。停止吸氧最主要的指标是

A. 神志　　　　　　　　　　　　B. 发绀

C. 呼吸频率　　　　　　　　　　D. 气急程度

E. $PaO_2 > 60mmHg$，$PaCO_2 < 50mmHg$

（15、16 题共用题干）

病人，男，60 岁。有慢性支气管炎、慢性阻塞性肺气肿病史 10 余年，近 3 年来反复双下肢水肿，近 2 天呼吸困难加重，口唇明显发绀，双下肺闻及干、湿啰音，心率 120 次 /min，可闻及期前收缩。

15. 确定病人有无呼吸衰竭，最有意义的客观指标是

A. 动脉血气分析　　　　　　　　B. 发绀

C. 神志变化　　　　　　　　　　D. 心律失常

E. 呼吸困难

16. 下列表现中与呼吸衰竭无关的症状是

A. 呼吸困难　　　　　　　　　　B. 发绀

C. 贫血　　　　　　　　　　　　　　　D. 心率加快

E. 嗜睡

（17、18题共用题干）

病人，男，52岁。吸烟30年，咳嗽、咳痰12年，进行性呼吸困难3年，近3天因急性上呼吸道感染、咳脓痰收入院。护理体检：体温37.8℃，神志恍惚，昼睡夜醒；气促，不能平卧；痰色黄、黏稠、不易咳出。动脉血气分析：PaO_2 56mmHg，$PaCO_2$ 67mmHg。

*17. 根据临床征象，护士评估病人可能出现了

A. 电解质紊乱　　　　　　　　　　　B. 呼吸性酸中毒

C. 脑疝先兆　　　　　　　　　　　　D. 肺性脑病

E. 自发性气胸

18. 氧疗时，给氧浓度和氧流量应为

A. 29%，2L/min　　　　　　　　　　B. 33%，3L/min

C. 37%，4L/min　　　　　　　　　　D. 41%，5L/min

E. 45%，6L/min

（二）判断题

19. 护士为使用呼吸机的病人吸痰，发现痰液黏稠不易吸出，增加负压吸引力。（　　）

20. 发绀是缺氧的典型表现，以口唇、指甲和舌发绀较为明显。（　　）

【参考答案】

1. E　2. E　3. E　4. A　5. A　6. A　7. C　8. B　9. C
10. D　11. C　12. A　13. E　14. E　15. A　16. C　17. D　18. A
19. ×　20. √

【习题解析】

11. 呼吸衰竭氧疗的原则　①Ⅰ型呼吸衰竭：多为急性呼吸衰竭，缺氧不伴有二氧化碳潴留，可给予较高浓度（$FiO_2 > 50\%$）氧气吸入，使 PaO_2 迅速提高到60mmHg或 $SaO_2 > 90\%$。②Ⅱ型呼吸衰竭：缺氧伴二氧化碳潴留，给予低流量（1~2L/min）、低浓度（<35%）持续吸氧，使 PaO_2 控制在60mmHg或 SaO_2 在90%或略高。

14. $PaO_2 > 60mmHg$、$PaCO_2 < 50mmHg$ 是停止吸氧的最主要的客观指标。

17. 呼吸衰竭病人轻度缺氧时，注意力分散，智力或定向力减退；缺氧加重时，逐渐出现烦躁不安、神志恍惚、嗜睡及昏迷等。二氧化碳潴留早期，表现为兴奋症状，如烦躁不安、昼睡夜醒，甚至谵妄；二氧化碳潴留加重时，表现为抑制症状，如表情淡漠、肌肉震颤、间歇抽搐、嗜睡及昏迷等。这种由缺氧和二氧化碳潴留导致的神经精神障碍症候群，称为肺性脑病，又称二氧化碳麻醉。

（王洪波）

第十节　呼吸系统常用诊疗技术及护理

【重点、难点解析】

1. 纤维支气管镜检查的操作要点和注意事项（表 2-25 ）。

表 2-25　纤维支气管镜检查的操作要点和注意事项

手术流程	操作要点	注意事项
术前准备	①病人准备：向病人及家属说明检查目的、意义、过程及配合的方法，以消除病人的紧张情绪，取得病人的合作。病人术前 4h 禁食、禁水，以防误吸。若有活动性义齿应先取出。②术前用药：评估病人对消毒剂、局麻药或术前用药是否过敏，防止发生过敏反应。术前半小时遵医嘱肌内注射阿托品 0.5mg 和地西泮 10mg，以减少呼吸道分泌物和镇静。③用物准备	准备吸引器和复苏设备，以防术中出现喉痉挛和呼吸窘迫，或因麻醉药物的作用抑制病人的咳嗽和呕吐反射，使分泌物不易咳出
操作过程与护理配合	①操作过程：纤维支气管镜可经鼻或口插入。病人常取平卧位，不能平卧者可取坐位或半坐卧位。可以直视下自上而下依次检查各叶、段支气管。纤维支气管镜的末端可做一定角度旋转，术者可依据情况控制角度调节钮。②护理配合：密切观察，遵医嘱经纤维支气管镜滴入麻醉剂做黏膜表面麻醉，配合医生做好吸引、灌洗、活检、治疗等相关操作	密切观察病人面色、生命体征、SaO_2 等变化，发现异常，及时告知医生

手术流程	操作要点	注意事项
术后护理	①密切观察病人的生命体征和全身反应，如有无发热、胸痛、呼吸困难；观察分泌物的颜色和特征。②向病人说明术后数小时内，特别是活检后会有少量咯血及痰中带血，不必担心，出血量多时应及时通知医生，并积极配合医生进行抢救。③整理、记录：清理用物，初步进行消毒处理；及时送检标本；记录检查情况及病人的反应	①避免误吸：术后 2h 内禁食、禁水，麻醉作用消失、咳嗽和呕吐反射恢复后方可进食温凉流质或半流质饮食，进食前试验小口喝水，无呛咳再进食。②减少咽喉部刺激：术后数小时内避免吸烟、谈话和咳嗽，使声带得以休息，以免声音嘶哑和咽喉部疼痛

2. 胸膜腔穿刺术的操作要点和注意事项（表 2-26）。

表 2-26　胸膜腔穿刺术的操作要点和注意事项

手术流程	操作要点	注意事项
术前准备	①病人准备：向病人及家属解释穿刺目的、操作步骤及术中注意事项，以消除病人的紧张情绪，取得病人的合作。②用药准备：准备局麻药、肾上腺素，必要时给予镇静药。③用物准备：胸腔穿刺用物、急救设备和器械	指导病人练习穿刺体位，并告知病人操作过程中保持穿刺体位，不要随意活动，不要咳嗽或深呼吸，以免损伤胸膜或肺组织
操作过程与护理配合	①安置体位：协助病人坐在有靠背的椅子上并面向椅背，两前臂置于椅背上，前额伏于前臂上。如病人不能下床可取半坐卧位，患侧前臂上举抱于枕部，完全暴露胸部或背部。②穿刺部位：一般胸腔积液的穿刺点在肩胛线或腋后线第 7~8 肋间隙或腋前线第 5 肋间隙。气胸者取患侧锁骨中线第 2 肋间隙或腋前线第 4~5 肋间隙进针。③穿刺方法：常规消毒，局部麻醉，术者穿刺，连接注射器，护士协助抽取胸腔积液或气体。④密切观察病人的脉搏、面色等变化，注意询问病人有无异常感觉	①严格遵守无菌技术操作。②穿刺过程中注意保持密闭，防止空气进入胸膜腔。③首次抽液量不宜超过 600ml，抽气量不超过 1 000ml，以后每次抽吸量不应超过 1 000ml；如为脓胸，每次尽量抽吸；如为诊断性抽液，抽取 50~100ml即可。④如病人有不适症状应减慢或立即停止抽吸。若病人突然感觉头晕、心悸、出冷汗、面色苍白、胸部有压迫感或剧痛、晕厥，提示病人可能出现胸膜过敏反应，应立即停止抽吸，取平卧位，遵医嘱皮下注射 0.1% 肾上腺素 0.3~0.5ml，密切观察血压，防止休克

续表

手术流程	操作要点	注意事项
术后护理	①嘱病人平卧或半坐卧位休息。②记录、送检标本。③胸腔内注药者,嘱病人稍作活动,使药液在胸腔内混匀,并观察病人对注入药物的反应	①注意观察呼吸、脉搏及血压等情况,注意有无血胸、气胸及肺水肿等并发症发生。②观察穿刺部位情况,如出现红、肿、热、痛、体温升高或液体溢出等及时通知医生

【护考训练】

(一)选择题

A1 型题

*1. 胸腔穿刺首次抽气量**不超过**

    A. 200ml   B. 500ml

    C. 600ml   D. 1 000ml

    E. 1 500ml

2. 进行纤维支气管镜检查术后护理,**不妥**的是

    A. 密切观察有无发热、胸痛、呼吸困难

    B. 出血量多时及时通知医生,配合医生进行抢救

    C. 术后 4 小时内禁食、禁水

    D. 进食前试验小口喝水,无呛咳再进食

    E. 术后数小时内避免吸烟、谈话和咳嗽

3. **不是**纤维支气管镜检查禁忌证的是

    A. 严重肺功能损害,重度低氧血症,不能耐受检查者。

    B. 严重心功能不全、高血压、频发心律失常者

    C. 出凝血机制严重障碍者

    D. 上呼吸道急性炎症

    E. 哮喘稳定期

4. **不宜**通过纤维支气管镜进行治疗的是

    A. 取气管内异物   B. 肿瘤的电凝、电切治疗

    C. 病灶局部药物注射   D. 止血治疗

    E. 气胸时经支气管抽气治疗

5. 胸膜腔穿刺术抽液常取的部位是

    A. 腋中线第6~7肋间　　　　　　　B. 腋中线第8~10肋间

    C. 腋前线第6~7肋间　　　　　　　D. 腋前线第7~8肋间

    E. 腋后线第7~8肋间

A2型题

6. 病人，学生，14岁。在上体育课过程中，突发胸闷气短，由父母陪同到医院就诊，经胸部X线检查判定为自发性气胸，外科医生与家属沟通后进行胸膜腔穿刺术抽气，常取的部位是

    A. 患侧锁骨中线第2肋间隙　　　　B. 腋后线第4~5肋间隙

    C. 患侧锁骨中线第3肋间隙　　　　D. 腋中线第5~6肋间隙

    E. 腋后线第7~8肋间

7. 病人，男，72岁。胸闷气短，近期消瘦明显，采血化验发现癌胚抗原增高，肺CT检查发现有胸腔积液，为进一步明确诊断，需进行诊断性抽液，抽取的量是

    A. 10~25ml　　　　　　　　　　　B. 25~50ml

    C. 50~100ml　　　　　　　　　　D. 100~150ml

    E. 150~200ml

（二）判断题

8. 病人在胸膜腔穿刺过程中突然感觉头晕、心悸、冷汗、面色苍白，提示病人可能出现了胸膜过敏反应，应立即停止抽吸，取平卧位。（　　）

9. 纤维支气管镜检查术后半小时遵医嘱肌内注射阿托品0.5mg，以减少呼吸道分泌物。（　　）

【参考答案】

1. D　　2. C　　3. E　　4. E　　5. E　　6. A　　7. C　　8. √　　9. ×

【习题解析】

1. 每次抽液、抽气不宜过快、过多，防止胸膜腔内压骤降，发生复张后肺水肿或循环障碍、纵隔移位等并发症。首次抽液量不宜超过600ml，抽气量不宜超过1 000ml。

（王洪波）

第三章 │ 循环系统疾病病人的护理

第一节 循环系统疾病病人常见症状、体征的护理

【重点、难点解析】

1. 心源性呼吸困难的病因、临床特点与休息活动（表3-1）。

表3-1 心源性呼吸困难的病因、临床特点与休息活动

项目	主要内容
病因	最常见的病因是左心衰竭，亦见于右心衰竭、心包积液和心脏压塞
临床特点	①劳力性呼吸困难：是左心衰竭最早出现的症状。②夜间阵发性呼吸困难：是心源性呼吸困难的特征之一。③端坐呼吸：为严重肺淤血的表现。④急性肺水肿：是左心衰竭呼吸困难最严重的形式，重者可有哮鸣音，称为"心源性哮喘"
休息与活动	劳力性呼吸困难者，应减少活动量，以不引起症状为度；夜间阵发性呼吸困难者，应采取高枕卧位或半坐卧位；端坐呼吸者，可协助病人伏于床上小桌休息，必要时双腿下垂。病人卧床期间应进行床上主动或被动的肢体活动，以保持肌张力，预防静脉血栓形成

2. 心源性水肿的病因、发生机制及临床特点（表3-2）。

表3-2 心源性水肿的病因、发生机制及临床特点

项目	主要内容
病因	最常见的病因是右心衰竭，也可见于渗出性心包炎或缩窄性心包炎
发生机制	①有效循环血量不足，肾血流量减少，肾小球滤过率降低，继发性醛固酮增多，引起水钠潴留。②体循环静脉压及毛细血管静水压增高，组织液回吸收减少。③淤血性肝硬化导致蛋白质合成减少，胃肠道淤血导致食欲下降及消化吸收功能下降，继发低蛋白血症，血浆胶体渗透压下降

项目	主要内容
临床特点	首先出现在身体下垂部位,如足踝部、胫前,卧床者常见于腰骶部、会阴或阴囊部,逐渐延及全身。水肿常为凹陷性,发展缓慢。严重者可出现胸腔积液、腹腔积液。水肿常于活动后加重,休息后减轻或消失

3. 心悸的病因及临床特点(表3-3)。

表3-3　心悸的病因及临床特点

项目	主要内容
病因	常见的病因有心律失常、心脏搏动增强和心血管神经症。此外,生理性因素和应用某些药物亦可引起心悸
临床特点	①心悸严重程度不一定与病情成正比。②初发、突发的心律失常,心悸多较明显;慢性心律失常者,因逐渐适应可无明显心悸;紧张、焦虑、安静或注意力集中时心悸易出现。③心悸时,心率可快、可慢,当心率加快时,病人感到心脏跳动不适,心率缓慢时则感到搏动有力;心率和心律正常者亦可有心悸。④心悸一般无危险性,但少数严重心律失常所致者可发生猝死

4. 常见循环系统疾病心前区疼痛特点(表3-4)。

表3-4　常见循环系统疾病心前区疼痛特点

疾病	特点
心绞痛	典型心绞痛位于胸骨后或心前区,呈阵发性压榨样痛,体力活动或情绪激动时诱发,休息或含服硝酸甘油后可缓解
心肌梗死	多呈持续性剧痛,并有恐惧及濒死感,常无明显诱因,休息或含服硝酸甘油后多不能缓解
急性主动脉夹层	可出现胸骨后或心前区撕裂性剧痛或烧灼痛
急性心包炎	疼痛性质尖锐,可因呼吸或咳嗽而加剧
心血管神经症	可出现心前区针刺样疼痛,但部位常不固定,多在休息时发生,活动后反而好转

5. 心源性晕厥的病因、临床特点及护理措施(表 3-5)。

表 3-5　心源性晕厥的病因、临床特点及护理措施

项目	主要内容
病因	常见病因包括严重心律失常和器质性心脏病
临床特点	①心源性晕厥发作时先兆症状常不明显,持续时间甚短,多因用力、奔跑而诱发。②一般心脏供血暂停 3s 以上即可出现一过性黑矇,肌张力降低或丧失,但不伴意识丧失,称近乎晕厥;心脏供血暂停 5s 以上可发生晕厥;心脏供血暂停超过 10s 可出现抽搐,称阿 – 斯综合征
护理措施	①晕厥发作频繁者应卧床休息,日常生活中给予协助。②晕厥发作时立即安置病人平卧于空气流通处,放低头部,松解衣领,注意保暖,遵医嘱给予氧气吸入。准备好各种抢救药品及器械,密切观察病人的生命体征、神志、瞳孔及尿量的变化,一旦出现意识丧失、大动脉搏动消失、呼吸停止及抽搐,应立即配合医生抢救。③向病人及家属解释心源性晕厥产生的原因和控制方法,告知病人一旦出现头晕、黑矇等先兆症状,立即下蹲或平卧,防止跌伤。④尽量避免单独外出,以免发生意外

【护考训练】

(一)选择题

A1 型题

1. 心源性呼吸困难最先出现的是
   A. 端坐呼吸
   B. 心源性哮喘
   C. 急性肺水肿
   D. 劳力性呼吸困难
   E. 夜间阵发性呼吸困难

*2. 心源性水肿常先出现于
   A. 眼睑
   B. 颈部
   C. 踝部
   D. 骶尾部
   E. 上胸部

*3. 关于心悸,正确的说法是
   A. 心悸越严重说明病情越严重
   B. 心功能失代偿期心悸感较明显

C. 病人应取左侧卧位

D. 严重心律失常所致者有猝死的危险

E. 心悸一般均有危险

4. 引起心前区疼痛最常见的原因是

    A. 急性心包炎   B. 心血管神经症

    C. 结核性干性胸膜炎   D. 严重主动脉瓣狭窄

    E. 心绞痛及心肌梗死

5. 关于心源性晕厥，正确的说法是

    A. 多在用力活动、奔跑时发生

    B. 心脏供血暂停 3 秒以上可发生晕厥

    C. 心源性晕厥不伴肌张力降低

    D. 心脏供血暂停 2 秒以上可发生近乎晕厥

    E. 心脏供血暂停超过 5 秒可出现抽搐

A2 型题

6. 病人，女，62 岁。因心源性呼吸困难入院，诊断为左心衰竭，该病人出现呼吸困难主要是由于

    A. 肺淤血或肺水肿

    B. 肺泡内张力和肺循环压力增高

    C. 体循环淤血

    D. 肝淤血、腹水等使呼吸运动受限

    E. 支气管、肺受压

7. 病人，男，80 岁。因心源性水肿 3 个月、加重 2 周入院。病人一直以来体质虚弱，长期卧床。护士应注意观察病人哪个部位的皮肤

    A. 背部   B. 腰骶部

    C. 踝部   D. 枕后

    E. 足跟部

8. 病人，女，68 岁。5 年前诊断为风湿性心脏病（简称风心病），3 年前出现呼吸困难，2 周来呼吸困难加重而入院。入院时病人因呼吸困难不能平卧而坐于床沿上。该病人目前的症状为

    A. 夜间阵发性呼吸困难   B. 劳力性呼吸困难

    C. 心脏压塞   D. 端坐呼吸

    E. 阿 – 斯综合征

9. 病人，男，60岁。夜间睡眠中突然憋醒，被迫坐起，咳嗽、咳痰、喘息。该病人应采取的体位是

    A. 仰卧位   B. 半坐卧位

    C. 中凹卧位   D. 左侧卧位

    E. 右侧卧位

10. 病人，女，56岁。2周前因慢性心力衰竭入院，全身水肿较明显。护理该病人时**欠妥**的措施是

    A. 补液滴速宜为20～30滴/min   B. 保持会阴部皮肤清洁、干燥

    C. 使用热水袋保暖须避免烫伤   D. 定期观察体重变化

    E. 利尿效果不好时，应严格控制水分，每日液体入量500ml内为宜

11. 病人，女，47岁。因间断心悸1个月入院，精神紧张。护士为其进行健康指导，正确的说法是

    A. 心悸可影响心功能   B. 必须卧床休息

    C. 睡眠不好也不能使用镇静剂   D. 多注意自己心悸时的感觉

    E. 保持乐观平和的心态，放松身心

12. 病人，男，72岁。有风湿性心脏病20年，最近1周经常发生夜间阵发性呼吸困难。下列护理措施中哪项最重要

    A. 吸氧

    B. 加强夜间巡视

    C. 安置病人于高枕卧位或半坐卧位

    D. 给予镇静剂

    E. 备好气管插管及呼吸器

13. 病人，男，52岁。近2周来偶感胸骨后和心前区呈阵发性压榨样痛，体力活动或情绪激动时诱发，休息后可缓解。该病人最可能为

    A. 心绞痛   B. 急性心肌梗死

    C. 急性主动脉夹层动脉瘤   D. 急性心包炎

    E. 心血管神经症

*14. 病人，男，62岁。因心源性晕厥频繁发作入院，经治疗病情好转。护士对该病人进行健康指导时，嘱病人应**避免**

    A. 散步   B. 缓慢变换体位

    C. 独自外出   D. 下蹲

    E. 平卧

A3/A4 型题

（15~17 题共用题干）

病人，女，54 岁。2 周前出现双下肢水肿，休息后消失，未予重视。近 2 天来水肿加重，休息后仍水肿明显，压之凹陷，来院就诊。

15. 该病人最主要的护理诊断／问题是
    A. 气体交换受损　　　　　　　　B. 有感染的危险
    C. 体液过多　　　　　　　　　　D. 活动无耐力
    E. 皮肤完整性受损

16. 该病人每日的食盐摄入量应低于
    A. 1g　　　　　　　　　　　　　B. 2g
    C. 3g　　　　　　　　　　　　　D. 4g
    E. 5g

17. 该病人病情观察的内容**不包括**
    A. 动脉血氧分压　　　　　　　　B. 水肿部位皮肤情况
    C. 腹围　　　　　　　　　　　　D. 体重变化
    E. 24 小时液体出入量

（二）判断题

18. 心悸发作时，协助病人采取舒适体位，避免左侧卧位。（　　）

*19. 心脏供血暂停超过 5 秒可出现抽搐，称阿 – 斯综合征。（　　）

【参考答案】

1. D　2. C　3. D　4. E　5. A　6. A　7. B　8. D　9. B
10. E　11. E　12. C　13. A　14. C　15. C　16. E　17. A　18. √
19. ×

【习题解析】

2. 心源性水肿首先出现在身体下垂部位，如足踝部、胫前，卧床者常见于腰骶部、会阴或阴囊部。

3. 心悸一般无危险性，但少数严重心律失常所致者可发生猝死。

14. 心源性晕厥病人应避免剧烈活动、快速变换体位、情绪激动或紧张等。一旦出现头晕、黑矇等先兆症状,立即下蹲或平卧,防止跌伤。尽量避免单独外出,以免发生意外。

19. 一般心脏供血暂停 3 秒以上即可出现一过性黑矇,肌张力降低或丧失,但不伴意识丧失,称近乎晕厥;心脏供血暂停 5 秒以上可发生晕厥;心脏供血暂停超过 10 秒可出现抽搐,称阿 – 斯综合征。

(林梅英)

第二节　心力衰竭病人的护理

【重点、难点解析】

1. 血液循环模式图(图 3-1)。

上、下腔静脉 ⟶ 右心房 ⟶ 右心室 ⟶ 肺动脉 ⟶ 肺静脉

毛细血管 ⟵ 静脉 ⟵ 动脉 ⟵ 主动脉 ⟵ 左心室 ⟵ 左心房

图 3-1　血液循环模式图

2. 心力衰竭的基本病因(表 3-6)。

表 3-6　心力衰竭的基本病因

基本病因		常见疾病
心肌损害	原发性心肌损害	冠心病心肌缺血或心肌梗死、心肌炎、扩张型心肌病、肥厚型心肌病
	继发性心肌损害	内分泌代谢疾病(糖尿病、甲状腺疾病)、结缔组织病
心脏负荷过重	压力负荷(后负荷)过重	高血压、主动脉瓣狭窄、肺动脉高压、肺动脉瓣狭窄
	容量负荷(前负荷)过重	瓣膜关闭不全、先天性心血管病、慢性贫血、甲状腺功能亢进(简称甲亢)
心室前负荷不足		二尖瓣狭窄、心脏压塞、限制型心肌病、缩窄性心包炎

3. 心功能分级与休息活动（表3-7）。

表3-7　心功能分级（NYHA）与休息活动

心功能分级	依据及特点	休息与活动
I级	心脏病病人日常活动量不受限制，一般活动不引起乏力、呼吸困难等心衰症状	不限制一般体力活动，建议参加体育锻炼，但应避免剧烈运动
II级	心脏病病人体力活动轻度受限，休息时无自觉症状，一般活动可出现上述症状，休息后很快缓解	适当限制体力活动，增加午睡时间，不限制轻体力劳动或家务劳动，鼓励适当运动
III级	心脏病病人体力活动明显受限，休息时无症状，低于平时一般活动即可引起上述症状，休息较长时间后方可缓解	严格限制一般的体力活动，鼓励病人日常生活自理，每天下床行走
IV级	心脏病病人不能从事任何体力活动，休息时亦有心衰的症状，活动后加重。如无需静脉给药，可在室内或床边活动者为IVa级，不能下床并需静脉给药支持者为IVb级	IVa级病人可下床站立或室内缓步行走，在协助下生活自理，以不引起症状加重为度；IVb级病人卧床休息，日常生活由他人照顾

4. 慢性心力衰竭与急性心力衰竭鉴别要点（表3-8）。

表3-8　慢性心力衰竭与急性心力衰竭鉴别要点

判断指标	慢性左心衰	慢性右心衰	急性心力衰竭
主要表现	肺循环淤血及心排血量降低	体循环淤血	以急性左心衰竭较为常见，主要表现为急性肺水肿，严重者可伴心源性休克，是严重的急危重症
症状	①呼吸困难：是最主要的症状。最早出现的是劳力性呼吸困难，最典型的是夜间阵发性呼吸困难，晚期出现端坐呼吸，重者可有哮鸣音，又称"心源性哮喘"。②咳嗽、咳痰和咯血	①消化道症状：是最常见的症状。②劳力性呼吸困难	突发严重的呼吸困难伴窒息感、端坐呼吸、极度烦躁不安、咳大量粉红色泡沫样痰

判断指标	慢性左心衰	慢性右心衰	急性心力衰竭
体征	肺部湿啰音、交替脉、舒张期奔马律	①水肿：对称性、下垂性、凹陷性。②颈静脉征：是主要体征，肝颈静脉回流征阳性更具特征性。③肝大	呼吸频率为30～50次/min、双肺满布湿啰音及哮鸣音、心尖区可闻及舒张期奔马律、严重者出现心源性休克体征
护理措施	①根据心功能分级指导病人合理休息与活动。②食盐摄入量<5g/d。③一般氧流量为2～4L/min，肺心病病人氧流量应为1～2L/min。④用药护理：常用药物有利尿剂、血管紧张素转化酶抑制剂、β受体阻滞剂及洋地黄类药物等，以口服给药为主		①安置病人于危重监护病房，立即协助病人取坐位，双腿下垂。②高流量（6～8L/min）、低浓度（20%～30%）的乙醇湿化、鼻导管吸氧。③严密监测血压、呼吸、血氧饱和度、心率及心电图的变化。④迅速开放两条静脉通道，给予吗啡、呋塞米、硝普钠、毛花苷C、氨茶碱等速效制剂治疗

【护考训练】

（一）选择题

A1 型题

1. 在我国，引起慢性心力衰竭最常见的病因是

    A. 高血压

    B. 风湿性心脏病

    C. 冠状动脉粥样硬化性心脏病

    D. 慢性肺源性心脏病

    E. 糖尿病性心肌病

2. 关于硝普钠的主要药理作用，正确的叙述是

    A. 增强心肌收缩力   B. 减少心排血量

    C. 减慢心率   D. 扩张动、静脉，减轻心脏负荷

    E. 减少血容量

3. 临床评估心功能最主要的依据是

    A. 病程长短   B. 活动耐力

    C. 有无并发症   D. 心脏体征

    E. 辅助检查

4. 减轻心力衰竭病人心脏负荷的护理措施**不包括**

    A. 限制钠盐   B. 身心休息

    C. 使用洋地黄类药物   D. 控制输液速度

    E. 低热量饮食

5. 提示左心衰竭的临床表现是

    A. 奇脉   B. 平脉

    C. 水冲脉   D. 脉搏短绌

    E. 交替脉

6. 慢性左心衰竭病人最主要的临床表现是

    A. 咳嗽   B. 心悸

    C. 下肢水肿   D. 肝大

    E. 呼吸困难

7. 急性左心衰竭特异性的表现是

    A. 大汗淋漓   B. 发绀

    C. 烦躁不安   D. 粉红色泡沫样痰

    E. 呼吸困难

8. 洋地黄类药物中毒最重要的表现为

    A. 心血管系统反应：各种心律失常

    B. 神经系统反应：黄视、绿视

    C. 泌尿系统反应：血尿、蛋白尿

    D. 胃肠道反应：食欲缺乏

    E. 呼吸系统反应：呼气中有烂苹果味

A2 型题

9. 病人，女，38 岁。因阵发性室性心律失常导致急性左心衰竭，护士为其吸氧时在湿化瓶中加入乙醇湿化，此做法的目的是

    A. 减少呼吸道分泌物   B. 促进肺血液循环，减轻肺水肿

    C. 降低肺泡的表面张力   D. 降低肺泡内泡沫的表面张力

    E. 有利于清除呼吸道内的分泌物

10. 病人，女，74岁。因慢性心力衰竭入院。病人的心功能为Ⅳ级，体质虚弱，护士鼓励病人卧床期间在床上做下肢活动的主要目的是

    A. 防止肌肉萎缩　　　　　　　　B. 预防压疮

    C. 防止下肢静脉血栓形成　　　　D. 减少回心血量

    E. 维护活动耐量

11. 病人，男，55岁。因心力衰竭使用洋地黄进行治疗。治疗期间的下列医嘱中，护士应质疑和核对的是

    A. 氯化钾溶液静脉滴注　　　　　B. 维生素C静脉滴注

    C. 氨茶碱静脉滴注　　　　　　　D. 葡萄糖酸钙溶液静脉滴注

    E. 乳酸钠溶液静脉滴注

12. 病人，男，73岁。因心力衰竭入院。医嘱给予利尿剂、洋地黄等药物治疗，护士给病人地高辛药物前首先应评估

    A. 1分钟心率　　　　　　　　　B. 24小时尿量

    C. 心电图　　　　　　　　　　　D. 心功能

    E. 水肿程度

13. 病人，男，67岁。因慢性心力衰竭入院治疗，治疗期间私自调快输液速度引起急性肺水肿，此时为病人吸氧，湿化瓶内的乙醇浓度应为

    A. 10%～20%　　　　　　　　　B. 20%～30%

    C. 30%～40%　　　　　　　　　D. 50%～60%

    E. 60%～70%

*14. 病人，女，52岁。风湿性心脏病致二尖瓣狭窄15年、慢性左心衰竭5年，近1年来渐感呼吸困难减轻，却时常感腹胀、食欲缺乏，其原因最可能是

    A. 并发栓塞　　　　　　　　　　B. 并发胃黏膜出血

    C. 并发全心衰竭　　　　　　　　D. 并发肾功能衰竭

    E. 心力衰竭症状好转

*15. 病人，女，30岁。患风湿性心脏病2年，日常活动时即感气短、心慌、胸闷，休息片刻后可缓解，洗漱、进餐无上述不适，护士应如何安排该病人休息

    A. 活动如常，不必限制

    B. 限制活动，增加卧床时间

    C. 不限制轻体力劳动或家务劳动，增加午睡时间

    D. 应增加活动量

    E. 绝对卧床休息

16. 病人，男，62 岁。突然心悸、气促，咯粉红色泡沫样痰，血压 195/90mmHg，心率 132 次 /min，此时病人吸氧的氧流量应为

    A. 1～2L/min
                    B. 2～3L/min

    C. 3～4L/min
                    D. 4～6L/min

    E. 6～8L/min

17. 病人，男，48 岁。有高血压病史 8 年，因急性心肌梗死入院观察，半小时后病人出现呼吸困难，两肺满布湿啰音，心率 140 次 /min，律齐。护士首先考虑病人病情变化是

    A. 急性左心衰竭
                B. 肺部感染

    C. 再次心肌梗死
              D. 严重心肌缺血

    E. 肺栓塞

18. 病人，男，56 岁。因高血压心脏病、慢性心力衰竭入院。入院后输液治疗时，输液速度宜控制在

    A. 10～20 滴 /min
           B. 20～30 滴 /min

    C. 30～40 滴 /min
           D. 40～50 滴 /min

    E. 50～60 滴 /min

19. 病人，女，65 岁。以"高血压 3 级，慢性左心衰竭"收入院。病人主诉平时饮食未加以注意，护士告知其以下食物中可以食用的是

    A. 罐头
                      B. 海鱼

    C. 豆腐
                      D. 火腿肠

    E. 苏打饼干

20. 病人，男，60 岁。因慢性左心衰竭入院，入院后遵医嘱应用呋塞米利尿消肿，今日出现肢体无力，查血钾 2.8mmol/L，护士为其静脉补钾，液体中含钾浓度**不超过**

    A. 0.1%
                      B. 0.2%

    C. 0.3%
                      D. 0.4%

    E. 0.5%

21. 病人，男，61 岁。有冠心病病史 10 余年，因"乏力半年，心悸、胸闷 2 个月"来诊。初步诊断：冠心病、左心功能不全。诊断心力衰竭方便快捷、最主要的仪器检查是

    A. 心脏 X 线检查
           B. 动态心电图检查

    C. 放射性核素检查
         D. 超声心动图检查

E. 血浆 B 型利钠肽（BNP）检测

22. 病人，女，60 岁。因慢性左心衰竭入院。能改善和延缓心室重塑、推迟心衰进展、降低远期死亡率，并成为目前治疗慢性心衰常用药物的是

A. β 受体拮抗剂
B. 利尿剂
C. 醛固酮受体拮抗剂
D. 洋地黄类药物
E. 血管紧张素转化酶抑制剂

23. 病人，男，68 岁。双下肢水肿 3 个月，活动后气急、心慌 1 周入院，诊断为慢性左心衰竭。病人入院后遵医嘱口服螺内酯，护士向病人及家属进行饮食指导，正确的是

A. 在应用排钾利尿剂时，应限制钾盐的摄入
B. 每日食盐的摄入量应小于 6g
C. 以清淡、易消化的饮食为主
D. 增加热量的摄入
E. 服用螺内酯利尿时应鼓励病人多摄入含钾食物，如鲜橙汁、香蕉等

A3/A4 型题
（24~26 题共用题干）

病人，女，59 岁。有高血压病史 15 年，睡眠中突感极度胸闷、气急、大汗、咳嗽、咳痰且痰中带血，端坐呼吸，发绀，呼吸 36 次 /min，血压 200/110mmHg，心率 110 次 /min。

24. 该病人目前最主要的护理诊断 / 问题是

A. 体温过高
B. 有受伤的危险
C. 体液过多
D. 活动无耐力
E. 气体交换受损

25. 护士应首先备好的药物为

A. 硝酸甘油、毛花苷 C、多巴胺
B. 硝普钠、毛花苷 C、呋塞米
C. 胍乙啶、酚妥拉明、毛花苷 C
D. 毒毛花苷 K、硝普钠、普萘洛尔
E. 毛花苷 C、硝酸甘油、异丙肾上腺素

26. 心电监护中频繁出现室性期前收缩，护士判断病人已经发生了地高辛药物中毒，首先应采取的护理措施是

A. 纠正心律失常
B. 通知医生
C. 安慰病人
D. 补钾
E. 停用洋地黄类药物

（二）判断题

27. 左心衰竭主要临床症状出现的病理生理基础是体循环淤血。（　　）

28. 急性心肌梗死24小时内一般不宜使用洋地黄制剂。（　　）

29. 利尿剂可排除体内潴留的体液，减少血容量，减轻心脏后负荷。（　　）

【参考答案】

1. C　　2. D　　3. B　　4. C　　5. E　　6. E　　7. D　　8. A　　9. D

10. C　　11. D　　12. A　　13. B　　14. C　　15. C　　16. E　　17. A　　18. B

19. C　　20. C　　21. D　　22. E　　23. C　　24. E　　25. B　　26. E　　27. ×

28. √　　29. ×

【习题解析】

14. 因胃肠道及肝淤血出现腹胀、食欲缺乏、恶心、呕吐等，是右心衰竭最常见的症状。左心衰竭继发右心衰竭而形成的全心衰竭，因右心衰竭时右心排血量减少，因此以往的阵发性呼吸困难等肺淤血症状反而有所减轻。

15. 该病人目前心功能为Ⅱ级，应适当限制体力活动，增加午睡时间，不影响轻体力劳动或家务劳动。

（解文霞）

第三节　心律失常病人的护理

【重点、难点解析】

1. 心脏正常生理性传导（图3-2）。

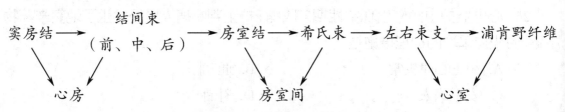

图3-2　心脏正常生理性传导

2. 胸导联检测电极的位置（图 3-3）。

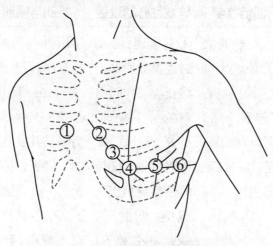

图 3-3　胸导联检测电极的位置

3. 胸导联检测电极的位置（表 3-9）。

表 3-9　胸导联检测电极的位置

导联	电极位置
V_1	胸骨右缘第 4 肋间
V_2	胸骨左缘第 4 肋间
V_3	V_2 与 V_4 连线的中点
V_4	左锁骨中线与第 5 肋间相交处
V_5	左腋前线与 V_4 水平线相交处
V_6	左腋中线与 V_4 水平线相交处

4. 常见心律失常鉴别要点（表 3-10）。

表 3-10　常见心律失常鉴别要点

项目	窦性心律失常	期前收缩	阵发性心动过速	扑动与颤动	房室传导阻滞
病因	健康人、窦房结病变、全身性疾病及应用某些药物均可发生	正常人和各种器质性心脏病病人均可发生	①室上速病人通常无器质性心脏病表现。②室速常发生于各种器质性心脏病病人	①房扑与房颤常发生于器质性心脏病病人。②室扑与室颤常见于缺血性心脏病	心血管疾病以及电解质紊乱、药物中毒时均可出现，正常人或运动员也可出现一度或二度 I 型房室传导阻滞

项目	窦性心律失常	期前收缩	阵发性心动过速	扑动与颤动	房室传导阻滞
症状、体征	可无症状或有心悸，心排血量下降时可出现头晕、乏力、胸闷等表现	病人一般表现为心悸、心跳或心"停跳"感，可伴有头晕、乏力、胸闷等症状	①室上速：心动过速突然发作与终止。发作时常有心悸、胸闷、头晕，听诊心律绝对规则。②持续性室速可出现气促、低血压、晕厥、心绞痛等。听诊心律轻度不规则	①房扑与房颤：心室率超过150次/min可引起心绞痛与心衰。房颤易并发脑栓塞。房颤心脏听诊第一心音强弱不等，心室律绝对不规则，脉搏短绌。②室扑与室颤：致命性心律失常。病人立即出现意识丧失、抽搐、呼吸停止甚至死亡。听诊心音消失，脉搏触不到，血压无法测到	①一度房室传导阻滞常无症状。②二度房室传导阻滞可有心悸，听诊常有心搏脱漏。③三度房室传导阻滞是一种严重的心律失常，可出现头晕、晕厥、心绞痛、心力衰竭等。严重者表现为阿-斯综合征，甚至猝死，听诊第一心音强度经常变化，间或可听到响亮亢进的第一心音（大炮音）
心电图特征	①窦性心动过速：窦性心律，PP间期<0.60s。②窦性心动过缓：窦性心律，PP间期>1.0s	①房性期前收缩：P波提前发生，与窦性P波形态不同；下传的QRS波群形态通常正常。②室性期前收缩：提前发生的QRS波群宽大畸形	①室上速：连续3个或3个以上快速匀齐的QRS波群，形态与时限和窦性心律QRS波群相同。②室速：3个或以上的室性期前收缩连续出现，QRS波群宽大畸形	①房扑：P波消失，代之以锯齿状F波。②房颤：P波消失，代之以f波。③室扑：P-QRS-T波群消失，代之以正弦波。④室颤：P-QRS-T波群消失，代之以不规则的颤动波	①一度房室传导阻滞：PR间期>0.20s。②二度I型表现为PR间期逐渐延长，直至P波后脱漏1个QRS波群；二度II型表现PR间期恒定不变，部分P波后无QRS波群。③三度房室传导阻滞：P波与QRS波群各自成节律，互不相关

项目	窦性心律失常	期前收缩	阵发性心动过速	扑动与颤动	房室传导阻滞
治疗要点	心动过速病人可应用β受体阻滞剂；心动过缓有心排血量不足症状者可应用阿托品、异丙肾上腺素等药物治疗，必要时可考虑心脏起搏治疗	无症状或症状轻者无须治疗；症状明显者避免诱因，可应用β受体阻滞剂等药物治疗	①室上速发作时可先尝试刺激迷走神经终止发作，药物治疗首选腺苷；上述治疗无效或出现严重心绞痛、低血压、心力衰竭时，应实施同步电复律。②室速发作时可选用利多卡因、β受体阻滞剂或胺碘酮静脉注射；已发生低血压、休克、心绞痛、心力衰竭或脑血流灌注不足等应迅速实施同步电复律	①房扑：终止发作首选同步直流电复律。②房颤：华法林抗凝治疗；转复并维持窦性心律可选用胺碘酮；持续发作伴血流动力学障碍者首选同步直流电复律。③室扑与室颤：首选非同步直流电除颤	一度和二度Ⅰ型房室传导阻滞心室率不太慢者无须治疗；二度Ⅱ型和三度房室传导阻滞如心室率慢伴有明显症状或血流动力学障碍，应给予心脏起搏治疗，无起搏条件者可应用阿托品、异丙肾上腺素治疗

5. 随时有猝死危险的心电图（图3-4～图3-7）。

aVF

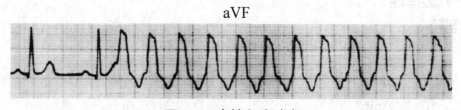

图3-4　室性心动过速

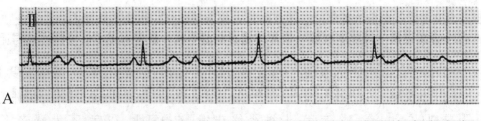

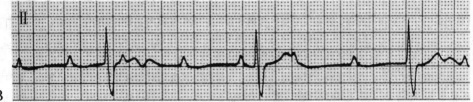

图 3-5　三度房室传导阻滞

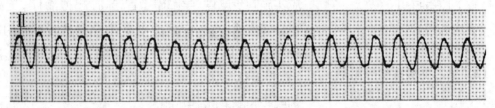

图 3-6　心室扑动

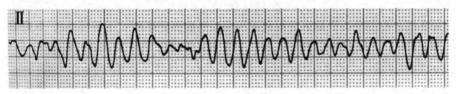

图 3-7　心室颤动

【护考训练】

（一）选择题

A1 型题

1. 窦性心动过速是指心率大于
   A. 60 次 /min
   B. 80 次 /min
   C. 100 次 /min
   D. 120 次 /min
   E. 200 次 /min

2. 下列可诱发心律失常的食物是
   A. 芹菜
   B. 瘦肉
   C. 柑橘
   D. 牛奶

E. 咖啡

3. 下列出现窦性心动过缓的是
   A. 发热
   B. 甲状腺功能亢进症
   C. 高钾血症
   D. 贫血
   E. 吸烟

4. 可应用兴奋迷走神经的方法处理的心律失常是
   A. 频发室性期前收缩
   B. 心室颤动
   C. 心房颤动
   D. 阵发性室上性心动过速
   E. 阵发性室性心动过速

5. 随时有猝死危险的心律失常**不包括**
   A. 心室颤动
   B. 心室扑动
   C. 阵发性室性心动过速
   D. 阵发性室上性心动过速
   E. 三度房室传导阻滞

6. 预防室性心律失常的最佳方法是
   A. 适宜的锻炼
   B. 保持情绪稳定
   C. 良好的饮食习惯
   D. 经常进行健康体检
   E. 控制器质性心脏病病情

7. 最常见的心律失常类型是
   A. 窦性心动过速
   B. 室性期前收缩
   C. 室上性心动过速
   D. 窦性心律不齐
   E. 心房颤动

A2 型题

*8. 病人, 女, 55 岁。因"二度房室传导阻滞"入院。护士嘱其避免用力排便等屏气用力的动作, 目的是
   A. 节省体力
   B. 防止发生心动过速
   C. 防止加重心动过缓
   D. 防止诱发心肌梗死
   E. 防止血压增高

9. 病人, 男, 65 岁。因"头晕、乏力及胸闷"入院, 心电图示: 窦性心律, PP 间期 >1.0 秒。可用于该病人治疗的药物是
   A. 美托洛尔
   B. 阿托品
   C. 利多卡因
   D. 胺碘酮
   E. 苯妥英钠

10. 病人，女，68岁。有高血压病史20年，以"高血压脑病"收入院。住院期间进行心电监测时出现阵发性室性心动过速，心率188次/min，血压120/80mmHg，意识清楚，双肺呼吸音清，无啰音。该病人首选的治疗药物是

A. 毛花苷C   B. 氯化钾   C. 呋塞米

D. 利多卡因   E. 苯妥英钠

11. 病人，男，32岁。因"反复心慌、气短"入院观察治疗。护士为病人做心电图检查，V_4导联电极安置的位置是

A. 胸骨左缘第4肋间   B. 胸骨右缘第4肋间

C. 左锁骨中线与第5肋间相交处   D. 左锁骨中线与第4肋间相交处

E. 右锁骨中线与第5肋间相交处

12. 病人，女，42岁。因"心悸、气短、心率快"来医院检查，下列检查最有助于诊断心律失常的是

A. 心电图   B. 磁共振

C. 胸部X线检查   D. 超声心动图

E. 放射性核素检查

13. 病人，男，28岁。因"心悸、心搏暂停感"入院检查，心电图如下图所示，该病人最可能的心律失常是

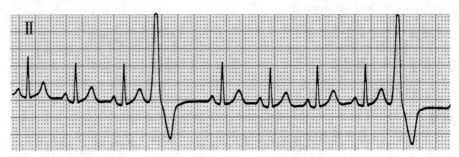

A. 窦性心动过缓   B. 室性期前收缩

C. 心房颤动   D. 阵发性室上性心动过速

E. 窦性停搏

14. 病人，女，56岁。因"急性心肌梗死"入院诊治。入院第2天心电监护显示3个以上的室性期前收缩连续出现，QRS波群宽大畸形，时限＞0.12秒，T波方向与QRS波群主波方向相反，心率160次/min，心律规则。该病人最可能的心律失常是

A. 窦性心动过速   B. 期前收缩

C. 心房颤动   D. 阵发性室性心动过速

E. 阵发性室上性心动过速

15. 病人，男，54岁。因风湿性心脏病入院。入院第2天做心电图检查，检查显示 P 波消失，代之以小而不规则的基线波动，形态与振幅均变化不定的 f 波，频率为 360 次 /min，QRS 波群形态正常。心脏听诊第一心音强弱不等，心室律绝对不规则。该病人最可能的心律失常是

    A. 心房扑动　　　　　　　　　　B. 期前收缩

    C. 心房颤动　　　　　　　　　　D. 阵发性心动过速

    E. 房室传导阻滞

16. 病人，女，38岁。因"乏力、头晕、心跳停顿感"入院诊治。心电图示 PR 间期进行性延长，相邻的 RR 间期进行性缩短，直至 P 波后 QRS 波群脱漏，该病人最可能的心律失常是

    A. 心房颤动　　　　　　　　　　B. 期前收缩

    C. 窦性心动过缓　　　　　　　　D. 窦性心律不齐

    E. 房室传导阻滞

17. 病人，男，43岁。因"心律失常、房颤"入院治疗。近日病情好转拟出院，责任护士对其进行健康指导时**不正确**的是

    A. 注意休息，劳逸结合　　　　　B. 少量多餐，禁烟酒

    C. 避免禁食辛辣食物　　　　　　D. 遵医嘱坚持服用抗心律失常药物

    E. 选择高脂、高热量食物加强营养

18. 病人，女，42岁。因阵发性室性心动过速入院。今日该病人突然意识丧失，听诊心音消失，脉搏触不到，血压测不出，心电监护示 P-QRS-T 波群消失，出现形态不同、大小各异、极不规则的颤动波。护士首先判断该病人出现了

    A. 心房颤动　　　　　　　　　　B. 心室颤动

    C. 心房扑动　　　　　　　　　　D. 心室扑动

    E. 室上性心动过速

A3/A4 型题

（19、20 题共用题干）

病人，女，30岁。突发心悸、胸闷 1 小时，可自行终止。心率 160 次 /min，律齐，未闻及杂音。急查心电图如下图所示。

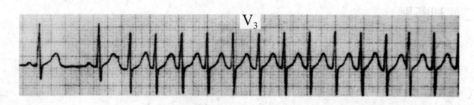

19. 护士首先判断该病人出现了

    A. 室性心动过速   B. 窦性心动过速

    C. 心房扑动   D. 心室扑动

    E. 室上性心动过速

20. 纠正该心律失常的首选药物是

    A. 利多卡因   B. 胺碘酮

    C. 地高辛   D. 腺苷

    E. 普萘洛尔

（21、22题共用题干）

病人，女，68岁。平素显著心动过缓伴不齐，经常有头晕和黑矇感。今晨起床时突然手足抽搐、意识丧失，几秒钟后逐渐恢复。就诊后做心电图，如下图所示。

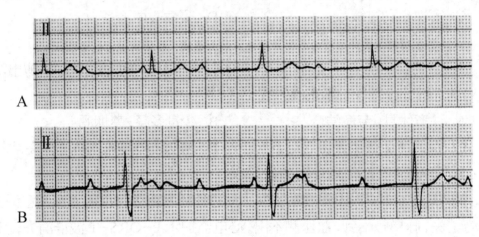

21. 护士首先判断该病人出现了

    A. 心房颤动   B. 心室颤动

    C. 窦性心律不齐   D. 三度房室传导阻滞

    E. 室性心动过速

*22. 此时应采用的最有效的治疗方法是

    A. 非同步直流电除颤   B. 皮下注射阿托品

    C. 胸外心脏按压   D. 安装起搏器

    E. 利多卡因静脉给药

（二）判断题

23. 心室颤动首选同步电除颤治疗，出现心脏停搏时，应立即行心肺复苏。（　　）

24. 动态心电图监护系统（Holter）可以检测到常规心电图检查不易发现的心律失常。（　　）

25. 连续发生两个室性期前收缩称为二联律。（　　）

1. C　　2. E　　3. C　　4. D　　5. D　　6. E　　7. B　　8. C　　9. B

10. D　11. C　12. A　13. B　14. D　15. C　16. E　17. E　18. B

19. E　20. D　21. D　22. D　23. ×　24. √　25. ×

【习题解析】

8. 用力排便等屏气用力的动作，可使迷走神经兴奋，减慢心率，从而进一步加重病情。

22. 三度房室传导阻滞如心室率显著缓慢伴有明显症状或血流动力学障碍，甚至阿 - 斯综合征发作者，应给予心脏起搏治疗。阿托品、异丙肾上腺素仅适用于无起搏条件的应急情况。

（解文霞）

第四节　心脏瓣膜病病人的护理

【重点、难点解析】

1. 各种心脏瓣膜病临床特征（表 3-11）。

表 3-11　各种心脏瓣膜病临床特征

项目	二尖瓣狭窄	二尖瓣关闭不全	主动脉瓣狭窄	主动脉瓣关闭不全
病理生理	左心房排血阻力增加—肺淤血—肺动脉高压—右心室扩大、肥厚—右心衰竭	左心房容量负荷增加—左心室容量负荷增加—肺淤血、左心衰竭	左心室排血阻力增加—左心室肥厚—左心衰竭—左心室排血量减少—心脑及全身动脉供血不足	左心室容量负荷增加—左心室扩张、肥厚—左心衰竭

项目	二尖瓣狭窄	二尖瓣关闭不全	主动脉瓣狭窄	主动脉瓣关闭不全
症状	呼吸困难(最常见、最早期的症状)、咳嗽、咯血、声音嘶哑等	严重反流时:疲乏无力、呼吸困难等	劳力性呼吸困难、心绞痛和晕厥三联征	反流量增大时:心悸、心前区不适及头颈部动脉强烈搏动感等;晚期:左心衰竭
体征	视:二尖瓣面容 触:心尖区舒张期震颤; 听:心尖区第一心音亢进,特征性杂音为心尖区舒张中晚期低调的隆隆样杂音	视:心尖搏动呈抬举性,向左下移位; 听:心尖部第一心音减弱,可闻及全收缩期粗糙高调的吹风样杂音	听:主动脉瓣第一听诊区闻及收缩期粗糙而响亮的吹风样杂音	视:心尖搏动向左下移位,呈抬举样; 听:主动脉瓣第二听诊区可闻及舒张期高调叹气样杂音; 其他:脉压增大,可出现周围血管征
X线检查	左心房及右心室增大,心影呈梨形,有肺淤血征象	左心房及左心室增大	心影正常或左心室、左心房轻度增大	左心室增大,心影呈靴形

2. 心脏瓣膜病病人的护理要点(表3-12)。

表3-12 心脏瓣膜病病人的护理要点

项目	具体措施
休息与活动	(1)风湿活动时应卧床休息,限制活动量,病情好转后逐渐增加活动量 (2)左心房内有巨大附壁血栓者应绝对卧床休息,以防血栓脱落造成栓塞 (3)病情允许时应鼓励并协助病人翻身、活动下肢及用温水泡脚或下床活动,防止下肢深静脉血栓形成
病情观察	(1)监测生命体征 (2)观察有无风湿活动 (3)观察有无心力衰竭和动脉栓塞等并发症
健康指导	(1)育龄妇女根据心功能情况,遵医嘱择时妊娠与分娩。有创操作或手术前预防性使用抗生素。有手术适应证者尽早择期手术 (2)注意防寒保暖,避免链球菌感染,预防风湿活动。避免重体力劳动、剧烈运动和情绪激动等诱因

（一）选择题

A1 型题

1. 风湿性心脏病二尖瓣狭窄病人最常见的心律失常是
   A. 室性期前收缩　　　　　　　B. 房性期前收缩
   C. 心房颤动　　　　　　　　　D. 阵发性室上速
   E. 窦性心动过缓

2. 主动脉瓣狭窄严重时易发生的表现是
   A. 乏力　　　　　　　　　　　B. 咳嗽
   C. 呕吐　　　　　　　　　　　D. 心绞痛、晕厥
   E. 水肿

3. 主动脉瓣关闭不全时会出现周围血管征，主要原因是
   A. 心率加快
   B. 回心血量增加
   C. 收缩压升高
   D. 收缩压升高，舒张压降低
   E. 血压下降

4. 胸部 X 线检查心影呈梨形，提示
   A. 心包积液　　　　　　　　　B. 三尖瓣关闭不全
   C. 二尖瓣关闭不全　　　　　　D. 二尖瓣狭窄
   E. 主动脉瓣狭窄

*5. 治疗风心病二尖瓣狭窄的药物中，苄星青霉素的作用是防治
   A. 风湿热　　　　　　　　　　B. 心力衰竭
   C. 动脉血栓　　　　　　　　　D. 心律失常
   E. 心绞痛

A2 型题

*6. 病人，男，53 岁。风心病合并二尖瓣狭窄 9 年，伴房颤 5 年。2 天前无明显诱因突然出现失语、偏瘫，首先考虑发生了
   A. 室性期前收缩　　　　　　　B. 脑缺血
   C. 脑栓塞　　　　　　　　　　D. 发生房颤
   E. 发生心室颤动

7. 病人，女，44 岁。有风湿性心脏病病史 12 年，3 天前感冒后出现明显呼吸困难、乏力、心悸，急诊入院。护士判断该病人可能并发了

    A. 休克   B. 脑栓塞

    C. 心律失常   D. 心力衰竭

    E. 感染性心内膜炎

8. 病人，男，65 岁。有风湿性心脏病二尖瓣狭窄病史 20 余年，2 周前因天气寒冷受凉出现发热，今日突然出现一侧下肢剧痛，足背动脉搏动消失，局部皮肤苍白、发凉、发绀，该病人可能并发了

    A. 下肢静脉炎   B. 脑栓塞

    C. 下肢动脉栓塞   D. 肺栓塞

    E. 肾栓塞

9. 病人，女，66 岁。患有风湿性心脏病，长期卧床，护士鼓励病人每天做下肢被动活动，其目的是

    A. 促进末梢循环，减少回心血量   B. 防止肢体肌肉萎缩

    C. 防止下肢静脉血栓形成   D. 防止足部发生压疮

    E. 使病人舒适，促进睡眠

10. 病人，女，35 岁。患风湿性心脏病二尖瓣关闭不全 5 年，最易导致血栓脱落的并发症为

    A. 阵发性心动过速   B. 心房颤动

    C. 房室传导阻滞   D. 室性期前收缩

    E. 窦性心动过速

11. 病人，男，65 岁。患风湿性心脏病二尖瓣狭窄多年，反复住院治疗，此次住院症状严重，病情极不稳定，护士应警惕该病人最可能的致死原因是

    A. 心力衰竭   B. 心律失常

    C. 栓塞   D. 急性肺水肿

    E. 肺部感染

*12. 病人，女，52 岁。患风湿性心脏病二尖瓣狭窄，超声心动图示左房内有巨大附壁血栓，下列护理措施最重要的是

    A. 限制钠盐摄入   B. 遵医嘱用药

    C. 限制活动量   D. 高热量、高蛋白饮食

    E. 绝对卧床休息

A3/A4 型题

（13～15题共用题干）

病人，女，35岁。既往有咽炎反复发作数十年，近来感疲乏无力，活动后心慌、气促，入院治疗。体检：二尖瓣面容，心尖部触及舒张期震颤，心尖部第一心音亢进、舒张期隆隆样杂音及开瓣音。X线检查：心影呈梨形，有肺淤血征象。

13. 该病人最可能的医疗诊断是

    A. 二尖瓣狭窄   B. 二尖瓣关闭不全

    C. 主动脉瓣狭窄   D. 主动脉瓣关闭不全

    E. 三尖瓣狭窄

14. 该病人目前主要的护理诊断/问题是

    A. 活动无耐力   B. 有感染的危险

    C. 清理呼吸道无效   D. 有便秘的危险

    E. 知识缺乏

*15. 该病人治疗的根本方法是

    A. 终身应用苄星青霉素   B. 改善心功能

    C. 手术或介入治疗   D. 积极控制风湿活动

    E. 对症治疗

（16、17题共用题干）

病人，女，40岁。患风湿性心脏病，因发生感染、心功能Ⅲ级入院。给予抗感染和抗心衰治疗。今日出现乏力、腹胀、心悸，心电图出现U波增高。

*16. 目前，病人出现的并发症是

    A. 高钾血症   B. 低钾血症

    C. 高钠血症   D. 低钠血症

    E. 代谢性酸中毒

17. 病人出院后，应注意预防链球菌感染，主要措施是

    A. 坚持锻炼，防止呼吸道感染   B. 减少运动，多休息

    C. 坚持限制钠盐饮食   D. 减轻心理压力，增强康复信心

    E. 定期复查，必要时做血细菌培养

（18、19题共用题干）

病人，男，42岁。因劳累后心悸、气急5年，加重伴双下肢水肿3天入院，曾多次住院诊断为风湿性心脏病二尖瓣狭窄兼关闭不全，此次水肿明显，体力活动明显受限，稍事活动即感乏力、心悸、气急。

18. 该病人的心功能状态为

    A. 心功能Ⅰ级   B. 心功能Ⅱ级

    C. 心功能Ⅲ级   D. 心功能无法判断

    E. 心功能Ⅳ级

19. 根据病人病情, 饮食护理中下列**不妥**的是

    A. 适当限制钠盐   B. 高热量

    C. 少量多餐   D. 清淡

    E. 易消化

（二）判断题

20. 与风湿性心脏病发病有密切关系的细菌是金黄色葡萄球菌。（　　）

21. 临床上多瓣膜病最常见的为二尖瓣狭窄合并主动脉瓣关闭不全。（　　）

【参考答案】

1. C   2. D   3. D   4. D   5. A   6. C   7. D   8. C   9. C
10. B   11. A   12. E   13. A   14. A   15. C   16. B   17. A   18. C
19. B   20. ×   21. √

【习题解析】

5. 风湿热是风心病二尖瓣狭窄的主要原因。风湿热是由某种链球菌扰乱免疫系统, 进而攻击关节、心脏。青霉素可以杀灭链球菌。

6. 风湿性心脏病房颤病人可发生栓塞, 以脑动脉栓塞最多见。脑栓塞可以引起意识障碍、语言障碍、偏瘫等。

12. 风湿性心脏病二尖瓣狭窄病人左房内有巨大附壁血栓时应绝对卧床休息, 以防血栓脱落造成栓塞, 此为最重要的护理措施。

15. 该病人为风湿性心脏病二尖瓣狭窄病人, 心脏听诊闻及开瓣音, 提示瓣膜尚有弹性, 为手术或介入治疗的指征。手术或介入治疗是根治二尖瓣狭窄最有效的方法。

16. 病人出现乏力、腹胀、心悸, 心电图出现 U 波增高, 符合低血钾症的表现。

（郭雪媚）

第五节　原发性高血压病人的护理

1. 血压水平的分类和定义（表 3-13）。

表 3-13　血压水平的分类和定义　（单位：mmHg）

分类	收缩压		舒张压
正常血压	＜120	和	＜80
正常高值血压	120～139	和/或	80～89
高血压	≥140	和/或	≥90
1 级高血压（轻度）	140～159	和/或	90～99
2 级高血压（中度）	160～179	和/或	100～109
3 级高血压（重度）	≥180	和/或	≥110
单纯收缩期高血压	≥140	和	＜90

注：当收缩压与舒张压分属不同级别时，以较高的级别作为标准。以上标准适用于任何年龄的成年男性和女性。

2. 原发性高血压病人的主要护理措施（表 3-14）。

表 3-14　原发性高血压病人的主要护理措施

项目	具体措施
休息与活动	①高血压初期保证充足的睡眠，选择合适的运动，如慢跑或步行、打太极拳、练气功等；血压较高、症状较多或有并发症的病人应增加卧床休息时间。②保持病室安静，减少声、光刺激，限制探视
饮食护理	①减少食盐的摄入，每人每天食盐量以不超过 5g 为宜。②补充钾盐：每天吃新鲜蔬菜和水果。③减少脂肪摄入：减少食用油摄入，少吃或不吃肥肉和动物内脏。④限制饮酒。⑤限制总热量

项目	具体措施
病情观察	定期监测血压。密切观察并发症征象，一旦发现血压急剧升高、剧烈头痛、呕吐、烦躁不安、大汗、视物模糊、面色及神志改变和肢体运动障碍等症状，立即报告医生并协助处理
用药注意事项	①应用降压药时从小剂量开始，优先选择长效制剂，联合用药及个体化用药。不可随意增减药量，漏服、补服上次剂量或突然停药。②应用降压药期间易出现直立性低血压，服药后应休息一段时间，改变体位时动作不宜太快，发生头晕时立即平卧，抬高下肢以增加回心血量和脑部供血。③目前一般主张血压控制目标值应＜140/90mmHg；糖尿病、慢性肾脏病、心力衰竭或病情稳定的冠心病合并高血压病人，血压控制目标值＜130/80mmHg；对于老年收缩期高血压病人，收缩压控制于150mmHg以下，如果病人能够耐受可降至140mmHg以下
高血压急症的护理	①绝对卧床休息，保持呼吸道通畅，给予持续低浓度吸氧。②迅速建立静脉通道，遵医嘱尽早应用降压药物进行控制性降压。硝普钠为首选药，应用时注意避光输入，并持续监测血压，严格遵医嘱控制滴速

3. 心血管危险分层（表3-15）。

表3-15　高血压病人心血管危险分层标准

其他危险因素和病史	1级高血压	2级高血压	3级高血压
无	低危	中危	高危
1~2个其他危险因素	中危	中危	很高危
≥3个其他危险因素或靶器官损害	高危	高危	很高危
临床并发症或合并糖尿病	很高危	很高危	很高危

注：其他心血管危险因素包括吸烟、高脂血症、糖耐量受损和/或空腹血糖受损、男性大于55岁、女性大于65岁、早发心血管疾病家族史、腹型肥胖或肥胖、血同型半胱氨酸升高；靶器官损害包括左心室肥厚、颈动脉内膜中层增厚或动脉粥样斑块、肾小球滤过率降低或血肌酐轻度升高、微量白蛋白尿；伴随临床并发症包括心脏疾病、脑血管病、肾脏疾病、周围血管疾病、视网膜病变。

4. 常用降压药物的种类、作用机制及不良反应（表 3-16 ）。

表 3-16　常用降压药物的种类、作用机制及不良反应

种类	药名	主要作用机制	主要不良反应
利尿剂	氢氯噻嗪	通过排钠，减少细胞外容量，降低外周血管阻力	低血钾，影响血脂、血糖、血尿酸代谢；痛风病人禁用
	氨苯蝶啶		血钾增高，不宜与 ACEI、ARB 合用
	呋塞米		低血钾、电解质紊乱
β 受体阻滞剂	普萘洛尔 美托洛尔 比索洛尔	通过抑制中枢和 RAAS，抑制心肌收缩力和减慢心率	心动过缓、负性肌力作用、支气管收缩；阻塞性支气管疾病、急性心力衰竭、房室传导阻滞者禁用
钙通道阻滞剂	硝苯地平 硝苯地平控释剂	主要通过阻滞细胞外的钙进入血管平滑肌细胞内，减弱兴奋 - 收缩偶联，降低阻力血管的收缩反应	头痛、面部潮红、心悸、下肢水肿
血管紧张素转化酶抑制剂（ACEI）	卡托普利 依那普利 贝那普利	主要通过抑制血管紧张素转化酶，减少血管紧张素 II 生成，抑制激肽酶使缓激肽降解减少	刺激性干咳、血管性水肿；妊娠期妇女及高血钾（＞ 6.0mmol/L）、血管神经性水肿的病人禁用
血管紧张素 II 受体阻滞剂（ARB）	氯沙坦 缬沙坦 厄贝沙坦	主要通过阻滞血管紧张素 II 受体，更充分有效地阻断血管收缩、水钠潴留与重构作用	一般不引起刺激性干咳，禁忌证与 ACEI 相同

【护考训练】

（一）选择题

A1 型题

1. 下列**不是**原发性高血压的相关因素的是

　A. 遗传因素　　　　　　　　　　　　B. 肥胖

C. 精神应激   D. 自身免疫缺陷

E. 高盐饮食

*2. 关于高血压病全身小动脉的病理生理改变,正确的叙述是

A. 管腔扩张   B. 侧支循环的建立和开放

C. 管腔内径缩小   D. 管壁变薄

E. 壁腔比值减少

3. 下列降压药物在治疗过程中常易引起干咳症状的是

A. 美托洛尔   B. 维拉帕米

C. 硝苯地平   D. 厄贝沙坦

E. 卡托普利

4. 有关原发性高血压的非药物治疗,**不正确**的是

A. 戒烟、限酒   B. 限制钠盐

C. 减轻体重   D. 减少运动

E. 减轻精神压力

5. 成人高血压标准定义为

A. 未使用降压药情况下诊室收缩压≥140mmHg 和舒张压≥90mmHg

B. 未使用降压药情况下诊室收缩压≥140mmHg 和 / 或舒张压≥90mmHg

C. 未使用降压药情况下诊室收缩压≤140mmHg 和 / 或舒张压≤190mmHg

D. 使用降压药情况下诊室收缩压≥140mmHg 和 / 或舒张压≥90mmHg

E. 使用降压药情况下诊室收缩压≥140mmHg 和舒张压≥90mmHg

A2 型题

6. 病人,男,44 岁。近 2 个月常感头痛、头昏、心悸、失眠,充分休息后上述症状能逐渐缓解,2 天前上述症状加重,休息后也不见缓解遂入院诊治。入院后测血压为 160/100mmHg,心肺听诊未见异常,尿常规、心电图及眼底也无特殊发现。该病人的初步诊断最可能是

A. 继发性高血压   B. 原发性高血压

C. 高血压急症   D. 高血压亚急症

E. 恶性高血压

7. 病人,女,48 岁。患原发性高血压 3 年,入院后给予降压药等治疗,护士指导病人改变体位时动作宜缓慢,其目的是

A. 避免发生直立性低血压   B. 避免发生脑血管意外

C. 避免血压增高   D. 避免发生低血糖

E. 避免发生高血压急症

8. 病人,女,52岁。患高血压病6年,平时间断服用降压药,近日劳累时有头痛、失眠等不适,血压165/105mmHg,入院治疗。对该病人的护理措施**不正确**的是

    A. 改变体位时动作宜缓慢

    B. 协助用药,尽快使血压降至正常水平

    C. 沐浴时水温不宜过高

    D. 保持大便通畅

    E. 头晕、恶心时协助病人平卧

9. 病人,女,48岁。诊断为原发性高血压,遵医嘱口服美托洛尔50mg,每日2次,该药物降低血压的主要机制是

    A. 抑制心肌收缩力   B. 减慢心率

    C. 降低外周血管阻力   D. 抑制血管紧张素转化酶

    E. 减少细胞外液容量

10. 病人,男,47岁。单位体检时血压为160/95mmHg,平时喜吃油腻饮食。下列食物中该病人宜食用的是

    A. 油条   B. 蛋黄

    C. 火腿   D. 牛奶

    E. 奶油蛋糕

11. 病人,男,57岁。有高血压病史5年,血压波动在180~190/100~110mmHg之间,平时几乎不吃药。今日于情绪激动后出现严重头痛、呕吐,2小时前出现意识不清,急诊入院。经积极治疗和护理,病人目前血压已平稳。出院前护士对其进行健康指导,强调要坚持遵医嘱长期服药,不可随意停药,对病人解释上述健康指导的目的是

    A. 预防和延缓并发症的发生   B. 降低颅内压

    C. 提高疗效   D. 降低病死率

    E. 推迟动脉硬化

*12. 病人,女,68岁。有高血压病史10年,今晨感觉头晕不适,未测量血压,自服硝苯地平10mg,未缓解,遂又服用了一次,1小时后感到乏力、恶心,遂来院就诊。该病人目前可能发生了

    A. 高血压急症   B. 心律失常

    C. 低血压   D. 脑水肿

    E. 心力衰竭

13. 病人,男,68 岁。有糖尿病病史 10 年,高血压病史 5 年,今日在服用降压药物后出现头晕、恶心、乏力。护理体检:血压 110/70mmHg,脉搏 106 次 /min。应告知病人及家属血压控制目标值是

    A. 140/90mmHg 以下   B. 135/90mmHg 以下

    C. 135/85mmHg 以下   D. 120/80mmHg 以下

    E. 130/80mmHg 以下

*14. 病人,男,59 岁。有高血压病史 6 年,间断服用降压药。病人今日情绪激动后突然出现头痛、烦躁不安、胸闷等症状,血压 190/120mmHg,急诊入院。入院检查结果示心、脑、肾、眼底等全身脏器均无异常。根据病人目前的情况,处理措施正确的是

    A. 立即静脉滴注硝普钠

    B. 迅速将血压降至 120/80mmHg 以下

    C. 协助病人取左侧卧位

    D. 应用口服降压药缓慢降压

    E. 抬高下肢以增加静脉回流

15. 病人,女,45 岁。近期出现头晕、乏力,连续 3 天血压 150～160/100～105mmHg,该病人的血压属于

    A. 正常值   B. 正常高值

    C. 1 级高血压   D. 2 级高血压

    E. 3 级高血压

16. 病人,男,50 岁。有高血压病史,目前血压 165/105mmHg。医嘱:硝苯地平、氢氯噻嗪口服。用药后病人出现心率加快、颜面潮红、头痛,可能的解释是

    A. 氢氯噻嗪副作用

    B. 硝苯地平副作用

    C. 合并心律失常

    D. 合并脑出血

    E. 血压降得过快

17. 病人,男,50 岁。有高血压病史 5 年,护士指导病人应避免使用噻嗪类利尿剂降压,最可能的原因是

    A. 有痛风病史   B. 有心衰病史

    C. 有肾炎病史   D. 有哮喘病史

    E. 有晕厥病史

18. 病人，女，56岁。有高血压病史10年，支气管哮喘病史20余年，应避免使用的降压药是

    A. 利尿剂   B. β受体阻滞剂

    C. 钙通道阻滞剂   D. ACEI

    E. ARB

A3/A4 型题

（19～21题共用题干）

病人，女，64岁。有高血压病史16年，体型肥胖。近来发现血压升高，血压波动在160～170/100～110mmHg，伴有头痛、眩晕。入院检查血脂正常，心、肾、眼底无异常发现。病人父亲患有高血压和糖尿病。

*19. 病人的高血压危险分层属于

    A. 无任何危险   B. 低危

    C. 中危   D. 高危

    E. 很高危

20. 该病人目前的主要护理诊断/问题是

    A. 有受伤的危险   B. 活动无耐力

    C. 知识缺乏   D. 疼痛

    E. 潜在并发症：心律失常

21. 目前最重要的护理措施是

    A. 控制体重   B. 向病人讲解疾病相关知识

    C. 进行有效的安全防护   D. 积极治疗糖尿病

    E. 缓解头痛

（22～24题共用题干）

病人，男，67岁。有高血压病史15年，间断服用降压药，血压波动在160～170/90～100mmHg。病人今日与家人争吵后突然出现头痛、面色苍白、烦躁不安、大汗、视物模糊、血尿等症状，血压220/125mmHg，急诊入院。护士遵医嘱给予硝普钠降压。

22. 该病人目前很可能发生了

    A. 高血压急症   B. 休克

    C. 脑梗死   D. 心律失常

    E. 心力衰竭

23. 应用硝普钠时的护理正确的是
   A. 滴速应快
   B. 药物应提前配制
   C. 使收缩压控制在 90~100mmHg 为宜
   D. 尽快降压
   E. 以避光输液器静脉滴注

24. 出院前护士对病人进行健康指导，**不正确**的是
   A. 坚持遵医嘱服药，不可随意停药
   B. 适量运动，保持心态平和
   C. 低盐、低脂、低钾饮食
   D. 定期门诊复查
   E. 按时测量和记录血压

（二）判断题

25. 高血压急症紧急处理的关键是将血压尽快降到正常水平。（   ）

26. 原发性高血压病人都应尽早使用降压药物治疗。（   ）

【参考答案】

1. D   2. C   3. E   4. D   5. B   6. B   7. A   8. B   9. A
10. D   11. A   12. C   13. E   14. D   15. D   16. B   17. A   18. B
19. D   20. A   21. C   22. A   23. E   24. C   25. ×   26. ×

【习题解析】

2. 长期高血压引起心脏改变，主要是心室肥厚、扩大，引起的全身小动脉改变主要是管腔内径缩小、壁腔比值增加，导致心、脑、肾等靶器官缺血。

12. 病人未测量血压就在短时间内服用了两次降压药，很可能引起低血压。

14. 病人目前处于高血压亚急症状态，故应通过口服降压药缓慢控制性降压。

19. 男性病人年龄大于 55 岁、肥胖、有糖尿病和高血压家族史，这 3 个因素均为心血管危险因素，且病人目前血压水平为 2 级高血压，故其高血压危险分层属于高危。

（解文霞）

第六节　冠状动脉粥样硬化性心脏病病人的护理

【重点、难点解析】

1. 冠心病的病因、发生机制与分型（表 3-17）。

表 3-17　冠心病的病因、发生机制与分型

项目	主要内容
病因	基本病因：冠状动脉粥样硬化 主要危险因素：①年龄与性别。②血脂异常。③高血压。④吸烟。⑤糖尿病和糖耐量异常。⑥肥胖。⑦家族史 其他危险因素：① A 型性格。②口服避孕药。③进食高热量、高动物脂肪、高胆固醇、高糖、高钠盐饮食
发生机制	冠脉的供血与心肌的需血之间发生矛盾，冠脉血流量不能满足心肌代谢的需要，引起心肌缺血缺氧。急剧的、暂时的缺血缺氧引起心绞痛；急剧、严重而持久的心肌缺血可引起心肌坏死（即心肌梗死）
分型	1979 年 WHO 曾将冠心病分为 5 型：①无症状性心肌缺血，又称隐匿性心肌缺血。②心绞痛。③心肌梗死。④缺血性心肌病。⑤猝死。近年趋向于根据发病特点和治疗原则不同将冠心病分为两大类：①慢性冠脉疾病，也称慢性心肌缺血综合征，包括稳定型心绞痛、缺血性心肌病和无症状性心肌缺血等。②急性冠状动脉综合征，包括不稳定型心绞痛、非 ST 段抬高型心肌梗死和 ST 段抬高型心肌梗死，也有将冠心病猝死包括在内

2. 心绞痛和急性心肌梗死的鉴别要点（表 3-18）。

表 3-18　心绞痛和急性心肌梗死的鉴别要点

鉴别要点	心绞痛	急性心肌梗死
疼痛		
1. 部位	胸骨体上、中段之后	相同，但可在较低位置或上腹部

鉴别要点	心绞痛	急性心肌梗死
2. 性质	压榨性或窒息性	相似,但程度更剧烈
3. 诱因	劳力、情绪激动、受寒、饱食等	不常有
4. 时限	短,1~5min 或 15min 以内	长,数小时或 1~2d
5. 发作频率	频繁	不频繁
6. 硝酸甘油疗效	显著缓解	作用较差或无效
气喘或肺水肿	极少	可有
血压	升高或无显著改变	可降低,甚至发生休克
心包摩擦音	无	可有
坏死物质吸收的表现		
1. 发热	无	常有
2. 血白细胞增高	无	常有
3. 血沉增快	无	常有
4. 血清心肌坏死标志物升高	无	有
心电图变化	无变化或暂时性 ST 段和 T 波变化	有特征性和动态性变化

3. 溶栓再通的判断指标(表 3-19)。

表 3-19　溶栓再通的判断指标

直接指征	间接指征
冠状动脉造影观察血管再通情况(TIMI 分级达到 2、3 级者表明血管再通)	①心电图抬高的 ST 段于 2h 内回降大于 50%。②胸痛 2h 内基本消失。③ 2h 内出现再灌注性心律失常。④血清肌酸激酶同工酶(CK-MB)峰值提前出现(14h 内)等

TIMI 分级定义:0 级,血管远端完全无血流灌注;1 级,血管远端部分血流灌注;2 级,血管远端完全血流灌注,但血流速度缓慢;3 级,血管远端完全血流灌注,血流速度正常。

4. 冠心病病人的健康指导要点（表3-20）。

表3-20　冠心病病人的健康指导要点

指导要点	稳定型心绞痛	急性心肌梗死
疾病知识指导	健康的生活方式是冠心病治疗的基础，应指导病人以下内容。①合理膳食：宜摄入低热量、低脂、低胆固醇、低盐饮食。②戒烟、限酒。③适量运动：以有氧运动为主，以不出现胸痛症状为度，必要时需要在监测下进行。④自我心理调适：调整心态，减轻精神压力，保持心理平衡	除参见"心绞痛"病人的健康指导外，还应指导病人牢记冠心病二级预防ABCDE 5项原则：A. 抗血小板、抗心绞痛治疗和应用 ACEI；B. β受体阻滞剂预防心律失常、减轻心脏负荷等，控制血压；C. 控制血脂和戒烟；D. 控制饮食和糖尿病治疗；E. 健康教育和运动
用药指导	指导病人遵医嘱服药，学会监测药物疗效和不良反应。外出时随身携带硝酸甘油以备急需，硝酸甘油见光易分解，应放在棕色瓶内并存放于干燥处，以免潮解失效；药瓶开封后每6个月更换1次，以确保疗效	心肌梗死后病人因用药多、用药久、药品贵，往往用药依从性低，告知病人坚持用药的重要性，指导病人遵医嘱服药。告知病人药物的用法、作用和不良反应，并教会病人定时测脉搏、血压
病情监测指导	教会病人及家属心绞痛发作时的缓解方法。一旦心绞痛发作频繁、程度加重、持续时间延长、服用硝酸甘油不缓解，应立即就医，警惕心肌梗死的发生。告知病人定期复查心电图、血压、血糖、血脂及肝功能等	教会病人识别病情变化及紧急自救措施，若胸痛发作频繁、程度较重、时间较长、服用硝酸酯制剂疗效较差时，应立即就医。心肌梗死是心脏性猝死的高危因素，应教会家属心肺复苏的基本技能以备急用

【护考训练】

（一）选择题

A1 型题

1. 冠心病最常见的病因是

　　A. 重度主动脉瓣病变　　　　　　B. 冠状动脉栓塞

　　C. 冠状动脉粥样硬化　　　　　　D. 肥厚型心肌病

　　E. 冠状动脉痉挛

2. 动脉粥样硬化**不可控制**的病因是

    A. 年龄与性别　　　　　　　　B. 吸烟

    C. 高血压　　　　　　　　　　D. 糖尿病

    E. 肥胖

3. 心绞痛主要的临床表现是

    A. 发作性胸痛　　　　　　　　B. 呈针刺或刀扎样锐性痛

    C. 无明显诱因　　　　　　　　D. 含服硝酸甘油后不能缓解

    E. 疼痛剧烈，持续15分钟以上

4. 解除急性心肌梗死所致胸痛宜选用

    A. 休息　　　　　　　　　　　B. 吸氧

    C. 吗啡　　　　　　　　　　　D. 肝素

    E. 硝酸甘油

*5. 适合于心绞痛病人的饮食是

    A. 高热量、高脂肪、高维生素饮食　　B. 高热量、低脂肪、高蛋白饮食

    C. 低热量、高蛋白、高维生素饮食　　D. 低热量、低脂肪、高维生素饮食

    E. 低热量、高脂肪、高维生素饮食

*6. 急性心肌梗死后室性心律失常最常发生于

    A. 24小时内　　　　　　　　　B. 2～3天

    C. 3～4天　　　　　　　　　　D. 1周

    E. 2周

A2 型题

7. 病人，男，56岁。诊断为急性心肌梗死。本病最早、最突出的症状是

    A. 恶心、呕吐　　　　　　　　B. 发热

    C. 疼痛　　　　　　　　　　　D. 心律失常

    E. 心源性休克

8. 病人，男，56岁。突发心前区疼痛伴恶心、呕吐3小时入院，入院诊断为急性心肌梗死。该病人目前首优的护理诊断/问题是

    A. 恐惧　　　　　　　　　　　B. 活动无耐力

    C. 有便秘的危险　　　　　　　D. 疼痛：胸痛

    E. 知识缺乏

9. 病人，男，58岁。因做家务时突发心前区疼痛伴胸闷憋气来医院就诊，入院诊断为急性心肌梗死，给予心电监护，以防突发心律失常，急性心肌梗死病人预示室

颤发生的心律失常是

 A. 心房颤动   B. 室性心动过速

 C. 室上性心动过速   D. 窦性心动过缓

 E. 一度房室传导阻滞

10. 病人,男,58岁。今日清晨晨练时突发心前区压榨样疼痛,向左臂放射伴上腹部不适、烦躁不安、出冷汗,含服硝酸甘油未缓解而急诊入院。心电图检查提示Ⅱ、Ⅲ、aVF导联ST段抬高呈弓背向上型。初步诊断:急性下壁心肌梗死。目前最主要的护理措施是

 A. 安慰病人,缓解病人的恐惧心理

 B. 绝对卧床休息

 C. 吸氧

 D. 防止便秘

 E. 监测心电图、血压和呼吸并解除疼痛

*11. 病人,女,62岁。胸痛2小时,诊断为急性心肌梗死。给予急诊溶栓治疗。下列可以直接判断冠脉再通是否成功的是

 A. 胸痛2小时内基本消失   B. 冠脉造影示闭塞动脉再通

 C. 心电图抬高的ST段回降>50%   D. 血清心肌酶峰值提前

 E. 出现心律失常

12. 病人,男,56岁。有高血压病史5年,近2年于劳累时经常出现胸骨后或心前区疼痛,持续2~3分钟,临床诊断为冠心病、心绞痛。医嘱:硝酸甘油治疗。责任护士进行用药指导时**不正确**的是

 A. 应卧位或坐位服药,以防发生直立性低血压

 B. 该药应舌下含化,1~2分钟起效

 C. 硝酸甘油见光易分解,应放在棕色瓶内并存放于干燥处

 D. 该药不良反应有头痛、面色潮红、心率反射性加快和低血压等

 E. 出现不良反应需立即停药,不可再服用

13. 病人,女,53岁。突然胸骨后剧痛5小时,伴心悸、气短,心电图示V_1~V_5导联ST段呈弓背向上抬高。该病人的入院医嘱为以下各项,护士首先应执行的是

 A. 描记心电图   B. 哌替啶肌内注射

 C. 抽血并将血标本送检   D. 胸部X线检查

 E. 尿激酶静脉滴注

14. 病人,男,67岁。突然出现心前区疼痛伴大汗3小时,急诊就医。心电图示

$V_1 \sim V_5$ 导联出现病理性 Q 波,且 ST 段呈弓背向上抬高,诊断为急性广泛前壁心肌梗死。医嘱:尿激酶静脉滴注治疗,其目的是

  A. 疏通心肌微循环   B. 溶解冠脉内血栓

  C. 增强心肌收缩力   D. 促进心肌能量代谢

  E. 减轻心脏前负荷

15. 病人,男,62 岁。病人既往有糖尿病史 10 年、胃溃疡史 15 年,因突发心前区疼痛,疼痛难忍,并伴有胸闷憋气,来医院就诊。经检查医生诊断为前间壁心肌梗死,特征性心电图变化出现在

  A. $V_1 \sim V_4$ 导联   B. $V_1 \sim V_3$ 导联

  C. $V_3 \sim V_5$ 导联   D. V_6、I、aVL 导联

  E. $V_1 \sim V_6$ 及 I、aVL 导联

16. 病人,男,62 岁。为急性心肌梗死第 2 周,步行活动中出现胸痛、呼吸困难,心率增快,心率由平日的 82 次/min 增加到 100 次/min,休息 3 分钟未缓解。护士应指导病人

  A. 绝对卧床休息   B. 暂停活动

  C. 服用地高辛   D. 进行心电监护

  E. 深呼吸

17. 病人,女,52 岁。急性心肌梗死入院治疗,心电监护发现室性期前收缩 10 次/min,呈二联律。此时护士应立即采取的护理措施是

  A. 安慰病人   B. 备齐抢救物品

  C. 通知医生   D. 准备除颤器

  E. 建立静脉通路

*18. 病人,男,68 岁。患急性心肌梗死,病情稳定,无并发症,无低血压,第 3 天的护理措施是

  A. 卧床休息   B. 床上进行肢体活动

  C. 可在病房内走动   D. 每天步行 100 ~ 150 米

  E. 高热量、高蛋白饮食

19. 病人,女,72 岁。患急性心肌梗死入院治疗 4 天,遵医嘱绝对卧床休息,一直未排便,病人感到腹胀不适,该病人目前主要的护理诊断/问题是

  A. 活动减少:引起便秘   B. 腹胀   与卧床休息有关

  C. 腹胀   与便秘有关   D. 便秘   与卧床休息有关

  E. 便秘、腹胀   与活动减少有关

A3/A4 型题

（20～22 题共用题干）

病人，女，56 岁。劳累后胸痛 1 年余。近 3 个月来每于重体力劳动或用力排便时即感心前区疼痛，并向左肩、左臂放射，持续数分钟可自行缓解。近 2 周发作频繁，且有夜间睡眠中发作。今日晚饭后疼痛剧烈不能缓解，向胸部及后背部放射，有濒死感、大汗。

20. 该病人可能发生的情况是
    - A. 急性胆囊炎
    - B. 心脏压塞
    - C. 急性肺栓塞
    - D. 急性心肌梗死
    - E. 心源性休克

21. 为进一步诊断进行紧急的辅助检查，**无需**的辅助检查是
    - A. 心电图
    - B. 胸部 CT
    - C. 血清肌钙蛋白
    - D. 血清肌红蛋白
    - E. 血清肌酸激酶同工酶

22. 为缩小心肌坏死范围、改善预后，最积极有效的治疗措施是
    - A. 经皮冠状动脉介入治疗
    - B. 肌内注射哌替啶
    - C. 卧床休息
    - D. 吸氧
    - E. 静脉滴注硝酸甘油

（23、24 题共用题干）

病人，男，72 岁。急性广泛前壁心肌梗死，现血压正常，呼吸平稳，窦性心律（72 次 /min），未发现并发症。

23. 该病人 12 小时内的护理措施正确的是
    - A. 高热量高蛋白饮食
    - B. 乙醇湿化给氧
    - C. 鼓励家属探视
    - D. 大小便由护理人员扶至厕所
    - E. 绝对卧床休息

24. 针对该病人的护理措施，**错误**的是
    - A. 第一周内限制探视
    - B. 尽量避免搬动
    - C. 饮食宜少量多餐
    - D. 静脉输液速度宜慢
    - E. 如有便秘立即灌肠

（25、26 题共用题干）

病人，男，61 岁。晚餐时进食猪肉水饺约半斤，不久即感上腹部不适，恶心呕吐，大汗，胸闷，心前区压迫样疼痛，来医院急诊。

25. 急性心肌梗死临床表现**不包括**

    A. 面色苍白,烦躁不安

    B. 血压 90/60mmHg

    C. 心律失常

    D. 端坐呼吸,发绀

    E. 舌下含化硝酸甘油后疼痛立即消失

26. 针对该病人急诊护士所采取的护理措施**错误**的是

    A. 立即通知医生   B. 安置病人卧床休息

    C. 及时更换汗湿衣服   D. 心电监护

    E. 氧气吸入

(二)判断题

27. 终止心绞痛发作最有效、作用最快的药物是硝酸甘油。(　　)

28. 肌钙蛋白 I 或肌钙蛋白 T 含量的增高是诊断心肌梗死的敏感指标,特异性很高。(　　)

29. 提示心肌细胞坏死的心电图表现是 ST 段抬高呈弓背向上型。(　　)

【参考答案】

1. C	2. A	3. A	4. C	5. D	6. A	7. C	8. D	9. B
10. E	11. B	12. E	13. B	14. B	15. B	16. B	17. C	18. C
19. D	20. D	21. B	22. A	23. E	24. E	25. E	26. C	27. √
28. √	29. ×							

【习题解析】

5. 心绞痛病人宜摄入低热量、低脂、低胆固醇、低盐饮食,多食蔬菜、水果和膳食纤维丰富的食物,宜少食多餐。

6. 急性心肌梗死心律失常多发生在起病 1~2 天,而以 24 小时内最多见。各类心律失常中以室性心律失常最多见,尤其是室性期前收缩,如室性期前收缩频发(每分钟 5 次以上)、成对出现或呈短阵室性心动过速、多源性或 R 波落在前一心搏的易损期(R on T),常为心室颤动的先兆。

11. 急性心肌梗死溶栓是否成功的判断标准:①根据冠脉造影观察血管再通情

况直接判断；②或者根据以下内容间接判断血栓是否溶解：心电图抬高的 ST 段于 2 小时内回降大于 50%；胸痛 2 小时内基本消失；2 小时内出现再灌注性心律失常；血清 CK-MB 峰值提前出现（14 小时内）等。

18. 心肌梗死急性期 12 小时内应绝对卧床休息，保持病室安静，限制探视，避免不良刺激，解除焦虑。若病情稳定无并发症，24 小时内应鼓励病人在床上进行肢体活动；若无低血压，第 3 天就可在病房内走动；梗死后 4～5 天，可逐步增加活动，直至每天 3 次步行 100～150m。病情严重或有并发症者，适当延长卧床时间。

（林梅英）

第七节　感染性心内膜炎病人的护理

【重点、难点解析】

1. 感染性心内膜炎病人血培养标本的采集血量及注意事项（表 3-21）。

表 3-21　感染性心内膜炎病人血培养标本的采血量及注意事项

项目	采血量	注意事项
血培养标本的采集	每次采血 10～20ml，同时做需氧菌和厌氧菌培养	①对未经治疗的亚急性病人，应在第 1 天间隔 1 小时采血 1 次，共 3 次，如次日未见细菌生长，重复采血 3 次后，开始抗生素治疗。②已用过抗生素者，停药 2～7d 后采血。③急性病人应在入院后立即安排采血，在 3h 内每隔 1h 采血 1 次，共取 3 次血标本后，按医嘱开始治疗。④本病的菌血症为持续性，无须在体温升高时采血

2. 急性与亚急性感染性心内膜炎临床特点比较（表 3-22）。

表 3-22　急性与亚急性感染性心内膜炎临床特点比较

临床特点	急性	亚急性
病原体	主要为金黄色葡萄球菌	以草绿色链球菌多见，其次为肠球菌
病程	进展迅速，数天至数周引起瓣膜损害	数周至数月

临床特点	急性	亚急性
中毒症状	严重,呈暴发性败血症过程,有高热、寒战	较轻,可有弛张性低热,一般＜39℃,午后和晚上体温高,可有乏力、食欲减退、头痛、肌肉关节痛等
感染迁移	多见	少见

3. 感染性心内膜炎的抗微生物药物治疗原则 ①早期应用,在连续 3～5 次血培养后即可开始治疗。②大剂量、长疗程和联合用药,疗程一般为 4～6 周,联合用药可增强杀菌作用,可选用氨苄西林、万古霉素、庆大霉素等。③静脉用药为主。④选用杀菌剂,病原微生物不明时,急性者选用针对金黄色葡萄球菌、链球菌和革兰氏阴性杆菌均有效的广谱抗生素;亚急性者选用针对大多数链球菌(包括肠球菌)的抗生素。本病大多数致病菌对青霉素敏感,青霉素可作为首选药物。

【护考训练】

(一)选择题

A1 型题

1. 对亚急性感染性心内膜炎病人护理措施正确的是

    A. 风心病病人行拔牙、人工流产等操作前应预防性使用抗菌药物

    B. 体温正常时不宜采集血标本

    C. 给予低热量、低蛋白、高维生素、易消化饮食

    D. 采集血培养标本时应用抗生素后不需要停药

    E. 尽量少用抗生素

2. 急性感染性心内膜炎最常见的致病菌是

    A. 草绿色链球菌   B. 金黄色葡萄球菌

    C. 病毒   D. 大肠杆菌

    E. 真菌

3. 亚急性感染性心内膜炎最常见的死亡原因是

    A. 脑栓塞   B. 细菌性动脉瘤破裂

    C. 心力衰竭   D. 肾功能不全

    E. 脾破裂

*4. 病人，女，25 岁。患有风湿性心脏病二尖瓣狭窄，需要拔除龋齿，为预防亚急性感染性心内膜炎，最正确的做法是

    A. 术前多卧床休息

    B. 术后给予青霉素肌内注射 3 天

    C. 术后给予庆大霉素肌内注射 3 天

    D. 术前 1 天开始肌内注射青霉素，至术后 3 天停药

    E. 术后口服头孢氨苄

5. 病人，男，38 岁。诊断为亚急性感染性心内膜炎。治疗亚急性感染性心内膜炎应用抗生素的原则**错误**的是

    A. 早期治疗

    B. 应用杀菌抗生素

    C. 静脉给药

    D. 疗程要长，至少 6～8 周

    E. 小剂量开始

*6. 病人，女，36 岁。诊断为感染性心内膜炎。关于感染性心内膜炎，下列正确的是

    A. 多见于老年病人

    B. 心内赘生物多附着于右心室内

    C. 血培养阴性可排除该病

    D. 心脏杂音的性质和强度可发生变化甚至出现新杂音

    E. 不侵犯脑膜

7. 病人，男，35 岁。因发热、消瘦 1 个月收住院。经血培养检查诊断为感染性心内膜炎，其周围体征**不包括**

    A. Osler 结节   B. 指(趾)甲下线状出血

    C. 瘀点   D. Roth 斑

    E. 颈静脉怒张

8. 病人，男，43 岁。诊断为感染性心内膜炎，住院期间突然出现腰痛、血尿，最可能出现的并发症是

    A. 脑栓塞   B. 肾栓塞

    C. 肺栓塞   D. 脾栓塞

    E. 肝栓塞

9. 病人，女，34 岁。发热、消瘦 1 个月。护理体检：体温 38.9℃，心率 90 次 /min，心前区闻及 4/6 级收缩期杂音，既往有风湿性心脏病病史，考虑感染性心内膜炎的可能性大。感染性心内膜炎最主要的治疗是

  A. 抗微生物药物治疗   B. 支持治疗

  C. 手术治疗   D. 激素治疗

  E. 介入治疗

10. 病人，男，14 岁。发热 15 天，护理体检：体温 38℃，心率 100 次 /min，心前区闻及 4/6 级收缩期杂音。既往有先天性心脏病病史，最近做过拔牙术，考虑亚急性感染性心内膜炎的可能性大。下列**不符合**亚急性感染性心内膜炎特征的是

  A. 中毒症状轻   B. 病程数周至数月

  C. 迁移性感染少见   D. 病原体主要为草绿色链球菌

  E. 对氨基糖苷类抗生素最敏感

A3/A4 型题

（11～13 题共用题干）

病人，女，25 岁。心悸、气短 3 年，发热 1 个月就诊。体检发现体温 39.5℃，睑结膜有一出血点，心率 102 次 /min，心尖部闻及 3/6 收缩期吹风样杂音。白细胞计数 $12×10^9$/L，血红蛋白 80g/L，尿蛋白（ + ）。

11. 该病人最可能患的疾病是

  A. 感染性心内膜炎   B. 上呼吸道感染

  C. 风湿活动   D. 贫血

  E. 风湿性疾病

12. 确诊需进一步检查的项目是

  A. 血常规   B. 血涂片

  C. 血培养   D. 骨髓细胞学检查

  E. X 线检查

13. 病人首优的护理诊断 / 问题是

  A. 活动无耐力   B. 体温过高

  C. 有感染的危险   D. 气体交换受损

  E. 焦虑

（14、15 题共用题干）

病人，女，30 岁。发热、消瘦 1 个月。护理体检：体温 38.9℃，心率 90 次 /min，心前区闻及 4/6 级收缩期杂音，既往有风湿性心脏病病史，初步诊断为感染性心内膜炎。

14. 引起亚急性感染性心内膜炎最常见的病原体是
    A. 草绿色链球菌　　　　　　　B. 金黄色葡萄球菌
    C. 病毒　　　　　　　　　　　D. 肠球菌
    E. 衣原体
15. 治疗该病可首选的药物是
    A. 青霉素　　　　　　　　　　B. 红霉素
    C. 头孢菌素　　　　　　　　　D. 林可霉素
    E. 阿奇霉素

（二）判断题

16. 亚急性感染性心内膜炎最常发生于风湿性心脏病。（　）
17. 亚急性感染性心内膜炎的赘生物最常见的附着部位是二尖瓣和主动脉瓣。（　）

【参考答案】

1. A　　2. B　　3. C　　4. D　　5. E　　6. D　　7. E　　8. B　　9. A
10. E　　11. A　　12. C　　13. B　　14. A　　15. A　　16. ✓　　17. ✓

【习题解析】

4. 风心病二尖瓣狭窄病人有感染心内膜炎的危险因素，拔牙有可能使致病菌通过血液循环引起心内膜炎。因此拔牙前需预防性使用抗生素。亚急性感染性心内膜炎由草绿色链球菌感染引起，草绿色链球菌对青霉素敏感。

6. 大部分感染性心内膜炎病人可闻及病理性杂音。

（郭雪媚）

第八节　心肌疾病病人的护理

【重点、难点解析】

1. 扩张型心肌病与肥厚型心肌病临床特点比较（表3-23）。

表 3-23　扩张型心肌病与肥厚型心肌病临床特点比较

项目	扩张型心肌病	肥厚型心肌病
症状	心力衰竭 各种心律失常 持续顽固性低血压 栓塞	劳力性呼吸困难和乏力 劳力性胸痛 部分病人有晕厥,常于运动时出现 心律失常:心房颤动多见
体征	心脏扩大为主要体征 听诊心音减弱 心率快时呈奔马律,有时可于心尖部闻及收缩期杂音	心脏轻度增大 流出道梗阻的病人可于胸骨左缘第 3~4 肋间听到较粗糙的喷射性收缩期杂音
影像检查	心影通常增大,心胸比 > 50% 各心腔均扩大,以左心室扩大为著	心室不对称肥厚而无心室腔增大为其特征,舒张期室间隔厚度达 15mm
治疗要点	控制心衰和心律失常,扩张型心肌病病人对洋地黄耐受性差,应用洋地黄制剂时要警惕发生洋地黄中毒 预防栓塞和猝死 使用改善心肌代谢的药物 晚期条件允许可行心脏移植术	以 β 受体阻滞剂和钙通道阻滞剂为主,梗阻性肥厚型心肌病病人不宜使用洋地黄、硝酸酯类药物,以免加重左室流出道梗阻 无水乙醇化学消融术或植入 DDD 型起搏器 手术切除最肥厚部分心肌

2. 心肌病病人的对症护理(表 3-24)。

表 3-24　心肌病病人的对症护理

项目	具体措施
胸痛护理	(1)嘱病人避免提取重物、突然屏气或起立、剧烈运动、情绪激动、饱餐或寒冷刺激,戒烟酒,以免诱发心绞痛 (2)发作时立即卧床休息,安慰病人,解除病人的紧张情绪,遵医嘱使用 β 受体阻滞剂或钙通道阻滞剂,不宜用硝酸酯类药物
晕厥护理	(1)发作时立即置病人平卧于空气流通处,放低头部,松解领口,及时清除口咽分泌物,以防窒息 (2)肥厚型心肌病病人应避免竞技性运动或剧烈的体力活动,避免情绪激动、持重或屏气用力等,减少晕厥和猝死的危险

（一）选择题

A1 型题

*1. 护士在给肥厚型心肌病病人做健康指导时，说法**有误**的是

    A. 避免突然起立或屏气   B. 避免情绪激动

    C. 呼吸困难时口服地高辛   D. 尽量避免劳累

    E. 低脂低盐饮食

2. 肥厚型心肌病病人猝死的先兆症状是

    A. 心悸   B. 晕厥

    C. 心前区疼痛   D. 全身乏力

    E. 呼吸困难

3. 扩张型心肌病最常见的并发症是

    A. 心律失常   B. 心力衰竭

    C. 心内膜炎   D. 栓塞

    E. 晕厥

4. 扩张型心肌病病人的身体状况**不包括**

    A. 心脏扩大   B. 左心室流出道狭窄

    C. 心力衰竭   D. 心律失常

    E. 可导致阿－斯综合征

A2 型题

5. 病人，男，38 岁。因活动时心慌、气短 1 年余，由门诊入院治疗，初步诊断为"扩张型心肌病"，病人最可能感染的病原体是

    A. 脊髓灰质炎病毒   B. 柯萨奇病毒 B 组

    C. 流感病毒   D. 腺病毒

    E. 人类免疫缺陷病毒

6. 病人，女，67 岁。患扩张型心肌病 3 年，各项体征和辅助检查结果中最能说明心脏变大的是

    A. 心电图出现文氏现象   B. 肺底布满湿啰音

    C. 脉搏短促   D. 心胸比 > 50%

    E. 心脏向上移位

7. 病人，女，38岁。患梗阻性肥厚型心肌病，护士指导其**避免**屏气的主要目的是

    A. 避免心衰   B. 避免出血

    C. 防止晕厥   D. 防止栓塞

    E. 防止抽搐

8. 病人，男，28岁。因心慌、胸闷10天入院。护理体检：双肺底湿性啰音，心界明显扩大，心率100次/min，未闻及明显心脏杂音，考虑该病人患心肌病，可能性最大的类型是

    A. 肥厚型心肌病   B. 扩张型心肌病

    C. 限制型心肌病   D. 肥厚与限制型心肌病

    E. 心律失常型心肌病

9. 病人，女，37岁。扩张型心肌病合并左心功能不全3年余，今晨突然发作心动过速，心电图示室上性心动过速，首选治疗是

    A. 颈动脉窦按压   B. 静脉注射毛花苷丙

    C. 静脉注射异搏定（维拉帕米）   D. 静脉注射利多卡因

    E. 非同步直流电复律

A3/A4 型题

（10～12题共用题干）

病人，男，57岁。2年来反复发作晕厥。近来时有胸痛，持续数分钟，能平卧，无水肿。护理体检：心界不大，心率98次/min。超声心动图示室间隔厚度16mm，收缩期见二尖瓣前叶向前移动。

10. 该病人应诊断为

    A. 肥厚型心肌病   B. 扩张型心肌病

    C. 限制型心肌病   D. 克山病

    E. 冠心病

*11. 该病人在治疗上应用**不妥**的是

    A. 美托洛尔   B. 维拉帕米

    C. 辅酶 Q10   D. 硝酸甘油

    E. 硝苯地平

12. 如果病人出现二度房室传导阻滞应

    A. 保守治疗   B. 进行临时心脏起搏

    C. 安装永久心脏起搏器   D. 使用小剂量糖皮质激素

    E. 使用大剂量糖皮质激素

（二）判断题

13. 扩张型心肌病病人心脏结构最基本的改变是单侧或双侧心腔扩大。（　　）
14. 肥厚型心肌病的最主要诊断方法为心电图。（　　）

【参考答案】

1. C　2. A　3. B　4. B　5. B　6. D　7. C　8. B　9. B
10. A　11. D　12. C　13. √　14. ×

【习题解析】

1. 地高辛属于增强心肌收缩力的药物，会加重左心室流出道梗阻。
11. 肥厚型心肌病病人使用硝酸酯类药物会加重流出道梗阻，加重病人病情。

（郭雪媚）

第九节　心包疾病病人的护理

【重点、难点解析】

1. 几种常见心包疾病的临床特征和治疗要点比较（表3-25）。

表3-25　几种常见心包疾病的临床特征和治疗要点比较

类型	纤维蛋白性心包炎	渗出性心包炎	缩窄性心包炎
症状	胸骨后和心前区疼痛，常因咳嗽、深呼吸或变换体位而加重	呼吸困难 大量心包积液可引起心脏压塞	劳力性呼吸困难，后因胸腔、腹腔积液出现端坐呼吸
体征	心包摩擦音	心尖搏动减弱，心浊音界向两侧增大，心音低而遥远	颈静脉怒张，可见库斯莫尔（Kussmaul）征，心尖搏动减弱或消失
治疗要点	病因治疗和对症治疗	心脏压塞时行心包穿刺术	心包切除术

2. 心包穿刺术的配合与护理（表 3-26）。

表 3-26　心包穿刺术的配合与护理

项目	护理措施
术前护理	①解释说明。②术前常规行心脏超声检查，以确定积液量和穿刺部位。③操作前建立静脉通路，备好穿刺包、急救用品和器械。④心电、血压监测。⑤保护病人隐私，并注意保暖
术中护理	①嘱病人勿剧烈咳嗽或深呼吸。②抽液过程中随时夹闭胶管，抽液要缓慢，一般第 1 次抽液量不超过 200ml，若抽出鲜血，应立即停止抽吸。③记录抽液量、性质，按要求留取标本送检。④若病人出现心率加快、头晕等异常情况，应立即停止操作，及时协助医生处理
术后护理	①穿刺后 2h 内持续心电监护，密切观察病人生命体征变化。②心包引流者应做好引流管的护理，待心包引流液 <25ml/d 时拔除导管

【护考训练】

（一）选择题

A1 型题

1. 急性心包炎病人出现心脏压塞时，可出现的脉搏是
   A. 水冲脉　　　　　　　　　　B. 交替脉
   C. 短绌脉　　　　　　　　　　D. 奇脉
   E. 不整脉

2. 急性纤维蛋白性心包炎最主要的症状是
   A. 咳嗽　　　　　　　　　　　B. 咳痰
   C. 气促　　　　　　　　　　　D. 呼吸困难
   E. 胸痛

3. 缩窄性心包炎最早的症状是
   A. 气促　　　　　　　　　　　B. 呼吸困难
   C. 胸闷　　　　　　　　　　　D. 头晕
   E. 心前区疼痛

A2 型题

4. 病人，男，30 岁。以急性心包炎收入院，住院第 2 日，医生对其检查时发现病

人出现了心包积液,此时护士应重点观察的是

    A. 胸痛
        B. 呼吸困难

    C. 发绀
        D. 心率增快

    E. 面色苍白

*5. 病人,女,35岁。因低热半个月,呼吸困难1天入院。护理体检:端坐位,颈静脉怒张,心率130次/min,心音低钝。X线检查:肺野清晰,心影弧度消失。最可能的诊断是

    A. 扩张型心肌病
        B. 感染性心内膜炎

    C. 渗出性心包炎
        D. 病毒性心肌炎

    E. 法洛四联症

6. 病人,男,40岁。因心慌、气短就诊,经超声心动图检查确诊为心包积液,体检时最**不可能**出现的体征是

    A. 颈静脉怒张
        B. 肝大

    C. 奇脉
        D. 收缩压升高

    E. 脉压变小

7. 病人,女,25岁。胸痛、呼吸困难、发绀5天入院,诊断为急性心包炎。为了缓解呼吸困难,保证病人充分休息,护士应指导病人采用的体位是

    A. 仰卧位
        B. 侧卧位

    C. 俯卧位
        D. 去枕平卧位

    E. 半卧位

8. 病人,女,44岁。诊断为缩窄性心包炎。缩窄性心包炎最有效的治疗措施是

    A. 血管扩张剂
        B. 激素治疗

    C. 心包切除术
        D. 抗结核治疗

    E. 抗生素治疗

9. 病人,男,60岁。因"发热1周,胸闷痛、气急、呼吸困难"入院。B超提示心包积液,医生给予心包穿刺,手术护理正确的是

    A. 术前常规行心脏超声检查

    B. 第1次抽液量不超过500ml

    C. 穿刺后2小时内持续心电监护

    D. 待心包引流液<50ml/d时拔除导管

    E. 指导病人立即下床活动

A3/A4 型题

（10~12 题共用题干）

病人，女，17 岁。发热伴吸气性胸痛 1 周，同时感气促、腹胀。护理体检：血压 80/60mmHg，双肺呼吸音清，心尖搏动不明显，心界向两侧扩大，心率 120 次 /min，律齐，心音低钝，无杂音，肝肋下 5cm，双下肢水肿。

10. 此病人最可能患的疾病是

    A. 心力衰竭　　　　　　　　B. 渗出性心包炎

    C. 扩张型心肌病　　　　　　D. 肝硬化

    E. 感染性心内膜炎

11. 确诊需做的检查是

    A. 超声心动图　　　　　　　B. 心电图

    C. 血培养　　　　　　　　　D. 血生化检查

    E. 心包穿刺抽液进行实验室检查

*12. 此时病人急需

    A. 注射利尿剂

    B. 做血培养

    C. 心包穿刺

    D. 注射链霉素

    E. 使用肾上腺皮质激素

（二）判断题

13. 心脏压塞最突出的症状是胸痛。（　　）

14. 急性纤维蛋白性心包炎的特异性体征是心包摩擦音。（　　）

【参考答案】

1. D　　2. E　　3. B　　4. B　　5. C　　6. D　　7. E　　8. C　　9. C

10. B　　11. A　　12. C　　13. ×　　14. √

【习题解析】

5. 肺野清晰而心影显著增大常是心包积液的有力证据，心包积液提示渗出性心包炎。

12. 该病人胸痛、气促、血压下降、心界向两侧扩大、肝大、双下肢水肿，提示心包积液导致心脏压塞，应立即心包穿刺抽出积液。

（郭雪媚）

第十节　循环系统常用诊疗技术及护理

【重点、难点解析】

几种常见心血管介入诊疗术的护理要点（表3-27）。

表3-27　几种常见心血管介入诊疗术的护理要点

项目	操作前准备	术中配合	操作后护理
心导管检查术	（1）病人准备：①评估、解释。②指导病人按医嘱完成各项检查。③术区备皮。④穿刺股动脉者术前训练床上排尿、标记两侧足背动脉。⑤术前排空膀胱，术前不需要禁食，术前一餐饮食以六成饱为宜 （2）环境准备：安静、整洁，温湿度适宜，无对流风 （3）用物准备：根据病情备好器械、导管、抢救药品及心肺复苏设备	术中严密监测生命体征、心律、心率变化，准确记录压力数据，出现异常及时通知医生并配合抢救	（1）卧床休息，做好生活护理 （2）静脉穿刺者肢体制动4~6h；动脉穿刺者压迫止血15~20min后进行加压包扎，用1kg沙袋压迫伤口6~8h，穿刺侧肢体限制屈曲活动24h。检查下肢供血情况 （3）监测病人生命体征、心率、心律变化，观察有无并发症
冠状动脉造影术	同心导管检查术外，还应注意： （1）病人术前需训练连续咳嗽动作，术前6h禁食、禁水 （2）术前遵医嘱口服抗血小板聚集药物，停用华法林等抗凝药物	同心导管检查术	经股动脉穿刺部位按压30分钟后，可进行制动并加压包扎，并需用1kg沙袋压迫穿刺点6~8h，穿刺侧肢体限制屈曲活动24h后拆除弹力绷带自由活动。其他同心导管检查术

项目	操作前准备	术中配合	操作后护理
经皮冠状动脉介入治疗	基本同冠状动脉造影术。但做经皮冠状动脉腔内成形术（PTCA）及支架植入术前口服抗血小板聚集药物如阿司匹林、氯吡格雷等,停用抗凝剂如低分子肝素	（1）告知病人如果术中有心悸、胸闷等不适,应立即告诉医生（2）重点监测导管定位时、造影时、球囊扩张时及心肌再灌注时的心电及血压的变化,发现异常及时报告医生并采取有效措施	同冠状动脉造影术外,应注意:（1）嘱病人卧床休息,行心电、血压监护24h。术后1周内避免抬重物（2）术后鼓励病人多饮水（3）应用抗凝药及抗血小板聚集药物者,注意观察有无出血倾向（4）做好术后负性效应的观察与护理

【护考训练】

（一）选择题

A1 型题

*1. 行经皮冠状动脉腔内成形术经股动脉穿刺者,术后护理**不正确**的是

    A. 压迫止血 15～20 分钟后进行加压包扎

    B. 用 3kg 沙袋压迫伤口 6～8 小时

    C. 穿刺侧肢体限制屈曲活动 24 小时

    D. 检查足背动脉搏动情况

    E. 观察穿刺点有无出血与血肿

2. 心导管检查术的操作前准备,**错误**的是

    A. 术前做血常规、出凝血时间、凝血酶原时间、肝肾功能检查

    B. 青霉素皮试

    C. 造影剂过敏试验

    D. 穿刺股动脉者应检查两侧足背动脉搏动情况

    E. 术前禁食 12 小时

*3. 经皮冠状动脉腔内成形术的护理**不正确**的是

    A. 术前需训练连续咳嗽动作　　　　B. 术前 6 小时禁食、禁水

    C. 术后病人卧床休息　　　　　　　　D. 术后禁食、禁饮

    E. 对病情严重的病人术后行心电、血压监护 24 小时

A2 型题

4. 病人，女，69 岁。因发作性胸痛、胸闷 2 年，心电图示心肌缺血，为进一步检查，需做冠状动脉造影术，冠状动脉造影术护理**错误**的是

    A. 术前 6 小时禁食、禁饮、禁药

    B. 术前训练病人床上排尿及连续咳嗽动作

    C. 术后动脉穿刺部位按压 15～20 分钟以彻底止血

    D. 沙袋压迫 6 小时

    E. 术侧肢体制动 12 小时

5. 病人，男，52 岁。既往有冠心病病史 5 年。1 年前经常于劳累时出现胸痛、心悸，药物治疗效果欠佳，为进一步诊治，确诊病人最重要的检查是

    A. 胸部 X 线检查   B. CT

    C. 冠状动脉造影检查   D. 心电图

    E. 心脏彩超

6. 病人，女，62 岁。接受冠状动脉造影术后回到病房，医嘱：沙袋压迫股动脉穿刺点 6 小时。为防止局部出血和栓塞护士应重点观察

    A. 呼吸   B. 心率

    C. 血压   D. 足背动脉搏动

    E. 肌力

（二）判断题

7. 心导管检查的适应证包括感染性心内膜炎。（   ）

8. 冠状动脉内支架植入术前 6 小时禁食、禁水。（   ）

【参考答案】

1. B   2. E   3. D   4. E   5. C   6. D   7. ×   8. √

【习题解析】

1. 经股动脉穿刺者术后需用 1kg 沙袋压迫伤口 6～8 小时，而 3kg 的重量会影响下肢供血。

3. 经皮冠状动脉腔内成形术病人术后应多饮水，以加速造影剂的排泄。

（郭雪媚）

第四章 | 消化系统疾病病人的护理

第一节　消化系统疾病病人常见症状、体征的护理

【重点、难点解析】

1. 消化系统疾病常见症状腹痛的特点（表 4-1）。

表 4-1　消化系统疾病常见症状腹痛的特点

疾病	特点
急性胰腺炎	中上腹持续性剧痛或阵发性加剧，可为钝痛、刀割样痛或绞痛等，并向腰背部呈带状放射
肝外胆管结石	多为剑突下及右上腹阵发性绞痛，剧烈难忍，可向右肩背部放射
输尿管结石	阵发性绞痛，可放射至同侧腹股沟及会阴部；随结石下移，疼痛部位不断改变
胃、十二指肠溃疡穿孔	突发的中上腹部刀割样剧痛
急性弥漫性腹膜炎	持续性、广泛性剧烈腹痛伴腹壁肌紧张或板样强直
胆道蛔虫病	阵发性剑突下的钻顶样剧烈疼痛，可向右肩背部放射

2. 溶血性黄疸、肝细胞性黄疸、胆汁淤积性黄疸的鉴别（表 4-2）。

表 4-2　溶血性黄疸、肝细胞性黄疸、胆汁淤积性黄疸的鉴别

	溶血性黄疸	肝细胞性黄疸	胆汁淤积性黄疸
病因	自身免疫溶血性贫血、新生儿溶血、不同血型输血及毒蛇咬伤等	病毒性肝炎、肝硬化、肝癌等	毛细胆管型病毒性肝炎，原发性胆汁性肝硬化，胆总管结石、炎症、肿瘤及蛔虫阻塞等

	溶血性黄疸	肝细胞性黄疸	胆汁淤积性黄疸
临床特点	黄疸程度较轻,皮肤呈浅柠檬色,不伴皮肤瘙痒。尿呈酱油色,粪便颜色加深	皮肤、黏膜呈浅黄至深黄色,可伴有皮肤轻度瘙痒。尿色加深,粪便颜色改变不明显	皮肤呈暗黄色,完全阻塞者颜色更深,甚至呈黄绿色,并有皮肤瘙痒及心动过缓。尿色深,粪便颜色变浅或呈白陶土色

【护考训练】

(一)选择题

A1 型题

1. 病人的呕吐物量大,并伴有酸性发酵宿食见于

A. 慢性胃炎　　　　　　B. 幽门梗阻　　　　　　C. 急性胆囊炎

D. 急性胰腺炎　　　　　E. 慢性胃炎

2. 急性呕吐与腹泻的病人,优先考虑的护理诊断/问题是

A. 营养失调:低于机体需要量　　B. 有口腔黏膜完整性受损的危险

C. 有体液不足的危险　　　　　　D. 活动无耐力

E. 焦虑

3. 以下消化系统疾病的护理措施,**不妥**的是

A. 呕吐后应漱口　　　　　　　　B. 便秘时多吃蔬菜水果

C. 腹泻时可多吃高蛋白、高脂饮食　　D. 腹胀时可用肛管排气

E. 消化道出血后不宜立即灌肠

A2 型题

4. 病人,男,12岁。突发剑突下阵发性钻顶样剧烈疼痛,并向右肩背部放射提示

A. 急性胰腺炎　　　　　　　　　B. 胆道蛔虫病

C. 急性胆囊炎　　　　　　　　　D. 幽门梗阻

E. 泌尿系统结石

5. 病人,男,40岁。有消化性溃疡病史6年,饮酒后出现持续性、广泛性剧烈腹痛伴腹壁肌紧张,呈板样强直,可能出现了

A. 泌尿系统结石　　　　　　　　B. 胆结石

C. 肠炎　　　　　　　　　　　　D. 急性弥漫性腹膜炎

E. 胆道蛔虫病

6. 病人，女，56 岁。脑出血后出现意识障碍，护士为其取仰卧位，头偏向一侧，主要是为了防止

  A. 呕吐加剧   B. 昏迷加重

  C. 血压进一步降低   D. 窒息

  E. 衣物污染

7. 病人，女，42 岁。高脂肪餐后出现腹痛，诊断为急性胰腺炎，其腹痛特点为

  A. 阵发性绞痛

  B. 突发剑突下阵发性钻顶样剧烈疼痛

  C. 中上腹持续性剧痛，并向腰背部呈带状放射

  D. 转移性右下腹痛

  E. 右上腹隐痛

*8. 病人，女，28 岁。妊娠 32 周，因便秘就诊，护理措施中**不妥**的是

  A. 多食含粗纤维丰富的食物 B. 养成定时排便的习惯

  C. 嘱病人自服缓泻剂   D. 适当运动

  E. 鼓励病人多饮水

9. 病人，女，40 岁。因饮食不当出现恶心、呕吐就诊，护理措施**不正确**的是

  A. 剧烈呕吐时需要暂时禁食 B. 病情轻者给予口服补液

  C. 禁食时以静脉补液为主   D. 腹胀明显时提示需要补钾

  E. 病人坐起时动作要快

A3/A4 型题

（10、11 题共用题干）

患儿，男，7 岁。进食不洁饮食后出现发热、恶心、呕吐、腹痛、腹泻，每日排便次数达 12 次，粪便起初为稀水样便，后呈黏液脓血便，来院急诊。护理体检：体温39.8℃，脉搏 120 次 /min，血压 90/60mmHg，面色苍白。粪便检查有脓细胞。

10. 该患儿最可能的临床诊断是

  A. 急性食物中毒   B. 细菌性痢疾

  C. 伤寒   D. 阿米巴痢疾

  E. 肠结核

11. 根据患儿目前的病情，护理措施**不妥**的是

  A. 常规给予禁食禁饮   B. 饮食应给予少渣食物

  C. 严重时卧床休息   D. 可给予腹部热敷

  E. 注意肛周皮肤的护理

（二）判断题

12. 腹泻病人以少渣、低脂、易消化及低纤维素食物为主，避免生冷、硬及辛辣等刺激性食物。（　）

13. 黄疸病人皮肤瘙痒，可以用肥皂水清洁皮肤。（　）

【参考答案】

1. B　　2. C　　3. C　　4. B　　5. D　　6. D　　7. C　　8. C　　9. E
10. B　　11. A　　12. √　　13. ×

【习题解析】

8. 妊娠期特别是妊娠末期的妇女，应用缓泻剂及肠道刺激剂，容易导致早产或有流产的可能。

（高秀霞）

第二节　胃炎病人的护理

【重点、难点解析】

慢性胃炎健康指导（表4-3）。

表4-3　慢性胃炎健康指导

项目	内容
疾病知识指导	介绍本病的有关病因和预后，指导病人避免诱因，保持良好的心理状态及充足的睡眠。日常生活要有规律，注意劳逸结合，合理安排工作和休息时间。坚持定期门诊复查
饮食指导	向病人及家属说明饮食调理对预防慢性胃炎反复发作的意义，指导病人加强饮食卫生和饮食营养。食物应多样化，避免偏食，注意补充多种营养物质；不吃霉变食物；少吃熏制、腌制、富含硝酸盐和亚硝酸盐的食物，多吃新鲜食物；避免过于粗糙、浓烈、辛辣的食物及大量、长期饮酒或吸烟

项目	内容
用药指导	向病人及家属介绍药物应用知识,如常用药物的名称、作用、服用的剂量、用法、不良反应及注意事项。指导病人遵医嘱服药,如有异常及时复诊

【护考训练】

(一)选择题

A1 型题

1. 服用胃黏膜保护剂硫糖铝后,最常见的不良反应是

    A. 头晕　　　　　　　　　　　　B. 皮疹

    C. 乏力　　　　　　　　　　　　D. 便秘

    E. 口干

2. 慢性胃炎最常见的病因是

    A. 幽门螺杆菌感染　　　　　　　B. 理化因素

    C. 自身免疫　　　　　　　　　　D. 老年胃黏膜退行性变

    E. 胃黏膜营养因子缺乏

3. 急性胃炎合并出血或呕吐频繁时应

    A. 给刺激胃酸分泌的食物,如肉汤、鸡汤等

    B. 避免进食酸性、多脂肪食物

    C. 禁食

    D. 给予柔软的面食、软米饭或米粥等偏碱性食物

    E. 给予高纤维饮食

A2 型题

4. 病人,女,50 岁。患慢性胃炎。护士在执行医嘱时,使用前应着重与医生进行沟通的药物是

    A. 考来烯胺　　　　　　　　　　B. 山莨菪碱

    C. 雷尼替丁　　　　　　　　　　D. 泼尼松

    E. 多潘立酮

5. 病人,女,58 岁。因慢性胃炎入院,经治疗拟于明日出院,护士对其进行健康指导**不妥**的是

    A. 注意休息,减少活动　　　　　B. 可进食浓茶、咖啡等流质饮食

C. 戒除烟酒　　　　　　　　　　　D. 不可暴饮暴食

E. 保持轻松愉快的心情

*6. 病人，男，43岁。因上腹部疼痛伴食欲下降就诊，临床诊断为慢性胃炎。对该病人的用药护理**错误**的是

A. 服1%稀盐酸宜用吸管送至舌根部咽下

B. 服用硫糖铝应在餐后及睡前服用

C. 甲氧氯普胺应在饭前应用

D. 多潘立酮不宜与阿托品等解痉剂合用

E. 治疗幽门螺杆菌宜用四联治疗方案

7. 病人，女，46岁。上腹部不适伴反酸、嗳气5年，经胃镜检查诊断为慢性胃炎，其饮食护理中**错误**的是

A. 高热量、高蛋白、高维生素、易消化的饮食

B. 增加食物的色、香、味，刺激病人的食欲

C. 食物应完全煮熟后食用

D. 多给予脂肪食物

E. 避免环境中的不良刺激

8. 病人，男，38岁。有慢性胃炎病史半年。下列食物中适合病人食用的有

A. 浓茶　　　　　　　　　　　　　B. 咖啡

C. 纯牛奶　　　　　　　　　　　　D. 油条

E. 面条

A3/A4型题

（9、10题共用题干）

病人，男，32岁。既往健康，无消化道疾病病史。昨晚与朋友大量饮酒，今晨起上腹疼痛不适，黑便2次，呕吐1次，呕吐物中有少量咖啡色物。

9. 该病人最可能的临床诊断为

A. 急性胃炎　　　　　　　　　　　B. 消化性溃疡

C. 慢性浅表性胃炎　　　　　　　　D. 慢性萎缩性胃炎

E. 胃癌

*10. 为进一步明确诊断拟进行胃镜检查，检查时间最好在

A. 出血后12小时内　　　　　　　B. 出血后24～48小时内

C. 出血停止后24～48小时内　　　D. 出血后48～72小时内

E. 出血停止后72小时以内

（二）判断题

11. 指导慢性胃炎病人不吃霉变食物；少吃熏制、腌制、富含硝酸盐和亚硝酸盐的食物，多吃新鲜食品。（　　）

【参考答案】

1. D　　2. A　　3. C　　4. D　　5. B　　6. B　　7. D　　8. E　　9. A
10. B　　11. √

【习题解析】

6. 硫糖铝属于胃黏膜保护剂，能黏附在溃疡面上形成一层保护膜，从而阻止胃酸和胃蛋白酶的侵袭。因此硫糖铝宜在餐前 1 小时服用，不能与多酶片同服，以免降低两者的效价。

10. 因病变（特别是非甾体抗炎药或乙醇引起者）可在短期内消失，延迟胃镜检查可能无法确定出血时间。

（高秀霞）

第三节　消化性溃疡病人的护理

【重点、难点解析】

1. 胃溃疡和十二指肠溃疡疼痛特点比较（表4-4）。

表4-4　胃溃疡和十二指肠溃疡疼痛特点比较

鉴别项目	胃溃疡	十二指肠溃疡
疼痛的部位	中上腹或剑突下偏左	中上腹或中上腹偏右
疼痛的时间	常在餐后约 1h 发生，经 1～2h 后逐渐缓解，较少发生夜间痛	常在两餐之间发生，至下次进餐后缓解，故又称空腹痛、饥饿痛。部分病人于午夜发生，称夜间痛

鉴别项目	胃溃疡	十二指肠溃疡
疼痛的性质	多呈灼痛、胀痛或饥饿样不适	多呈灼痛、胀痛或饥饿样不适
疼痛的节律性	进食—疼痛—缓解	疼痛—进食—缓解

2. 消化性溃疡并发症的主要临床特点（表 4-5）。

表 4-5　消化性溃疡并发症的主要临床特点

并发症	临床特点
出血	取决于出血的速度和量，轻者仅表现为黑便、呕血，重者可出现周围循环衰竭，甚至低血容量性休克
穿孔	突发的剧烈腹痛，多自上腹开始迅速蔓延至全腹，腹肌强直，有明显压痛和反跳痛，肝浊音界缩小或消失，肠鸣音减弱或消失，部分病人出现休克
幽门梗阻	急性梗阻为暂时性梗阻，随炎症好转而缓解；慢性梗阻病人可感上腹饱胀不适，常在餐后加重，且有反复大量呕吐，呕吐物为含酸腐味的宿食，大量呕吐后症状可以缓解。严重频繁呕吐可致脱水和低钾低氯性碱中毒，常继发营养不良。空腹时检查腹部有振水音、胃蠕动波以及空腹抽出胃液量 >200ml 是幽门梗阻的特征性表现
癌变	少数胃溃疡可癌变。对有长期胃溃疡病史，年龄在 45 岁以上，经严格内科治疗 4～6 周症状无好转，粪便隐血试验持续阳性者，应警惕癌变

3. 消化性溃疡饮食护理要点（表 4-6）。

表 4-6　消化性溃疡饮食护理要点

项目	饮食护理要点
进餐方式	指导病人规律进食，在溃疡活动期，每天进餐 4～5 次，定时定量，细嚼慢咽，避免过饱，避免餐间零食和睡前进食。一旦症状得到控制，应尽快恢复正常的饮食规律
食物选择	①应选择营养丰富、易于消化的食物。症状较重的病人以面食为主。②适量摄取脱脂牛奶，在两餐之间饮用，不宜多饮。脂肪摄取应适量。③避免食用对胃黏膜有较强刺激的生、冷、坚硬食物及粗纤维多的蔬菜、水果，如洋葱、芹菜及韭菜等。④忌用强刺激胃酸分泌的食品和调味品，如浓肉汤、油炸食物、浓咖啡、浓茶、醋及辣椒等

4. 消化性溃疡的用药护理（表 4-7）。

表 4-7　消化性溃疡的用药护理

药物种类		代表药物	不良反应	用药时间及注意事项
抑制胃酸分泌药物	H₂ 受体拮抗剂	法莫替丁 雷尼替丁 西咪替丁	速度过快可引起低血压和心律失常	餐中或餐后即刻服用，也可把 1d 的剂量在睡前服用
	质子泵抑制剂	奥美拉唑 兰索拉唑 泮托拉唑	奥美拉唑可引起头晕；兰索拉唑的主要不良反应包括皮疹、瘙痒、头痛、口苦、肝功能异常等	
保护胃黏膜药物	硫糖铝		轻，可有便秘或轻度腹泻、恶心、口干、皮疹和眩晕等	进餐前 1h 服用，不能和抗酸药及抑制胃酸分泌的药物合用
	铋剂	枸橼酸铋钾	舌苔变黑，用吸管吸入。部分病人服药后粪便变黑	餐前半小时口服
	弱碱性抗酸剂	铝碳酸镁、磷酸铝及氢氧化铝凝胶等	氢氧化铝凝胶能阻碍磷的吸收，导致骨质疏松，还可引起便秘。若服用镁制剂则易引起腹泻	避免与奶制品、酸性食物及饮料同服。氢氧化铝凝胶、铝碳酸镁咀嚼片，应在饭后 1h 和睡前服用
根除幽门螺杆菌药物	一种质子泵抑制剂 + 2 种抗生素（克拉霉素、阿莫西林、甲硝唑、替硝唑、喹诺酮类抗生素和呋喃唑酮等其中的两种）和一种铋剂		甲硝唑可引起恶心、呕吐等胃肠道反应	甲硝唑应在餐后半小时服用，可遵医嘱用甲氧氯普胺、维生素 B₁₂ 等拮抗胃肠道反应

【护考训练】

（一）选择题

A1 型题

1. 消化性溃疡最主要的发病因素是

　A. 十二指肠肠壁薄弱　　　　　　　B. 幽门螺杆菌感染

C. 习惯性便秘　　　　　　　　　　D. 先天畸形

E. 黏膜萎缩

2. 消化性溃疡特征性的临床表现是

　　A. 节律性和周期性上腹痛　　　　B. 食欲下降

　　C. 恶心、呕吐　　　　　　　　　　D. 反酸、嗳气

　　E. 黄疸

3. 典型胃溃疡病人上腹部疼痛节律性特点是

　　A. 疼痛—进食—缓解　　　　　　B. 进食—缓解—疼痛

　　C. 缓解—疼痛—进食　　　　　　D. 进食—疼痛—缓解

　　E. 疼痛—进食—疼痛

4. 消化性溃疡确诊首选的检查方法是

　　A. X 线钡餐检查　　　　　　　　B. 幽门螺杆菌检测

　　C. 胃镜检查及胃黏膜活组织检查　D. CT 检查

　　E. 超声显像

5. 消化性溃疡病人宜选择的食物是

　　A. 洋葱、芹菜、韭菜　　　　　　B. 浓咖啡、浓茶

　　C. 牛奶、鸡蛋、鱼等　　　　　　D. 酸醋

　　E. 辣椒

6. **不宜**与奶制品同服的药物是

　　A. 奥美拉唑　　　　　　　　　　B. 雷尼替丁

　　C. 硫糖铝　　　　　　　　　　　D. 枸橼酸铋钾

　　E. 氢氧化铝

A2 型题

7. 病人,男,46 岁。门诊以胃溃疡收住院治疗。护士对其进行饮食指导**错误**的是

　　A. 在溃疡活动期,以少食多餐为宜　B. 避免夜间零食和睡前进食

　　C. 多饮全脂牛奶,以助溃疡愈合　　D. 避免刺激性食物

　　E. 症状较重的病人可以面食为主

8. 病人,男,48 岁。突发刀割样上腹痛 6 小时,诊断为消化性溃疡并发急性穿孔,对该病人实施的护理措施中,**错误**的是

　　A. 护士可协助病人喝水 100ml　　B. 床头抬高

　　C. 立即通知医生　　　　　　　　D. 快速建立静脉通道

E. 做好术前准备工作

9. 病人,女,27岁。间断上腹痛3年,主要表现为空腹痛,进食后缓解,冬春季多发。此病人最可能的诊断是

A. 胃溃疡
B. 十二指肠溃疡
C. 急性胰腺炎
D. 急性胆囊炎
E. 急性阑尾炎

10. 病人,男,35岁。患消化性溃疡2年,近1个月疼痛节律性消失,出现上腹部持续性疼痛,伴频繁呕吐,呕吐量大,含酸性发酵宿食,该病人最可能发生了

A. 上消化道出血
B. 穿孔
C. 肝性脑病
D. 幽门梗阻
E. 癌变

11. 病人,男,42岁,出租车司机。因饮食不规律,出现反酸、恶心、呕吐,上腹部疼痛,进食后可缓解,诊断为十二指肠溃疡。在门诊咨询时,护士应告知病人本病最常见的并发症是

A. 上消化道出血
B. 穿孔
C. 幽门梗阻
D. 癌变
E. 出血合并穿孔

12. 病人,男,38岁。患十二指肠溃疡3年。今日中午饱餐后突感上腹剧烈疼痛,伴腹肌紧张、压痛、反跳痛,肝浊音界消失。该病人最可能并发了

A. 急性胃扩张
B. 幽门梗阻
C. 急性胰腺炎
D. 急性穿孔
E. 大出血

13. 病人,女,45岁。近日来出现无规律的上腹隐痛,食欲减退,餐后饱胀、反酸等,为明确诊断进一步应做的检查是

A. 纤维胃镜检查
B. 胃液分析
C. 血清抗体和内因子抗体测定
D. 幽门螺杆菌检测
E. 血清胃泌素测定

*14. 病人,女,48岁。因消化性溃疡入院治疗,好转出院时向护士咨询有关饮食方面的注意事项,护士应告诉她适宜食用的汤类是

A. 咖喱牛肉汤
B. 菜末蛋花汤
C. 榨菜肉丝汤
D. 老母鸡汤
E. 竹笋肉汤

15. 病人,男,64 岁。8 年前胃肠钡剂造影检查发现胃小弯溃疡,上腹部节律性疼痛时好时坏。近来中上腹有饱胀感,大便隐血试验多次阳性,有贫血体征。护士在家庭随访时应指导病人

    A. 继续用药   B. 注意饮食卫生

    C. 劳逸结合   D. 戒除烟酒

    E. 立即就医

16. 病人,男,63 岁。上腹部胀痛不适多年,曾多次到当地农村卫生院就诊,拟诊为胃溃疡或胃炎。社区护士应建议该病人到上级医院做的检查是

    A. X 线钡剂检查   B. 大便隐血试验

    C. 纤维胃镜检查   D. 胃液分析

    E. 胃黏膜脱落细胞检查

A3/A4 型题

(17、18 题共用题干)

病人,男,37 岁。患十二指肠溃疡 5 年,近 1 周来每日解成形黑便 1 次,量约 50g,无呕血。

17. 该病人目前最佳的处理方法为

    A. 输液   B. 立即输血

    C. 立即手术治疗   D. 给予软食、输血、注射酚磺乙胺

    E. 给予流质饮食、静脉滴注雷尼替丁

18. 病人今晨突然出现上腹剧痛,伴呕心、呕吐。护理体检:P 102 次/min,BP 100/70mmHg,急性痛苦面容,全腹压痛、反跳痛、肌紧张。最可能发生了

    A. 上消化道出血   B. 急性穿孔

    C. 癌变   D. 幽门梗阻

    E. 急性肠梗阻

(19、20 题共用题干)

病人,女,30 岁。患十二指肠溃疡 2 年,突发上腹剧痛 5 小时,继而全腹痛、大汗。护理体检:全腹压痛、反跳痛。

*19. 考虑该病人有溃疡穿孔的可能,下列最有助于溃疡穿孔诊断表现的是

    A. 腹式呼吸消失

    B. 肝浊音界消失,X 线检查显示膈下有游离气体

    C. 腹肌紧张

    D. 腹部移动性浊音阳性

E. 肠鸣音消失

20. 如该病人行非手术治疗,最重要的护理措施是

A. 取半卧位

B. 禁饮食,胃肠减压

C. 镇静止痛

D. 输液

E. 遵医嘱使用抗生素

(二)判断题

21. 十二指肠溃疡有空腹痛、午夜痛,可以在餐间进食零食和睡前进食。(　　)

22. 消化性溃疡病人忌用强刺激胃酸分泌的食品和调味品,如浓肉汤、油炸食物、浓咖啡、浓茶、醋及辣椒等。(　　)

23. 枸橼酸铋钾应在餐前半小时口服。(　　)

【参考答案】

1. B　　2. A　　3. D　　4. C　　5. C　　6. E　　7. C　　8. A　　9. B

10. D　　11. A　　12. D　　13. A　　14. B　　15. E　　16. C　　17. E　　18. B

19. B　　20. B　　21. ×　　22. √　　23. √

【习题解析】

14. 消化性溃疡病人应选择营养丰富、易于消化的食物,如牛奶、鸡蛋及鱼等;忌用强刺激胃酸分泌的食品和调味品,如浓肉汤、油炸食物、浓咖啡、浓茶等。

19. 溃疡穿孔病人可产生游离气体,故肝浊音界缩小或消失,X线检查显示膈下有游离气体,是所有选项中最有助于诊断的体征。

(高秀霞)

第四节　溃疡性结肠炎病人的护理

【重点、难点解析】

溃疡性结肠炎的临床分型(表4-8)。

表 4-8　溃疡性结肠炎的临床分型

分型	内容
临床类型	①初发型：无既往史的首次发作。②慢性复发型：最多见，缓解后两次出现症状，常表现为发作期与缓解期交替
疾病分期	①轻度：多见，腹泻<4次/d，便血轻或无，无发热及贫血，血沉正常。②重度：腹泻≥6次/d，有明显黏液脓血便，有发热、脉速等全身症状，血沉加快、血红蛋白下降。③中度：介于轻度和重度之间

【护考训练】

（一）选择题

A1 型题

1. 溃疡性结肠炎最常见的临床表现是

    A. 恶心、呕吐　　　　　　　　B. 腹痛

    C. 腹泻　　　　　　　　　　　D. 腹胀

    E. 发热

2. 溃疡性结肠炎的常见并发症，应**除外**

    A. 中毒性巨结肠　　　　　　　B. 直肠结肠癌变

    C. 急性肠穿孔　　　　　　　　D. 肠梗阻

    E. 内瘘、外瘘形成

A2 型题

*3. 病人，女，42岁。因高热、腹痛、腹泻伴里急后重、黏液脓血便入院，初步诊断为急性暴发型溃疡性结肠炎，首选的治疗方法为

    A. 柳氮磺吡啶　　　　　　　　B. 大剂量抗胆碱能药物

    C. 手术治疗　　　　　　　　　D. 大剂量肾上腺糖皮质激素

    E. 免疫抑制剂

4. 病人，男，45岁。诊断为溃疡性结肠炎，以下用药护理**错误**的是

    A. 应用糖皮质激素者不可随意停药

    B. 柳氮磺吡啶应在餐前服用

    C. 应用柳氮磺吡啶时应定期复查血常规

    D. 应用硫唑嘌呤应注意监测白细胞计数

E. 腹痛明显病人可应用阿托品

5. 病人，男，28岁。半年前开始出现反复发作的腹痛、腹泻，排黏液脓血便，疑诊溃疡性结肠炎，拟行肠镜检查。门诊护士应告知病人

A. 检查前4小时可进食   B. 检查前1天晚餐后禁食

C. 检查前2天停服铁剂   D. 检查前2天清洁灌肠

E. 检查前3天停服阿司匹林类药物

A3/A4型题

（6~8题共用题干）

病人，女，35岁。慢性腹泻3年，大便每天5~6次，常带少量脓血。粪便检查可见红细胞和脓细胞，病原学检查阴性。纤维结肠镜检查见乙状结肠、直肠黏膜充血、水肿，有少数散在浅溃疡。

6. 该病人最可能的临床诊断为

A. 慢性细菌性痢疾   B. 慢性阿米巴痢疾

C. 慢性肠炎   D. 肠结核

E. 溃疡性结肠炎

7. 该病人目前主要的护理诊断/问题是

A. 腹泻   B. 营养失调：低于机体需要量

C. 有体液不足的危险   D. 有皮肤完整性受损的危险

E. 焦虑

8. 针对该病人的饮食护理正确的是

A. 给予易消化、富含纤维素的饮食

B. 多食新鲜蔬菜和水果

C. 低蛋白饮食

D. 进食无渣流质或半流质饮食

E. 高脂肪、高蛋白饮食

（二）判断题

9. 溃疡性结肠炎病人可以食用牛乳和乳制品。（   ）

【参考答案】

1. C   2. E   3. D   4. B   5. B   6. E   7. A   8. D   9. ×

3. 柳氮磺吡啶（SASP）是治疗溃疡性结肠炎的首选药物，适用于轻型、中型或重型经糖皮质激素治疗缓解的病人。糖皮质激素对溃疡性结肠炎急性发作期有较好的疗效，适用于对氨基水杨酸制剂疗效不佳的轻、中型病人，特别是重型活动期病人及急性暴发型病人。

（高秀霞）

第五节　肝硬化病人的护理

【重点、难点解析】

1. 肝硬化常见并发症的临床特点（表4-9）。

表4-9　肝硬化常见并发症的临床特点

常见并发症	临床特点
上消化道出血	为最常见的并发症，多突然发生大量呕血或黑粪，常引起失血性休克或诱发肝性脑病，死亡率很高
感染	自发性细菌性腹膜炎、肺炎、胆道及尿路感染等
肝性脑病	是本病最严重的并发症，亦是最常见的死亡原因。病人主要表现为意识障碍、行为失常、昏迷和扑翼样震颤
电解质和酸碱平衡紊乱	常见的电解质紊乱有低钠血症、低钾低氯血症与代谢性碱中毒等
肝肾综合征	又称功能性肾衰竭，其特征为少尿或无尿、氮质血症、稀释性低钠血症和低尿钠，但肾脏却无重要病理改变
原发性肝癌	短期内出现肝脏迅速增大、持续性肝区疼痛、腹腔积液增加且为血性、不明原因的发热等
其他	胆石症、门静脉血栓或海绵样变、肝肺综合征等

2. 肝硬化病人的一般护理(表 4-10)。

表 4-10　肝硬化病人的一般护理

内容	护理要点
休息与活动	①代偿期病人无明显体力减退,可参加轻体力工作,避免过度疲劳。②失代偿期病人应以卧床休息为主,可适当活动,活动量以不感到疲劳、不加重症状为度
饮食护理	①饮食原则:给予高热量、高蛋白质、高维生素、易消化饮食,严禁饮酒,适当摄入脂肪,动物脂肪不宜摄入过多,并根据病情变化及时调整。避免进食刺激性强、粗纤维多和较硬的食物。必要时遵医嘱给予静脉补充足够的营养。②食物选择:热量以碳水化合物为主,蛋白质(肝性脑病除外)1~1.5g/(kg·d),以豆制品、鸡蛋、牛奶、鱼、鸡肉及瘦猪肉为主,以利于肝细胞修复和维持血浆白蛋白处于正常水平。肝功能显著损害或有肝性脑病先兆时,应限制或禁食蛋白质,待病情好转后再逐渐增加摄入量,并应选择植物蛋白。多食新鲜蔬菜和水果
皮肤护理	①黄疸病人皮肤瘙痒时,协助其温水擦浴,外用炉甘石洗剂止痒。②嘱病人不搔抓皮肤,以免引起皮肤破损、出血和感染

【护考训练】

(一)选择题

A1 型题

*1. 门静脉高压症形成后,首先出现的是

　　A. 肝大　　　　　　　　　　　B. 脾大

　　C. 腹腔积液　　　　　　　　　D. 上消化道出血

　　E. 侧支循环的建立与开放

2. 肝硬化失代偿期肝功能损害的描述,**错误**的是

　　A. 转氨酶常有不同程度增高　　B. 血清胆红素常有不同程度增高

　　C. 胆固醇酯常有不同程度增高　D. 血清白蛋白降低,球蛋白增高

　　E. 凝血酶原时间延长

3. 肝硬化病人能量的主要来源是

　　A. 高生物效价蛋白质　　　　　B. 碳水化合物

　　C. 脂肪　　　　　　　　　　　D. 维生素

　　E. 纤维素

4. 肝硬化病人最常见的死亡原因是

    A. 上消化道出血   B. 感染

    C. 肝性脑病   D. 原发性肝癌

    E. 肝肾综合征

5. 肝硬化病人最突出的表现是

    A. 消化道症状   B. 出血倾向

    C. 腹腔积液   D. 脾功能亢进

    E. 电解质紊乱

6. 以假小叶形成为主要病理改变的疾病是

    A. 慢性肝淤血   B. 弥漫型肝癌

    C. 急性重型肝炎   D. 肝硬化

    E. 亚急性重型肝炎

7. 肝硬化失代偿期病人最常见的并发症是

    A. 电解质紊乱   B. 肝性脑病

    C. 原发性肝癌   D. 肝肾综合征

    E. 上消化道出血

A2 型题

8. 病人，男，55 岁。有肝硬化导致的腹腔积液，在放积液的过程中突然出现昏迷，首先采取的措施是

    A. 吸氧   B. 头颅降温

    C. 停止放腹腔积液   D. 补充血容量

    E. 保持呼吸道通畅

9. 病人，男，45 岁。因乏力、食欲下降、厌油腻食物而就诊，临床诊断为肝硬化。其最可能的病因是

    A. 病毒性肝炎   B. 慢性酒精中毒

    C. 循环障碍   D. 营养失调

    E. 血吸虫感染

10. 病人，男，49 岁。有肝硬化病史 6 年。近几个月来出现乏力、头晕、面色苍白。实验室检查：血红蛋白 80g/L，丙氨酸转氨酶（ALT）48U/L，白蛋白 30g/L，球蛋白 35g/L。病人贫血的原因**不包括**

    A. 营养不良   B. 脾功能亢进

    C. 肠道吸收障碍   D. 血清胆红素升高

E. 胃肠道失血

*11. 病人，女，53岁。有肝硬化病史8年，近日出现尿量减少和水肿。该病人尿量减少、水肿与内分泌激素紊乱有关的是

  A. 雌激素增多   B. 原发性醛固酮增多

  C. 继发性醛固酮增多   D. 雄激素增多

  E. 肾上腺皮质功能减退

12. 病人，女，43岁。有肝硬化病史8年，近日出现腹痛、腹胀。护理体检：腹部轻压痛。医生考虑并发了自发性腹膜炎，其致病菌多为

  A. 革兰氏阳性球菌   B. 革兰氏阴性杆菌

  C. 幽门螺杆菌   D. 厌氧菌

  E. 真菌

13. 病人，男，54岁。为肝硬化伴大量腹水病人，出现不明原因的发热、腹痛，触诊发现腹壁紧张度增高，伴有轻度反跳痛。该病人最可能出现了

  A. 肝肾综合征   B. 自发性腹膜炎

  C. 上消化道出血   D. 肠穿孔

  E. 腹壁静脉栓塞

14. 病人，男，38岁。患肝硬化7年。近半个月来出现肝区疼痛不能忍受而入院。护理体检：消瘦；肝大，质硬，表面凹凸不平；移动性浊音阳性。考虑该病人并发了

  A. 肝肾综合征   B. 自发性腹膜炎

  C. 门静脉血栓形成   D. 胆石症

  E. 原发性肝癌

15. 病人，女，47岁。因肝硬化腹腔积液入院。护士对其进行健康指导时，关于腹腔积液形成原因的解释，**错误**的是

  A. 门静脉压力增高   B. 低白蛋白血症

  C. 肝淋巴液生成过多   D. 抗利尿激素减少

  E. 肾小球滤过率过低

16. 病人，男，48岁。肝硬化合并肝肾综合征，其临床表现**不包括**

  A. 少尿或无尿   B. 氮质血症

  C. 低尿钠   D. 大量蛋白尿

  E. 低钠血症

17. 病人，女，46岁。诊断为肝硬化。X线钡餐检查显示：钡剂在食管黏膜上分布不均，有虫蚀样或蚯蚓状充盈缺损。该病人的饮食应**避免**

    A. 植物性蛋白   B. 动物性蛋白

    C. 粗糙坚硬的食物   D. 含钾丰富的食物

    E. 谷类食物

18. 病人，女，45岁。为肝硬化失代偿期病人，其饮食护理**不正确**的是

    A. 高热量   B. 高蛋白

    C. 高维生素   D. 高纤维

    E. 低钠

19. 病人，男，60岁。因肝硬化大量腹腔积液入院，护士实施的护理措施**不妥**的是

    A. 给予半卧位   B. 定期测量体重

    C. 给予正常量的钠盐   D. 避免骤然增加腹压的动作

    E. 放腹腔积液后应束多头腹带

A3/A4 型题

（20~22题共用题干）

病人，女，40岁。有肝硬化病史6年，数月来常有牙龈、鼻出血，月经量多。护理体检：神志清楚，精神尚可，可见蜘蛛痣、肝掌，皮肤无出血点，心肺无异常，移动性浊音阴性。血常规检查：红细胞 3.0×10^{12}/L，白细胞 3.8×10^9/L，血小板 70×10^9/L。

20. 病人全血细胞减少最主要的原因是

    A. 慢性失血   B. 骨髓造血功能障碍

    C. 营养障碍   D. 脾功能亢进

    E. 慢性溶血

21. 病人出现蜘蛛痣、肝掌，与内分泌激素紊乱有关的是

    A. 雌激素增多   B. 原发性醛固酮增多

    C. 继发性醛固酮增多   D. 雄激素增多

    E. 肾上腺皮质功能减退

22. 病人的蜘蛛痣，**不会**出现的部位是

    A. 面部   B. 肩部

    C. 上胸部   D. 腹部

    E. 颈部

（23、24 题共用题干）

病人，男，45 岁。有肝硬化病史 8 年，因餐后呕血来医院急诊。

23. 病人出血部位最可能在

    A. 食管中上段   B. 食管下段及胃底

    C. 胃小弯   D. 胃窦

    E. 十二指肠

24. 病人最严重的并发症是

    A. 感染   B. 肝性脑病

    C. 原发性肝癌   D. 电解质紊乱

    E. 肝肾综合征

（25、26 题共用题干）

病人，男，50 岁。因肝硬化腹腔积液入院。

25. 首选的利尿剂是

    A. 甘露醇   B. 依他尼酸

    C. 呋塞米   D. 螺内酯

    E. 氢氯噻嗪

26. 使用利尿剂时以每日体重减轻不超过多少为宜

    A. 0.5kg   B. 1.0kg

    C. 1.5kg   D. 2.0kg

    E. 2.5kg

（二）判断题

27. 我国肝硬化最常见的原因是乙型病毒性肝炎。（　　）

28. 肝硬化失代偿期的主要表现是肝功能减退和门静脉高压。（　　）

29. 肝硬化并发肝肾综合征时，肾脏有明显器质性损害。（　　）

【参考答案】

1. B   2. C   3. B   4. C   5. C   6. D   7. E   8. C   9. A

10. D   11. C   12. B   13. B   14. E   15. D   16. D   17. C   18. D

19. C   20. D   21. A   22. D   23. B   24. B   25. D   26. A   27. √

28. √   29. ×

1. 门静脉主干是由肠系膜上静脉和脾静脉汇合而成，脾静脉的血流约占门静脉血流的20%。因此，门静脉血流受阻时首先出现脾脏充血肿大。

11. 肝功能减退时，肝对醛固酮灭活作用减弱，继发性醛固酮增多，可引起水钠潴留而致尿量减少和水肿。

（杨晓芳）

第六节　肝性脑病病人的护理

【重点、难点解析】

肝性脑病各期临床特点（表4-11）。

表4-11　肝性脑病各期临床特点

分期	主要症状	体征	脑电图
0期（潜伏期）	仅在心理测试或智力测试时轻微异常，无行为、性格的异常	无神经系统病理征	正常
1期（前驱期）	焦虑、欣快激动或淡漠少言、睡眠倒错、健忘	有扑翼样震颤	正常
2期（昏迷前期）	嗜睡、行为异常（如衣冠不整或随地大小便）、言语不清、书写障碍及定向力障碍	有扑翼样震颤；腱反射亢进肌张力增高，踝阵挛，锥体束征阳性	特征性异常
3期（昏睡期）	昏睡和精神错乱	扑翼样震颤仍可引出；肌张力增高，锥体束征阳性	明显异常
4期（昏迷期）	浅昏迷、深昏迷	扑翼样震颤不能引出；浅昏迷时腱反射和肌张力增高，深昏迷时各种反射消失	明显异常

（一）选择题

A1 型题

1. 肝性脑病最常见的病因是

    A. 肝硬化   B. 门 – 体分流手术

    C. 重症病毒性肝炎   D. 药物性肝炎

    E. 肝癌

2. 关于肝性脑病的发病机制，目前认为是

    A. 氨中毒学说

    B. 假神经递质学说

    C. γ– 氨基丁酸 / 苯二氮复合体学说

    D. 氨基酸代谢不平衡学说

    E. 上述多种因素综合作用

3. 属于 0 期肝性脑病的临床表现是

    A. 性格改变和行为异常   B. 扑翼样震颤

    C. 心理测试或智力测试轻微异常   D. 定向力障碍

    E. 血氨升高

4. 属于氨中毒引起肝性脑病的主要机制是

    A. 氨导致蛋白质代谢障碍   B. 氨干扰脑的能量代谢

    C. 氨取代正常神经递质   D. 氨引起神经传导异常

    E. 氨使氨基酸代谢不平衡

A2 型题

5. 病人，男，50 岁。因肝硬化食管静脉曲张、腹腔积液入院。放积液后出现昏睡、精神错乱、幻觉，伴有扑翼样震颤、脑电图异常。医生怀疑该病人出现了肝性脑病，目前该病人处于

    A. 潜伏期   B. 前驱期

    C. 昏迷前期   D. 昏睡期

    E. 昏迷期

*6. 病人，男，48 岁。诊断为肝性脑病，下列药物中**不能**应用的是

    A. 新霉素   B. 维生素 C

    C. 甲硝唑   D. 维生素 B_6

E. 乳梨醇

7. 病人，男，55 岁。有肝硬化病史 10 年，因上消化道大出血急诊入院，为了清除肠道积血，拟予以灌肠，该病人灌肠时应**禁用**

    A. 清水　　　　　　　　　　　B. 弱酸性溶液

    C. 生理盐水　　　　　　　　　D. 新霉素液

    E. 肥皂水

8. 病人，女，78 岁。因肝癌晚期入院治疗。入院后出现精神错乱、幻觉、扑翼样震颤，诊断为肝性脑病。用药护理**错误**的是

    A. 严重肾衰竭者慎用或禁用 L- 鸟氨酸 –L- 门冬氨酸

    B. 肝肾综合征、少尿及无尿时慎用或禁用谷氨酸钾

    C. 严重水肿、腹腔积液、心力衰竭及脑水肿时慎用或禁用谷氨酸钠

    D. 新霉素使用不宜超过 2 个月

    E. 静脉大量输入葡萄糖时要警惕低钾血症

9. 病人，女，58 岁。有肝硬化病史 7 年，放腹腔积液后出现意识障碍。医嘱：暂时禁食蛋白质。该病人暂停蛋白质饮食的目的是

    A. 减少氨的形成　　　　　　　B. 减少氨的吸收

    C. 延缓胃排空　　　　　　　　D. 促进氨的转化

    E. 升高血尿素氮

A3/A4 型题

（10 ~ 12 题共用题干）

病人，男，54 岁。为门脉性肝硬化病人，中度腹腔积液，便秘，精神错乱。护理体检：昏睡，贫血面容，巩膜轻度黄染，伴有扑翼样震颤。脑电图异常。

10. 该病人可能发生了

    A. 肝性脑病　　　　　　　　　B. 腹腔感染

    C. 电解质紊乱　　　　　　　　D. 肝肾综合征

    E. 原发性肝癌

11. 饮食护理时每天应给予多少蛋白质

    A. 10g　　　　　　　　　　　B. 20g

    C. 50g　　　　　　　　　　　D. 100g

    E. 暂不给

12. 对该病人的护理措施，**错误**的是

    A. 消除诱因，减少有毒物质的产生和吸收

B. 保持大便通畅,必要时用弱碱性溶液灌肠

C. 注意水、电解质平衡

D. 供给足够热量,减少蛋白质分解

E. 避免使用麻醉药、止痛药、安眠镇静剂

(二)判断题

13. 肝性脑病的诱因包括上消化道出血、高蛋白饮食、大量排钾利尿、大量放腹腔积液、使用镇静剂及麻醉药、便秘、感染、外科手术等。(　)

14. 肝性脑病病人意识清楚后蛋白质从 10g/d 开始逐渐增加至 1g/(kg•d)。(　)

【参考答案】

1. A　2. E　3. C　4. B　5. D　6. D　7. E　8. D　9. A

10. A　11. E　12. B　13. √　14. ×

【习题解析】

6. 肝性脑病不宜用维生素 B_6,因其可使多巴在周围神经处转为多巴胺,影响多巴进入脑组织,减少中枢神经系统正常递质的传导。

(杨晓芳)

第七节　急性胰腺炎病人的护理

【重点、难点解析】

1. 轻症与重症急性胰腺炎的临床特点(表 4-12)。

表 4-12　轻症与重症急性胰腺炎的临床特点

临床特点	轻症急性胰腺炎	重症急性胰腺炎
腹痛	常位于中上腹,向腰背部呈带状放射,3~5d 后缓解	全腹痛
恶心呕吐、腹胀	常有,吐后腹痛不减轻	剧烈,甚至出现麻痹性肠梗阻

临床特点	轻症急性胰腺炎	重症急性胰腺炎
发热	中度,持续 3～5d	持续时间长或逐日升高
低血压和休克	少见	常有,表现为烦躁不安、四肢厥冷、皮肤呈斑点状
水、电解质及酸碱平衡紊乱	脱水,呕吐频繁者可有代谢性碱中毒	明显脱水和代谢性酸中毒,伴血钾、血钙降低
并发症	少见	有局部(胰腺脓肿或假性囊肿)或全身并发症(器官功能衰竭)
体征	上腹压痛,无腹肌紧张和反跳痛	腹肌强直、腹膜刺激征,Grey-Turner 征或卡伦(Cullen)征
实验室检查	血、尿淀粉酶升高	血、尿淀粉酶升高、正常或突然下降,血钙显著下降至 2mmol/L 以下,血糖大于 11.2mmol/L(无糖尿病史)
CT 检查	胰腺非特异性增大、增厚,胰周围边缘不规则	胰周围区消失;网膜囊和网膜脂肪变性,密度增加;胸、腹膜腔积液

2. 急性胰腺炎病人的健康指导(表 4-13)。

表 4-13　急性胰腺炎病人的健康指导

项目	内容
疾病知识指导	向病人和家属讲解胰腺炎的发病原因、诱发因素及疾病过程。对有胆囊及胆道疾病史的病人,应劝导其积极治疗
生活指导	指导病人建立良好的饮食习惯,避免暴饮暴食及刺激性食物。注意饮食卫生,防止蛔虫感染,戒除酗酒习惯

【护考训练】

(一)选择题

A1 型题

1. 在我国引起急性胰腺炎最常见的病因是
   A. 胆石症
   B. 酗酒
   C. 暴饮暴食
   D. 十二指肠及周围疾病

E. 药物如硫唑嘌呤、噻嗪类利尿剂

2. 轻症急性胰腺炎的描述，**错误**的是

    A. 上腹部持续性剧痛　　　　　　　B. 常伴发热、呕吐

    C. 少数病人有黄疸　　　　　　　　D. 腹痛等症状一般3～5天内消失

    E. 糖尿病是其常见的后遗症

*3. 诊断重症急性胰腺炎最有价值的症状或体征是

    A. 上腹剧痛向左腰背部放射　　　　B. 黄疸

    C. 体温持续在39℃以上　　　　　　D. 上腹部明显压痛伴肌紧张

    E. 两侧腹壁或脐部出现皮下出血

4. 判断急性胰腺炎预后有意义的指标是

    A. 血清脂肪酶　　　　　　　　　　B. 血清淀粉酶

    C. 血糖　　　　　　　　　　　　　D. 血钙

    E. 尿淀粉酶

A2 型题

5. 病人，女，52岁。因重症急性胰腺炎入院。以下**不是**重症急性胰腺炎的主要并发症的是

    A. 消化道出血　　　　　　　　　　B. 急性肾损伤

    C. 胰源性腹泻　　　　　　　　　　D. 急性呼吸窘迫综合征

    E. 心力衰竭

6. 病人，男，42岁。于饱餐、饮酒后发生中上腹持久、剧烈疼痛，伴恶心、呕吐。护理体检：BP 80/56mmHg，P 126次/min，面色苍白，烦躁不安，全腹有压痛，腹肌紧张。实验室检查：血淀粉酶升高，血钙下降。疗效较好的治疗药物是

    A. 吗啡　　　　　　　　　　　　　B. 阿托品

    C. 生长抑素类药物　　　　　　　　D. 哌替啶

    E. H_2 受体拮抗剂

7. 病人，男，46岁。上腹部疼痛伴恶心、呕吐10小时，诊断为急性胰腺炎，对其实施的护理措施**不正确**的是

    A. 选择易消化饮食　　　　　　　　B. 必要时遵医嘱应用抗生素

    C. 协助病人取屈膝侧卧位　　　　　D. 定时检查腹部体征

    E. 胃肠减压

8. 病人，男，44岁。急性胰腺炎诊断明确，既往有胆石症病史多年。经过治疗，目前病人病情稳定，护士对其进行健康指导，最主要的内容是

A. 注意饮食卫生

B. 戒烟、酒

C. 建立良好的饮食习惯

D. 劝导病人积极治疗胆囊及胆道疾病

E. 避免暴饮暴食及刺激性食物

A3/A4 型题

（9~11 题共用题干）

病人，男，40 岁。脂肪餐后 2 小时发生中上腹持续性剧痛，8 小时后来医院急诊，当时拟诊为急性胰腺炎。

9. 最可靠的诊断依据是

    A. 尿淀粉酶 260U/L   B. 血清淀粉酶 500U/L

    C. 血钙 1.75mmol/L   D. 血糖 8.9mmol/L

    E. 血清脂肪酶 1U/L

10. 入院后处理**错误**的是

    A. 协助病人取弯腰、屈膝侧卧位，以减轻疼痛

    B. 完全禁食 1~3 日，以减少食物和胃酸刺激胰液分泌

    C. 病人口渴时少量饮水，以免发生水电解质失衡

    D. 胃肠减压

    E. 禁用吗啡，以免引起奥迪（Oddi）括约肌痉挛

11. 经过治疗，病人康复出院，护士进行健康指导时**错误**的是

    A. 积极治疗胆道疾病   B. 避免暴饮暴食及刺激性食物

    C. 戒除酗酒习惯   D. 注意饮食卫生，防止蛔虫感染

    E. 定期应用抗生素，防止复发

（二）判断题

12. 急性胰腺炎的主要表现和首发症状常为腹痛，常在暴饮暴食或酗酒后突然发生。（　　）

13. 弯腰抱膝位和一般胃肠解痉药物可减轻急性胰腺炎的疼痛。（　　）

【参考答案】

1. A　　2. E　　3. E　　4. D　　5. C　　6. C　　7. A　　8. D　　9. B

10. C　　11. E　　12. √　　13. ×

3. 急性胰腺炎病人因胰酶、坏死组织及出血沿腹膜间隙与肌层渗入腹壁下,致两侧腰部皮肤呈暗灰蓝色(Grey-Turner 征)或脐周皮肤青紫(Cullen 征)。上述体征较少见,尤其在疾病初期,一旦出现可以基本诊断为重症急性胰腺炎。

(杨晓芳)

第八节　上消化道出血病人的护理

【重点、难点解析】

上消化道出血估计出血量(表 4-14)。

表 4-14　上消化道出血估计出血量

临床表现	出血量
大便隐血试验阳性	出血量在 5～10ml 以上
出现黑便	出血量在 50～100ml 以上
出现呕血	胃内积血量达 250～300ml
无全身症状	出血量不超过 400ml
出现头晕、心悸及乏力等全身症状	出血量超过 400～500ml 时
出现急性周围循环衰竭的表现,严重者引起失血性休克	出血量超过 1 000ml

【护考训练】

(一)选择题

A1 型题

1. 上消化道出血最常见的病因是

  A. 急性糜烂出血性胃炎   B. 食管－胃底静脉曲张破裂

  C. 消化性溃疡   D. 胆道疾病

  E. 胃癌

2. 关于呕血与黑便, **不正确**的是

A. 上消化道出血者均有黑便, 但不一定有呕血

B. 幽门以上出血者表现为呕血, 幽门以下出血者表现为黑便

C. 有呕血常伴黑便

D. 粪便呈黑色或柏油样是因血红蛋白中的铁与肠内硫化物作用形成硫化铁所致

E. 呕血呈黑色或咖啡色是由于血液在胃内经胃酸作用形成正铁血红素所致

3. 上消化道出血的特征性表现是

A. 呕血与黑便   B. 失血性周围循环衰竭

C. 贫血   D. 发热

E. 氮质血症

4. 双气囊三腔管压迫止血术主要用于

A. 胃溃疡出血

B. 十二指肠溃疡出血

C. 急性糜烂性胃炎出血

D. 胃癌出血

E. 门静脉高压所致的食管下端、胃底静脉曲张破裂出血

A2 型题

5. 病人, 男, 47 岁。有肝硬化病史 8 年, 因食管 - 胃底静脉曲张破裂出现呕血与黑便入院。黑便的出现说明每天出血量

A. >5~10ml   B. 50~100ml 以上

C. 250~300ml   D. 400~500ml

E. 超过 1 000ml

6. 病人, 男, 34 岁。饮酒后中上腹部闷痛不适, 排柏油样大便 1 次。为进一步明确病因, 首选的检查是

A. 大便常规和隐血试验   B. 插胃管, 取胃液进行检查

C. X 线钡餐检查   D. 血常规检查

E. 急诊胃镜检查

7. 病人, 女, 40 岁。因胃溃疡并上消化道出血入院治疗, 表明上消化道出血停止的指标是

A. 大便从柏油样变成红色   B. 脉搏细速

C. 肠鸣音亢进   D. 尿量 >30ml/h

E. 口渴

8. 病人，男，54 岁。因肝硬化食管 - 胃底静脉曲张破裂出血入院，其饮食护理正确的是

    A. 暂禁食   B. 温热的流质

    C. 温凉的流质   D. 软食

    E. 普食

9. 病人，女，40 岁。肝硬化并发食管 - 胃底静脉曲张破裂出血，应用双气囊三腔管压迫止血 48 小时，现出血停止。此时正确的护理是

    A. 继续压迫 24 小时

    B. 继续压迫直至粪便隐血试验转阴

    C. 气囊放气，留置三腔管观察 24 小时

    D. 放气拔管，继续内科保守治疗

    E. 放气拔管，转外科手术治疗

10. 病人，男，43 岁。肝硬化并发食管 - 胃底静脉曲张破裂出血，应用双气囊三腔管压迫止血。胃气囊和食管气囊注气时囊内压分别为

    A. 胃气囊 10 ~ 20mmHg，食管气囊 5 ~ 10mmHg

    B. 胃气囊 20 ~ 30mmHg，食管气囊 10 ~ 20mmHg

    C. 胃气囊 30 ~ 50mmHg，食管气囊 20 ~ 35mmHg

    D. 胃气囊 50 ~ 70mmHg，食管气囊 35 ~ 45mmHg

    E. 胃气囊 70 ~ 90mmHg，食管气囊 45 ~ 55mmHg

A3/A4 型题

（11~13 题共用题干）

病人，男，30 岁。因黑色稀便 3 日入院。3 日来解黑色稀便 2 次，每次约 200g，病前有多年上腹部隐痛史，常有夜间痛、饥饿痛，进食后缓解。护理体检：贫血面容，皮肤无黄染，肝、脾肋下未触及。

11. 该病人最可能发生了

    A. 十二指肠溃疡并出血

    B. 胃溃疡并出血

    C. 食管 - 胃底静脉曲张破裂出血

    D. 胃癌并出血

    E. 急性胃黏膜损害并出血

12. 入院后第2日,病人突然出现呕血,呕出暗红色血液800ml,目前主要的护理诊断/问题是

    A. 恐惧   B. 有受伤的危险

    C. 营养失调:低于机体需要量   D. 并发症:血容量不足

    E. 活动无耐力

13. 该病人目前最紧急和首要的护理措施为

    A. 紧急行胃镜检查,进一步明确诊断

    B. 头低位和吸氧

    C. 去甲肾上腺素溶于生理盐水内分次口服

    D. 冰水洗胃止血

    E. 积极补充血容量

(14~16题共用题干)

病人,男,48岁。被诊断为肝硬化5年,平素感觉上腹部闷胀,食欲缺乏,乏力。近1周患感冒,3小时前突然发生呕血(含食物残渣),量约350ml,立即给予血管升压素进行止血,但仍有呕血,并出现暗红色血便。

*14. 此时对该病人首选的治疗方法是

    A. 继续静脉滴注血管升压素   B. 口服去甲肾上腺素

    C. 输注全血400ml   D. 双气囊三腔管压迫止血

    E. 静脉输注白蛋白

15. 该病人止血后,为清除肠道内积血,减少血氨生成,预防肝性脑病,正确的处理措施是

    A. 用生理盐水灌肠   B. 用肥皂水灌肠

    C. 用开塞露通便   D. 给予缓泻剂

    E. 行全消化道灌洗

16. 病人近日要出院,出院前健康指导**不妥**的是

    A. 保证充分休息   B. 避免过度劳累

    C. 选择优质蛋白饮食   D. 进食带刺或坚硬的食物

    E. 消除便秘、咳嗽

(二)判断题

17. 有呕血一定有黑便,有黑便不一定有呕血。(   )

18. 胃镜检查是上消化道出血定位、定性诊断的首选检查方法。(   )

1. C　　2. B　　3. A　　4. E　　5. B　　6. E　　7. D　　8. A　　9. C

10. D　　11. A　　12. D　　13. E　　14. D　　15. A　　16. D　　17. √　　18. √

【习题解析】

14. 用双气囊三腔管压迫食管、胃底曲张静脉,止血效果肯定,但病人痛苦、并发症多、早期再出血率高,因此不作为首选止血措施,宜在药物不能控制出血时暂时使用,以争取时间准备其他治疗措施。

(高秀霞)

第九节　消化系统常用诊疗技术及护理

【重点、难点解析】

1. 腹腔穿刺术护理配合及操作后护理要点(表4-15)。

表4-15　腹腔穿刺术护理配合及操作后护理要点

项目	要点
护理配合	①术中观察病人有无穿刺反应,若出现头晕、恶心、心悸、面色苍白等表现,立即停止放液,并做相应处理 ②放液不宜过快,以免腹内压下降引起休克 ③大量放液后,束以多头腹带,以防腹内压骤降、内脏血管扩张引起血压下降或休克
操作后护理	①术后卧床休息8~12h ②测量腹围,观察腹腔积液消长情况 ③观察病人面色、血压、脉搏等变化,如有异常及时处理 ④观察穿刺部位有无渗液、渗血,有无腹部压痛、反跳痛和腹肌紧张等腹膜炎征象

2. 胃镜检查术护理配合及操作后护理要点（表4-16）。

表4-16　胃镜检查术护理配合及操作后护理要点

项目	要点
护理配合	①当胃镜进入15cm到达咽喉部时，嘱病人做吞咽动作，但不可将唾液咽下以免呛咳，可让唾液流入弯盘或用吸管吸出 ②如病人出现恶心不适，护士应适时做解释工作，并嘱病人深呼吸，肌肉放松。如恶心较重，可能是麻醉不足，应重新麻醉 ③检查过程中随时观察病人面色、脉搏、呼吸等，如有变化，可遵医嘱做相应处理
操作后护理	①饮食护理：术后因病人咽喉部麻醉作用尚未消退，嘱其不要吞咽唾液，以免呛咳。麻醉作用消失后，可先少量饮水，如无呛咳可进饮食。当天饮食以流质、半流质为宜，行活组织检查的病人应进温凉饮食 ②咽喉部护理：检查后少数病人出现咽痛、咽喉部异物感，嘱病人不要用力咳嗽，以免损伤咽喉部黏膜 ③腹部护理：若病人出现腹痛、腹胀，可进行腹部按摩，促进排气 ④并发症的观察与护理：检查后数天内应密切观察病人有无消化道穿孔、出血、感染等并发症，一旦发现，及时报告医生进行处理

3. 结肠镜检查术护理配合及操作后护理要点（表4-17）。

表4-17　结肠镜检查术护理配合及操作后护理要点

项目	要点
护理配合	①如病人出现腹胀不适，可嘱其做缓慢深呼吸 ②如病人出现面色、呼吸、脉搏改变应停止插镜，同时建立静脉通道以备抢救及术中用药
操作后护理	①一般护理：检查结束后，病人稍事休息，观察15～30min再离去。嘱病人注意卧床休息，做好肛门清洁。术后3d内进少渣饮食。行息肉摘除、止血治疗者，再给予抗生素治疗、半流质饮食，适当休息3～4d，避免剧烈运动 ②并发症的观察与护理：注意观察病人腹胀、腹痛及排便情况。腹胀明显者，可行内镜下排气。观察粪便颜色，必要时行粪便隐血试验，腹痛明显或排血便者应留院继续观察。如发现病人剧烈腹痛、腹胀、面色苍白、心率加快、血压下降、粪便次数增多呈黑色，提示并发肠穿孔、肠出血，应及时报告医生，并协助处理

（一）选择题

A1 型题

1. 腹腔穿刺初次放腹腔积液者，放液量**不宜**超过

    A. 1 000ml   B. 2 000ml

    C. 3 000ml   D. 4 000ml

    E. 5 000ml

2. 胃镜检查的适应证，应**除外**

    A. 萎缩性胃炎   B. 消化性溃疡

    C. 急性胃穿孔   D. 上消化道出血

    E. 胃癌

A2 型题

3. 病人，男，50 岁。肝硬化并有大量腹腔积液病人，拟行腹腔穿刺术。术前护士进行评估并向病人解释穿刺的目的。腹腔穿刺的目的**不包括**

    A. 明确腹腔积液性质，以协助病因诊断

    B. 腹腔内注药行局部治疗

    C. 解除大量积液压迫症状

    D. 减少积液渗出

    E. 施行积液浓缩回输术

4. 病人，男，40 岁。在行腹腔穿刺抽液过程中突然出现头晕、恶心、面色苍白、出冷汗，血压下降，此时应

    A. 嘱病人放松，不要紧张

    B. 放慢抽液速度

    C. 让病人休息片刻，继续抽液

    D. 立即停止抽液，嘱病人平卧，配合医生处理

    E. 吸氧

5. 病人，女，58 岁。因肝硬化致大量腹腔积液行腹腔穿刺放液，操作中**错误**的是

    A. 严格无菌操作，防止腹腔内继发感染

    B. 初次放积液者，放液量一般不宜超过 5 000ml

    C. 放液前后均应测量腹围、体重

    D. 积液流出不畅时，可将穿刺针稍做移动或变换体位

E. 大量放液后需束以多头腹带

6. 病人，男，47 岁。因上腹胀痛半年就诊，拟行胃镜检查，护士协助病人采取的体位是

    A. 仰卧位   B. 左侧卧位

    C. 右侧卧位   D. 左侧卧位，双腿屈曲

    E. 右侧卧位，双腿屈曲

7. 病人，女，70 岁。拟诊胃癌，行胃镜检查，插镜过程中护理配合**错误**的是

    A. 保持病人头部位置不动

    B. 胃镜插入 14～16cm 到达咽喉部时，嘱病人做吞咽动作

    C. 不可将唾液咽下以免呛咳

    D. 病人出现恶心不适时应加快检查速度，以减轻病人痛苦

    E. 当镜面被黏液、血迹、食物遮挡时，应注水冲洗

*8. 病人，男，38 岁。怀疑十二指肠溃疡，行胃镜检查术，术后护理**不妥**的是

    A. 咽喉部麻醉未消退前不要吞咽唾液

    B. 行活检的病人当天暂时禁食

    C. 咽痛、咽喉部异物感者不要用力咳嗽

    D. 腹痛、腹胀者可进行腹部按摩

    E. 观察病人有无消化道穿孔、出血、感染等并发症

（二）判断题

9. 腹腔穿刺大量放液后，束以多头腹带，以防腹内压骤降。（   ）

10. 胃镜检查前需要禁食 4～6 小时。（   ）

【参考答案】

---

1. C   2. C   3. D   4. D   5. B   6. D   7. D   8. B   9. √

10. ×

【习题解析】

---

8. 胃镜检查术后因咽喉部麻醉作用尚未消退，应嘱病人不要吞咽唾液，以免呛咳。麻醉作用消失后，可先饮少量水，如无呛咳可进饮食。

（高秀霞）

第五章 | 泌尿系统疾病病人的护理

第一节 泌尿系统疾病病人常见症状、体征的护理

【重点、难点解析】

1. 肾源性水肿的护理评估要点及护理措施（表5-1）。

表5-1　肾源性水肿的护理评估要点及护理措施

项目	内容
护理评估要点	肾炎性水肿：多从眼睑、颜面部开始，重者波及全身，指压凹陷不明显 肾病性水肿：一般较严重，多从下肢部位开始，水肿常呈全身性、体位性，常伴胸腔积液和腹腔积液，指压凹陷明显
护理措施	合理安排休息 饮食限盐、限水、限蛋白、补充热量及维生素 注意利尿剂的不良反应 准确记录24h出入液量和体重，及时发现并发症 加强皮肤护理，防止感染和压疮

2. 尿路刺激征的护理评估要点和护理措施（表5-2）。

表5-2　尿路刺激征的护理评估要点和护理措施

项目	内容
护理评估要点	尿路感染时尿频、尿急及尿痛，伴发热、尿浑浊、排尿不尽和下腹坠痛感 膀胱结石时，可出现尿痛伴血尿、排尿困难或尿流突然中断 膀胱肿瘤时，可出现尿频、尿急、尿痛伴血尿 前列腺增生时，可出现尿线变细、进行性排尿困难 糖尿病引起的尿频，排尿次数增多而每次尿量不少，全日总尿量增多

项目	内容
护理措施	卧床休息
	清淡饮食,多饮水、多排尿
	注意个人卫生,避免引起尿路感染的各种因素
	对症护理,缓解症状
	嘱病人按疗程服用抗生素和碳酸氢钠

【护考训练】

(一)选择题

A1 型题

1. 肾炎性水肿易出现于
   A. 眼睑、颜面　　　　　　　　B. 胫前、足踝
   C. 阴囊、会阴　　　　　　　　D. 胸腔、腹腔
   E. 背部、骶部

2. 少尿是指24 小时尿量少于
   A. 100ml　　　　B. 200ml　　　　C. 300ml
   D. 400ml　　　　E. 500ml

3. **不属于**尿路刺激征常见症状的是
   A. 尿频　　　　B. 尿急　　　　C. 尿痛
   D. 下腹坠痛　　E. 水肿

A2 型题

*4. 病人,女,66 岁,因"双下肢水肿 2 天"入院,医生拟用"呋塞米"治疗。应**避免**与其同时使用的抗生素是
   A. 青霉素　　　　　　　　B. 链霉素
   C. 氨苄西林　　　　　　　D. 红霉素
   E. 头孢菌素

5. 病人,女,23 岁,因"尿频、尿急、尿痛 3 小时"就诊。要求病人每日的饮水量至少超过
   A. 1 000ml　　　　B. 1 500ml　　　　C. 2 000ml
   D. 2 500ml　　　　E. 3 000ml

6. 病人，男，26 岁，感冒后出现水肿，考虑为肾炎性水肿。临床表现**不相符**的是

    A. 可仅见眼睑与颜面水肿　　　　B. 大多出现胸腔积液、腹腔积液

    C. 指压有凹陷　　　　　　　　　D. 常伴有高血压

    E. 可有血尿

7. 病人，男，56 岁，24 小时尿量约 250ml，中度水肿。病人的饮食，**错误**的是

    A. 控制饮水量　　　　　　　　　B. 避免使用含钾较多的食物

    C. 补充各种维生素　　　　　　　D. 限制盐的摄入

    E. 增加蛋白质的摄入，减轻水肿

8. 病人，女，20 岁。8 小时前出现发热、尿频。该病人的护理**不包括**

    A. 急性发作期应卧床休息　　　　B. 多饮水、勤排尿

    C. 禁食辛辣刺激性食物　　　　　D. 注意个人卫生

    E. 禁止膀胱区热敷

A3/A4 型题

（9、10 题共用题干）

病人，女，36 岁，近 3 天双下肢水肿明显，24 小时尿量大约为 200ml。尿常规检查：尿蛋白 ++++，初步考虑为肾病性水肿。

9. 该病人食盐的摄入量每天在多少克为宜

    A. 1～2g　　　　　　　　　　　B. 2～3g

    C. 3～4g　　　　　　　　　　　D. 4～5g

    E. 5～6g

*10. 该病人的护理措施，**不妥**的一项是

    A. 卧床休息　　　　　　　　　　B. 优质蛋白饮食

    C. 多饮水以增加尿量　　　　　　D. 注意口腔及皮肤护理

    E. 准确记录 24 小时出入量

（二）判断题

11. 无尿是指 24 小时尿量少于 10ml。（　　）

【参考答案】

1. A　　2. D　　3. E　　4. B　　5. C　　6. B　　7. E　　8. E　　9. B

10. C　　11. ×

4. 呋塞米可引起耳鸣、眩晕以及听力丧失,应避免同时使用有耳毒性的氨基糖苷类抗生素。

10. 水肿病人需限制液体摄入:轻度水肿,每日尿量超过 1 000ml 者,一般不需严格限水。严重水肿或每日尿量小于 500ml 者,需限制水的摄入,每日液体入量不超过前一日的尿量加上不显性失水量(约 500ml)。

(李士新)

第二节　慢性肾小球肾炎病人的护理

【重点、难点解析】

慢性肾小球肾炎治疗的常用药物及用药注意事项(表 5-3)。

表 5-3　慢性肾小球肾炎治疗的常用药物及用药注意事项

药物	用药注意事项
利尿剂	应用时注意病人有无电解质、酸碱平衡紊乱
降压药	嘱病人起床后稍坐几分钟,然后缓慢站起,以防直立性低血压
血管紧张素转化酶抑制剂	应监测电解质,防止高钾血症,观察病人有无持续性干咳

【护考训练】

(一)选择题

A1 型题

1. 下列不是慢性肾小球肾炎基本表现的是
   A. 蛋白尿
   B. 血尿
   C. 水肿
   D. 高血压
   E. 贫血

2. 慢性肾小球肾炎病人水肿易出现的部位是
   A. 眼睑、颜面
   B. 胸腔、腹腔

C. 胫前、足踝   D. 背部、骶部

E. 阴囊、会阴

3. 慢性肾小球肾炎发病的起始因素是

  A. 链球菌感染   B. 病毒感染

  C. 免疫介导的炎症   D. 感染后毒素作用

  E. 代谢产物潴留

4. 慢性肾小球肾炎治疗中,可降血压并能延缓肾功能减退的措施是

  A. 卧床休息   B. 低蛋白、低磷饮食

  C. 利尿剂   D. 血管紧张素转化酶抑制剂

  E. 抗血小板凝集药

A2 型题

5. 病人,男,50 岁,发现镜下血尿 1 年余,近 1 周水肿,测血压 175/106mmHg,医院诊断为慢性肾小球肾炎。下列哪项处理措施对其**不适用**

  A. 使用氢氯噻嗪利尿   B. 使用硝苯地平降压

  C. 限制钠盐   D. 卧床休息

  E. 应用大剂量糖皮质激素

6. 病人,男,50 岁。近 1 周头晕、头痛,双下肢轻度水肿,血压升高,来院复查,诊断为慢性肾小球肾炎。为迅速缓解症状,最佳措施是

  A. 卧床休息,下肢抬高   B. 抗生素治疗

  C. 免疫抑制剂治疗   D. 利尿、降压

  E. 激素治疗

7. 病人,女,34 岁。发现晨起眼睑水肿 2 年。查体:血压 167/93mmHg,双踝部凹陷性水肿。尿常规:蛋白 ++,红细胞 10～15 个 /HP,24 小时尿蛋白定量 1.8g,血浆白蛋白 37g/L,血肌酐 33.8μmol/L。最可能的诊断是

  A. 缺铁性贫血   B. 急性肾小球肾炎

  C. 慢性肾小球肾炎   D. 肾病综合征

  E. 原发性高血压

8. 病人,男,35 岁。慢性肾炎病人。1 周前受凉后出现发热、咳嗽、咳痰,听诊两肺散在湿啰音,考虑肺炎。选用的最佳抗炎药物为

  A. 青霉素   B. 链霉素

  C. 庆大霉素   D. 卡那霉素

  E. 复方新诺明

9. 病人，男，46 岁。为慢性肾炎病人，血压正常，全身轻度水肿，尿蛋白 ++，血肌酐轻度升高，血浆白蛋白 36g/L，饮食宜

    A. 高蛋白、低磷   B. 低蛋白、低磷

    C. 高蛋白、高维生素   D. 高糖、高脂、高蛋白

    E. 低蛋白、高脂、高维生素

10. 病人，女，46 岁。患慢性肾小球肾炎 6 年，因高血压明显给予降压治疗，可能出现干咳不良反应的是

    A. 利尿剂

    B. 钙通道阻滞剂

    C. β 受体阻滞剂

    D. 血管紧张素 II 受体拮抗剂

    E. 血管紧张素转化酶抑制剂

*11. 病人，女，36 岁。确诊慢性肾小球肾炎 6 天，请你告知病人尽量**少吃**哪种食物

    A. 鸡肉   B. 鱼类

    C. 豆类   D. 牛奶

    E. 鸡蛋

12. 病人，男，30 岁。发现双眼睑及双下肢轻度水肿，血压 170/100mmHg，以慢性肾小球肾炎收入院。护士在观察病情中应重点关注

    A. 精神状态   B. 水肿情况

    C. 血压变化   D. 心率变化

    E. 营养状况

13. 病人，女，48 岁。有慢性肾小球肾炎病史 5 年，血压正常。目前尿蛋白定性 ++，血尿素氮、肌酐均升高。其饮食应该限制

    A. 糖   B. 钙

    C. 总热量   D. 钠

    E. 蛋白质

A3/A4 型题

（14～16 题共用题干）

病人，女，30 岁。因反复出现蛋白尿 +～++、镜下血尿，晨起颜面部水肿 1 年余入院。血压 182/100mmHg，查肾功能示血肌酐 82μmol/L，尿常规示尿蛋白 ++。初步考虑为慢性肾小球肾炎。

14. 病人的饮食指导,**错误**的是
    A. 蛋白质摄入量每日每千克体重 0.6～0.8g,其中 50% 以上为动物蛋白
    B. 保证每日充足热量摄入
    C. 补充多种维生素
    D. 不必限制水的摄入
    E. 食盐的摄入量为每日 2～3g

15. 该病人的降压药首先选择
    A. 钙通道阻滞剂
    B. 血管紧张素转化酶抑制剂
    C. β 受体拮抗剂
    D. 利尿剂
    E. α 受体拮抗剂

*16. 该病人经住院治疗后病情缓解,其向护士咨询保健知识时,护士指导**不妥**的是
    A. 感染时可使用青霉素类抗生素
    B. 长期禁盐
    C. 避免感冒、劳累
    D. 优质低蛋白饮食
    E. 按医嘱应用降压药物

(二)判断题

*17. 慢性肾小球肾炎的治疗目的是防止和延缓肾功能减退,改善或缓解临床症状。(　)

18. 慢性肾小球肾炎病人高血压的治疗,首选利尿剂。(　)

【参考答案】

1. E　　2. A　　3. C　　4. D　　5. E　　6. D　　7. C　　8. A　　9. B
10. E　　11. C　　12. C　　13. E　　14. D　　15. B　　16. B　　17. √　　18. ×

【习题解析】

11. 豆类(包括豆制品)含非必需氨基酸较多,不是优质蛋白。

16. 肾炎性水肿病人应低盐饮食，但并非无盐饮食。

17. 慢性肾炎治疗以防止或延缓肾功能进行性恶化、改善或缓解临床症状、防治严重并发症为主要目的，而不以消除尿红细胞或减轻尿蛋白为目标。

（孙振龙）

第三节　肾病综合征病人的护理

【重点、难点解析】

1. 肾病综合征病人的身体状况及护理要点（表5-4）。

表5-4　肾病综合征病人的身体状况及护理要点

项目	内容
身体状况	大量蛋白尿（尿蛋白＞3.5g/d）是肾病综合征的起病根源 低蛋白血症（血浆白蛋白＜30g/L），主要是大量蛋白尿所致 水肿是肾病综合征最常见、最突出的体征 高脂血症，以高胆固醇血症最为常见 并发症，如感染、血栓和栓塞、急性肾损伤
护理要点	卧床休息至水肿消失，保持适度的床上及床旁活动 低盐、低脂、高维生素、足够热量、正常量的优质蛋白饮食 监测生命体征的变化，及时发现并纠正可能出现的并发症 合理用药，监测糖皮质激素、环磷酰胺、利尿剂、抗凝药等药物的不良反应 做好心理护理，减轻病人的悲观情绪，使病人树立战胜疾病的信心

2. 经皮肾穿刺活组织检查术（肾穿刺术）的护理配合（表5-5）。

表5-5　肾穿刺术的护理配合

项目	内容
术前护理	向病人解释检查的目的和意义，消除病人的恐惧心理 训练病人俯卧位、吸气末屏气（大于15s），并练习卧床排尿 术前血压控制在140/90mmHg以下 女性病人穿刺必须避开月经期 检查血常规、出血与凝血功能及肾功能，了解有无贫血、出血及肾功能水平

项目	内容
术后护理	穿刺点加压 3～5min，必要时用腹带加压包扎
	平车送病人回病房，并小心平移至病床上
	术后卧床 24h；前 4～6h 仰卧，腰部制动，严禁翻身和扭转腰部
	术后 6h 内密切监测血压、脉搏，观察尿色、有无腹痛和腰痛等
	若病情允许，嘱病人多饮水，以免血块阻塞尿路
	避免或及时处理便秘、腹泻和剧烈咳嗽
	术后 3 周内禁止剧烈运动或重体力劳动
	5% 碳酸氢钠溶液静脉滴注，碱化尿液。必要时用止血药及抗生素，防止出血和感染

【护考训练】

（一）选择题

A1 型题

1. 肾病综合征病人最突出的体征是

    A. 高血压   B. 水肿

    C. 肾区叩击痛   D. 嗜睡

    E. 发热

2. 肾病综合征的起病的根源是

    A. 水肿   B. 高血压

    C. 低蛋白血症   D. 大量蛋白尿

    E. 高胆固醇血症

3. 能确定肾病综合征病理类型的检查项目是

    A. 中段尿培养   B. 尿蛋白定量

    C. 肾功能检查   D. 肾脏穿刺活检

    E. 血脂检查

4. 原发性肾病综合征的病理生理变化**不包括**

    A. 水肿   B. 大量糖尿

    C. 高脂血症   D. 大量蛋白尿

    E. 低蛋白血症

5. 关于肾穿刺术后的护理，正确的是
   A. 如出现肉眼血尿，延长卧床时间　B. 如出现尿潴留，可导尿
   C. 术后俯卧，严格腰部制动2小时　D. 术后6小时下床活动
   E. 少喝水，避免卧床排尿不便

A2 型题

6. 病人，男，28岁，发现全身高度水肿1个月余，实验室检查有低蛋白血症、高胆固醇血症及大量蛋白尿，当前诊断考虑为
   A. 慢性肾盂肾炎　　　　　　　　　B. 慢性肾炎（高血压型）
   C. 急性肾小球肾炎　　　　　　　　D. 急性肾盂肾炎
   E. 肾病综合征

*7. 病人，女，31岁，双下肢水肿，经过血、尿检查确诊为肾病综合征。予以泼尼松口服4个月，出现水肿减轻、食欲增加、双下肢疼痛，此时最应关注的药物的副作用是
   A. 消化性溃疡　　　　　　　　　　B. 免疫力低下
   C. 骨质疏松　　　　　　　　　　　D. 高血压
   E. 多毛症

8. 病人，女，56岁。肾病综合征病人。护理体检：双下肢凹陷性水肿。实验室检查：尿蛋白4.7g/d，血浆白蛋白23g/L。该病人水肿的主要原因是
   A. 醛固酮增多　　　　　　　　　　B. 球 – 管失衡
   C. 饮水过多　　　　　　　　　　　D. 肾小球滤过率下降
   E. 血浆胶体渗透压下降

9. 病人，男，60岁。全身明显水肿，尿蛋白 +++，血浆白蛋白 15g/L，考虑为肾病综合征。病人准备用中成药辅助治疗。对蛋白尿治疗有效的中成药是
   A. 六味地黄丸　　　　　　　　　　B. 雷公藤多苷片
   C. 十全大补丸　　　　　　　　　　D. 玉屏风散片
   E. 逍遥丸

10. 病人，女，20岁。全身明显水肿，尿蛋白 ++++，血浆白蛋白 15g/L，血清胆固醇 11.63mmol/L，尿素氮 6.42mmol/L。准备用激素治疗，但是病人对激素的使用方法不了解，且害怕激素的副作用。下列指导，**错误**的是
   A. 激素可致骨质疏松　　　　　　　B. 激素可导致满月脸
   C. 起始量要足　　　　　　　　　　D. 维持用药要久
   E. 撤减药要快，以减少副作用

11. 病人，男，42 岁。出现水肿、尿少 1 周，血压 120/80mmHg。尿蛋白 ++++，血浆白蛋白 25g/L，24 小时尿蛋白定量为 9g，血清胆固醇 10.6mmol/L。对此例疾病，诊断价值最大的辅助检查是

    A. 血脂
    B. 肾功能检查
    C. 肾脏 B 超
    D. 蛋白电泳
    E. 24 小时尿蛋白定量、血浆蛋白

12. 病人，女，20 岁。因"双下肢水肿 4 天"收入院。尿蛋白 +++，胆固醇轻度升高，血白蛋白 12g/L。入院后诊断为肾病综合征。经过和病人沟通，病人同意行肾穿刺活检明确肾脏病病理类型，病人比较紧张。关于病人准备，**错误**的是

    A. 女性病人应尽量避开月经期
    B. 向病人解释穿刺的注意事项
    C. 指导病人练习仰卧位呼气的方法
    D. 术前禁食、禁水 4 小时，排空大小便
    E. 保证血压平稳

13. 病人，男，48 岁。有 2 型糖尿病病史 6 年。近半个月来常感乏力、头晕，尿中有泡沫。体检：血压 170/110mmHg，双下肢凹陷性水肿。辅助检查：尿蛋白 +++，血浆白蛋白 28g/L，甘油三酯升高，肾功能正常。诊断为"糖尿病并发肾病综合征"。针对该病人的饮食指导，正确的是

    A. 应尽量摄入富含必需氨基酸的动物蛋白
    B. 应多进食富含饱和脂肪酸的食物
    C. 蛋白质摄入量应高于正常量，即每日 > 1.0g/kg
    D. 减少热量摄入以免增加肾脏负担
    E. 不必限制盐的摄入

A3/A4 型题

（14~17 题共用题干）

病人，女，48 岁。双下肢水肿、乏力 15 天。护理体检：体温 38.4℃，血压 140/90mmHg，双下肢明显凹陷性水肿。实验室检查：24 小时尿蛋白定量 4.9g，血浆白蛋白 27g/L，胆固醇 7.8mmol/L。初步诊断为肾病综合征。

*14. 目前病人最主要的护理诊断 / 问题是

    A. 有感染的危险
    B. 知识缺乏
    C. 体液过多
    D. 焦虑
    E. 有皮肤完整性受损的危险

15. 该病人最常见的并发症是
    A. 感染
    B. 电解质紊乱
    C. 血栓形成
    D. 急性肾衰竭
    E. 动脉粥样硬化

*16. 该病人应该给予的饮食类型为
    A. 低胆固醇饮食
    B. 低蛋白、低脂肪饮食
    C. 高蛋白、低脂肪饮食
    D. 正常优质蛋白、低脂肪饮食
    E. 低蛋白、高脂肪饮食

17. 经过病人同意,行肾穿刺活组织检查。关于肾穿刺术后护理,**错误**的是
    A. 术后卧床 12 小时
    B. 腰部严格制动,四肢可缓慢小幅度活动,严禁翻身和扭转腰部
    C. 术后 6 小时内密切监测血压、脉搏,观察尿色、有无腹痛和腰痛等
    D. 若病情允许,嘱病人多饮水,以免血块阻塞尿路
    E. 避免或及时处理便秘、腹泻和剧烈咳嗽

(18~21题共用题干)

病人,男,35 岁。全身水肿、少尿 1 周,血压 170/120mmHg,双下肢明显凹陷性水肿。实验室检查:尿蛋白 ++++,24 小时尿蛋白定量 6.2g,血浆白蛋白 21g/L。

18. 病人最可能的诊断是
    A. 右心衰竭
    B. 肝硬化
    C. 重度营养不良
    D. 肾病综合征
    E. 急性肾小球肾炎

19. 该病人治疗药物首选
    A. 糖皮质激素
    B. 血浆置换术
    C. 大剂量青霉素静脉滴注
    D. 环孢素
    E. 环磷酰胺

*20. 治疗该病最有益的降压药物是
    A. 硝苯地平
    B. β受体拮抗剂
    C. 血管紧张素转化酶抑制剂
    D. 利尿剂
    E. 硝普钠

*21. 下列护理措施中**错误**的是

    A. 用高生物效价优质蛋白   B. 限制水、钠摄入

    C. 避免皮肤长时间受压   D. 迅速利尿，以减轻症状

    E. 适度活动，避免产生肢体血栓等并发症

（二）判断题

22. 原发性肾病综合征的病因及发病机制中，较肯定的因素是免疫介导的炎症。（　）

23. 肾病综合征病人采取低盐、低脂、高维生素、足够热量、高蛋白饮食。（　）

【参考答案】

1. B	2. D	3. D	4. B	5. A	6. E	7. C	8. E	9. B
10. E	11. E	12. C	13. A	14. C	15. A	16. D	17. A	18. D
19. A	20. C	21. D	22. √	23. ×				

【习题解析】

7. 长期使用糖皮质激素可出现水钠潴留、高血压、糖尿病、精神兴奋性增高、消化道出血、骨质疏松、继发感染、满月脸及向心性肥胖等不良反应，该病人出现双下肢疼痛应考虑骨质疏松甚至有骨折的可能。

14. 明显的凹陷性水肿是肾病综合征病人最突出的体征，对应的护理诊断/问题是体液过多。

16. 肾病综合征病人一般给予正常量的优质蛋白，当肾功能不全时应根据肾小球滤过率调整蛋白质的摄入量。低脂饮食，以富含不饱和脂肪酸的食物油（如植物油、鱼油等）为主。

20. 血管紧张素转化酶抑制剂除了降血压作用之外，还有改善肾小球毛细血管通透性以减少尿蛋白排出的作用。该病人有大量蛋白尿，应用血管紧张素转化酶抑制剂对其有益。

21. 应用利尿剂时，以体重下降 0.5～1.0kg/d 为宜，不宜过快、过猛，以免引起有效循环血容量不足，加重血液高凝倾向，诱发血栓、栓塞。

（孙振龙）

第四节　尿路感染病人的护理

【重点、难点解析】

1. 尿路感染病人的易感因素及治疗要点（表5-6）。

表5-6　尿路感染病人的易感因素及治疗要点

项目	内容
易感因素	女性：尿道短而直，尿道口离肛门近而易被细菌污染
	尿路梗阻：如尿路结石、前列腺增生等，可导致尿液积聚，细菌大量繁殖
	膀胱－输尿管反流：使尿液从膀胱逆流至输尿管、肾盂，发生感染
	机体免疫力低下：如长期使用免疫抑制剂、艾滋病
	神经源性膀胱：如脊髓损伤、糖尿病等导致支配膀胱的神经功能障碍
	医源性因素：导尿、留置尿管、膀胱镜和输尿管镜检查，将细菌带入泌尿道
治疗要点	去除易患因素，合理使用抗生素
	急性膀胱炎初诊用药可用3日疗法
	急性肾盂肾炎抗菌药物疗程通常为10～14d

2. 尿细菌定量培养，留取尿标本的注意事项（表5-7）。

表5-7　尿细菌定量培养，留取尿标本的注意事项

项目	内容
注意事项	在应用抗生素之前或停用抗生素5d后留取尿标本
	取清晨第一次清洁、新鲜的中段尿送检，确保尿液在膀胱内停留4h以上
	执行无菌操作，充分清洗外阴或包皮，消毒尿道口，再留取中段尿
	尿标本必须在1h内做细菌培养，否则需冷藏保存
	尿标本中勿混入消毒药液。女病人留尿，避开月经期

（一）选择题

A1 型题

1. 肾盂肾炎的易感因素**不包括**

    A. 尿路梗阻
    B. 机体抵抗力降低
    C. 女性
    D. 留置尿管
    E. 口腔感染

2. 急性肾盂肾炎的临床表现中，**最不可能**出现的是

    A. 尿路刺激征
    B. 脊肋角压痛
    C. 高热畏寒
    D. 尿液浑浊
    E. 夜尿增多

3. 尿路感染的发病率，女性高于男性，是因为女性尿道较男性尿道

    A. 短而直
    B. 长而窄
    C. 扁而平
    D. 宽而长
    E. 短而窄

4. 尿常规检查中对肾盂肾炎的诊断最有价值的是

    A. 红细胞管型
    B. 白细胞管型
    C. 透明管型
    D. 蜡样管型
    E. 颗粒管型

5. 服用磺胺类药物治疗尿路感染时，加服碳酸氢钠的作用是

    A. 抗炎
    B. 增加尿量
    C. 碱化尿液
    D. 保护尿路黏膜
    E. 增加肾脏血流量

*6. 关于肾盂肾炎病人的治疗，正确的是

    A. 限制饮水

    B. 应在使用抗菌药物之前留取尿标本

    C. 急性肾盂肾炎疗程为症状完全消失即可

    D. 不可用碳酸氢钠

    E. 急性肾盂肾炎抗菌药物疗程通常为 3～5 天

7. 对尿路感染病人的健康教育中，**错误**的是

    A. 鼓励病人多饮水
    B. 长期预防性服用抗生素
    C. 及时治疗尿路结石
    D. 及时治疗尿道损伤
    E. 保持会阴部清洁

8. 病人，女，28 岁。2 天前于月经期后出现尿频、尿急和尿痛。请问减轻尿路刺激征的最重要的措施是

  A. 多饮水   B. 卧床休息   C. 听音乐

  D. 松弛术   E. 膀胱区按摩

9. 病人，女，36 岁。3 小时前出现尿痛、发热。查体：肾区叩击痛，体温 39.5℃。考虑为急性肾盂肾炎，准备使用抗生素进行治疗。**错误**的护理措施是

  A. 多饮水，勤排尿   B. 及时清洁尿道口

  C. 增加休息   D. 口服碳酸氢钠，碱化尿液

  E. 在抗生素使用之后，尽快行尿细菌学检查

10. 病人，女，26 岁。以"高热、尿频、尿急 3 小时"入院。查体：肾脏有明显叩击痛。尿蛋白 ++，白细胞 > 5 个 /HP。医生让病人每天饮水量达到 2 500ml 以上，其目的是

  A. 促进解毒   B. 促进排尿，冲洗细菌

  C. 补充水分   D. 避免药物副作用

  E. 有利于药物吸收

11. 病人，女，28 岁，2 天前出现尿频、尿急和尿痛，体温 39.5℃，给予抗生素等治疗。考虑急性肾盂肾炎，请问抗菌药物的疗程为

  A. 3 天   B. 5～7 天

  C. 7～10 天   D. 10～14 天

  E. 直到尿培养连续 3 次均为阴性

*12. 病人，女，30 岁，"高热、腰痛、尿频、尿急 3 小时"于下午三点入院。查体：肾脏有明显叩击痛。化验：尿蛋白 ++，白细胞 +++，红细胞 5 个 /HP。准备行尿细菌学检查，以下**错误**的是

  A. 马上取清洁、新鲜的中段尿送检

  B. 应在使用抗菌药物之前留取尿标本

  C. 充分清洗外阴或包皮，消毒尿道口，用无菌试管留尿

  D. 并在 1 小时内做细菌培养

  E. 女性病人留尿时，注意避开月经期

13. 病人，女，25 岁。因"发热、尿痛、尿急 2 天"就诊。查体：T 39℃，HR 106 次 /min，R 19 次 /min，BP 115/72mmHg。医嘱：尿培养做细菌学检查，确诊为尿路感染。该病人尿细菌定量培养菌落数的结果，最可能是

A. $\geq 10^4/ml$ B. $\geq 10^3/ml$ C. $\geq 10^2/ml$

D. $\geq 10/ml$ E. $\geq 10^5/ml$

*14. 病人,女,28岁。2天前在"经期"后出现尿频、尿急和尿痛,体温39.5℃,给予抗生素等治疗,1周后好转。急性肾盂肾炎临床治愈的标准为

A. 临床症状消失

B. 临床症状消失 + 尿常规转阴

C. 临床症状消失 + 尿菌培养1次转阴

D. 临床症状消失 + 2周、6周尿菌培养转阴

E. 6周后尿菌培养阴性

15. 病人,女,23岁。主诉"尿频、尿急、尿痛"。查体:T 38.6℃,R 24次/min,P 90次/min,BP 110/80mmHg,尿常规检查可见大量白细胞管型,应考虑为

A. 慢性肾炎 B. 急性肾盂肾炎

C. 泌尿系结石 D. 急性肾炎

E. 肾脏肿瘤

16. 病人,女,28岁。因尿频、尿急、尿痛入院。入院后收集尿标本做细菌培养,但病人入院前使用了抗生素。护士应在病人停用抗生素治疗后多少天留取尿标本

A. 1天 B. 2天 C. 3天

D. 5天 E. 7天

A3/A4 型题

(17~19题共用题干)

病人,女,29岁。已婚,突然寒战、高热伴尿频、尿急、尿痛2天,体温39.8℃,左肾区叩痛,烦躁不安。初步考虑尿路感染。

17. 目前最主要的护理诊断及合作性问题是

A. 焦虑 B. 潜在并发症:药物副作用

C. 体温过高 D. 潜在并发症:慢性肾衰竭

E. 疼痛:尿痛、肾区痛

18. 该病人行尿常规检查,最可能的结果是

A. 肉眼血尿 B. 蛋白尿 C. 脓尿

D. 低比重尿 E. 管型尿

19. 确诊尿路感染最有意义的检查是

A. 尿常规 B. 尿菌培养 C. 尿路造影

D. 肾盂造影 E. 尿沉渣计数

（20～22题共用题干）

病人，女，28岁。近3天发热，腰痛，伴尿急、尿频、尿痛。镜检尿白细胞增多，达25/HP。

20. 考虑该病人为
    A. 急性肾小球肾炎　　　　　　　B. 慢性肾小球肾炎
    C. 急性肾盂肾炎　　　　　　　　D. 急进性肾炎
    E. 肾病综合征

*21. 针对该病人的护理措施，**错误**的是
    A. 第1周卧床休息　　　　　　　B. 鼓励病人多饮水
    C. 加强营养，补充多种维生素　　D. 避免劳累
    E. 憋尿，减少尿频、尿痛

22. 该病最简便而有效的预防措施是
    A. 做好会阴部卫生　　　　　　　B. 体育锻炼
    C. 加强营养　　　　　　　　　　D. 服用抗生素
    E. 多饮水、勤排尿

（二）判断题

23. 尿路感染最常见的感染途径是血行感染。（　　）

24. 尿路感染病人行尿细菌定量培养，留取尿标本的正确方式是留取随机尿。（　　）

25. 尿路感染最常见的致病菌是大肠埃希菌。（　　）

【参考答案】

1. E　　2. E　　3. A　　4. B　　5. C　　6. B　　7. B　　8. A　　9. E
10. B　　11. D　　12. A　　13. E　　14. D　　15. B　　16. D　　17. C　　18. C
19. B　　20. C　　21. E　　22. E　　23. ×　　24. ×　　25. √

【习题解析】

6. 做尿细菌定量培养，留取尿标本时，应在应用抗生素之前或停用抗生素5天后留取尿标本。急性肾盂肾炎抗菌药物疗程通常为10～14天。

12. 尿路感染的病人留取尿培养标本，取清晨第一次（尿液在膀胱内停留4小时以上）清洁、新鲜的中段尿送检。下午三点不能送尿标本。

14. 急性肾盂肾炎临床治愈的标准为临床症状消失＋2周、6周尿菌培养转阴。

21. 多饮水、勤排尿是预防尿路感染最简便而有效的措施。每天应摄入足够水分，以保证足够的尿量和排尿次数。

（李士新）

第五节　急性肾损伤病人的护理

【重点、难点解析】

1. 急性肾损伤的病因、病人身体状况（表5-8）。

表5-8　急性肾损伤的病因、病人身体状况

项目	内容
病因	肾前性：各种原因的液体丢失和失血，引起肾脏血流灌注不足
	肾后性：特征是急性尿路梗阻，如前列腺增生、肿瘤、输尿管结石等
	肾性：为肾实质损伤，肾缺血或肾毒性物质损伤肾小管上皮细胞引起的最常见
身体状况	起始期：尚未发生明显的肾实质损伤，此期历时约数小时至1~2d
	维持期：又称少尿期，典型者为7~14d。病人常出现少尿或无尿，也可尿量正常。临床上可逐渐出现一系列尿毒症表现
	恢复期：尿量通常持续1~3周后逐渐恢复正常

2. 急性肾损伤高钾血症的表现和治疗配合（表5-9）。

表5-9　急性肾损伤高钾血症的表现和治疗配合

项目	内容
表现	四肢麻木无力、心率减慢，重者出现心室颤动或心脏停搏
治疗配合	停用一切含钾药物和／或食物，禁止输库存血
	对抗钾离子心肌毒性：首先给予10%葡萄糖酸钙稀释后静脉注射
	转移钾至细胞内：10%葡萄糖250~500ml加胰岛素6~12U静脉滴注；伴代谢性酸中毒者，5%碳酸氢钠100~250ml静脉滴注，纠正酸中毒
	清除钾：可应用离子交换树脂、利尿剂；内科治疗不能纠正的严重高钾血症，及时给予血液透析治疗

（一）选择题

A1 型题

1. 下列哪项是急性肾损伤最常见的病因
   - A. 肾前性病变
   - B. 肾后性病变
   - C. 急性肾小管坏死
   - D. 急性肾间质病变
   - E. 肾小球和肾小血管病变

2. 急性肾损伤最常见的电解质、酸碱紊乱是
   - A. 低钾血症和代谢性酸中毒
   - B. 高钾血症和代谢性酸中毒
   - C. 低钙血症和呼吸性酸中毒
   - D. 高磷血症和呼吸性酸中毒
   - E. 高钠血症和代谢性碱中毒

3. 急性肾损伤少尿期护理，**错误**的是
   - A. 严格限制入水量
   - B. 控制蛋白质摄入
   - C. 可补充碱性药物
   - D. 及时补充氯化钾
   - E. 必要时给予透析治疗

4. 关于急性肾损伤，**错误**的是
   - A. 少尿期典型者为 7～14 天
   - B. 尿量通常持续 1～3 周后逐渐恢复正常
   - C. 血肌酐短期内明显升高
   - D. 影像学检查首选腹部 X 线平片
   - E. 感染是少尿期常见而严重的并发症

*5. 急性肾损伤少尿期，引起病人死亡的最常见原因是
   - A. 代谢性酸中毒
   - B. 高钾血症
   - C. 贫血
   - D. 水中毒
   - E. 出血倾向

6. 急性肾损伤多尿期，容易出现的水电解质酸碱失衡是
   - A. 高镁血症
   - B. 高钠血症
   - C. 低钾血症
   - D. 低钙血症
   - E. 高磷血症

A2 型题

7. 病人，女，36 岁。平素健康。因剧烈呕吐、腹泻后突然出现少尿（180ml/d），血尿素氮 15mmol/L，肌酐 178μmol/L，尿比重为 1.025。尿量减少最可能的原因是

    A. 肾前性急性肾损伤

    B. 肾后性急性肾损伤

    C. 慢性肾衰竭

    D. 感染导致肾损伤

    E. 急性间质性肾炎

8. 病人，男，48 岁。因"急性胃肠炎"静脉滴注庆大霉素之后，24 小时尿量明显减少（约 200ml），血钾 8.5mmol/L。有关高钾血症的处理下列哪项最有效

    A. 透析治疗

    B. 10% 葡萄糖酸钙 10ml 稀释后缓慢静脉注射

    C. 25% 葡萄糖 200ml 加胰岛素 16U 静脉滴注

    D. 5% 碳酸氢钠 200ml 静脉滴注

    E. 钠型离子交换树脂 10g 口服

9. 病人，男，48 岁。因肾结石行超声碎石治疗，24 小时尿量明显减少（约 150ml），血肌酐升高（260μmol/L）。关于病人的健康指导，**错误**的是

    A. 慎用氨基糖苷类抗生素

    B. 大剂量造影剂行输尿管 CT 检查，明确肾结石部位

    C. 恢复期病人应加强营养，适当锻炼

    D. 强调监测肾功能、尿量的重要性

    E. 教会病人测量和记录尿量的方法

10. 病人，男，58 岁。确诊为肺癌，用环磷酰胺、阿霉素、顺铂方案化疗第 3 天后突然出现少尿。血肌酐 646μmol/L，血尿酸 1 120μmol/L。病人出现深长呼吸、恶心、呕吐、疲乏及嗜睡等表现，提示发生了

    A. 代谢性酸中毒   B. 代谢性碱中毒

    C. 呼吸衰竭   D. 低钠血症

    E. 高钾血症

*11. 病人，男，36 岁。平素健康，因剧烈呕吐、腹泻后突然出现少尿（10ml/h），双下肢水肿。血尿素氮 20mmol/L，肌酐 378μmol/L。以下护理措施，**错误**的是

    A. 蛋白质摄入量以 0.8g/（kg•d）为宜

    B. 保证热量供给不低于 147kJ（35kcal）/（kg•d）

C. 尽可能减少钠、氯的摄入量

D. 多吃紫菜、菠菜、香蕉、香菇

E. 严格记录24小时出入液量

12. 病人,男,34岁。因"大面积烧伤1小时"入院。第3天护士测得24小时尿量为200ml,考虑急性肾损伤。此时护士给病人最重要的处理是

A. 预防感染   B. 卧床休息

C. 严格控制钾摄入   D. 限制蛋白质摄入

E. 保持情绪稳定

13. 病人,男,15岁。以"急性肾损伤"收入院,近3天表现为食欲下降、烦躁不安,每日尿量约300ml,尿色深而浑浊,尿比重<1.015。针对该病人的护理措施,**不正确**的是

A. 保证液体入量充足   B. 限制钾的摄入

C. 预防感染   D. 限制蛋白质摄入

E. 保证病人热量供给

A3/A4型题

(14~16题共用题干)

病人,男,28岁。因大腿挤压伤后出现急性肾损伤,24小时尿量为300ml,尿常规提示尿比重为1.010,尿中含有少量蛋白质、红细胞。

14. 该病人处于急性肾损伤的

A. 少尿期   B. 无尿期

C. 多尿期   D. 恢复期

E. 末期

15. 上述时期应重点观察的电解质是

A. 血钠   B. 血钾

C. 血钙   D. 血镁

E. 血磷

*16. 该病人血钾7.5mmol/L,心电图检查出现T波高尖,首先应给予

A. 5%碳酸钠溶液静脉滴注

B. 5%葡萄糖加胰岛素静脉滴注

C. 10%葡萄糖酸钙稀释后静脉注射

D. 高渗盐水静脉滴注

E. 透析疗法

（17、18题共用题干）

病人，女，66岁。1天前腰部肌肉轻微扭伤，出现腰痛，来院就诊。肾脏超声显示左肾结石、输尿管轻度积水，血肌酐96μmol/L。入院后用60%泛影葡胺20ml行静脉肾盂造影术。术后第二天病人出现少尿，24小时尿量约200ml，血肌酐485μmol/L。

17. 该病人尿量减少的主要原因是

    A. 液体入量减少   B. 肌肉损伤

    C. 结石梗阻   D. 抗生素

    E. 造影剂

*18. 针对该病人的护理措施，**错误**的是

    A. 给予高蛋白饮食   B. 严格限制入量，准确记录出入量

    C. 记录尿量及尿比重   D. 严禁含钾食物及含钾药物

    E. 禁输库存血

（二）判断题

19. 急性肾损伤少尿期，可以输库存血。（　　）

20. 感染是急性肾损伤少尿期常见而严重的并发症，也是主要死亡原因之一。（　　）

【参考答案】

1. C   2. B   3. D   4. D   5. B   6. C   7. A   8. A   9. B

10. A   11. D   12. C   13. A   14. A   15. B   16. C   17. E   18. A

19. ×   20. √

【习题解析】

5. 高钾血症可导致四肢麻木无力、心率减慢，重者出现心室颤动或心搏骤停，是急性肾损伤最严重的并发症之一，也是少尿期的首位死因。

11. 紫菜、菠菜、香蕉、香菇含钾较多，少尿期应严格限制。

16. 心电图检查出现T波高尖，说明高钾血症抑制心肌，10%葡萄糖酸钙可以拮抗钾离子对心肌的毒性作用。

18. 急性肾损伤病人，需要限制蛋白质摄入，给予优质蛋白质一般为0.8g/（kg·d），适量补充氨基酸。

（李士新）

第六节 慢性肾衰竭病人的护理

1. 慢性肾脏病（CKD）的分期及治疗建议（表5-10）。

表5-10 慢性肾衰竭的分期及治疗建议

分期	特征	GFR/[ml/(min·1.73m²)]	防治目标和措施
1	GFR 正常或升高	≥90	CKD 病因诊治,延缓症状;保护肾功能,延缓 CKD 进展
2	GFR 轻度降低	60 ~ 89	评估、延缓 CKD 进展;降低 CVD（心血管病）风险
3a	GFR 轻到中度降低	45 ~ 59	延缓 CKD 进展
3b	GFR 中到重度降低	30 ~ 44	评估治疗并发症
4	GFR 重度降低	15 ~ 29	综合治疗,肾脏替代治疗准备
5	终末期肾脏病	<15（或透析）	适时肾脏替代治疗

2. 慢性肾衰竭病人的饮食护理（表5-11）。

表5-11 慢性肾衰竭病人的饮食护理

项目	饮食要点
蛋白质	慢性肾脏病 1 ~ 2 期病人,蛋白质摄入量为 0.8 ~ 1.0g/（kg·d） 慢性肾脏病 3 期至没有透析的病人,推荐蛋白质摄入量为 0.6 ~ 0.8g/（kg·d） 血液透析病人的蛋白质摄入量为 1.0 ~ 1.2g/（kg·d） 腹膜透析病人的蛋白质摄入量为 1.2 ~ 1.3g/（kg·d） 50% 以上的蛋白质为优质蛋白（高生物效价蛋白）,如鸡蛋、牛奶、瘦肉、鱼肉等
热量	可选用热量高、蛋白质含量低的食物,如麦淀粉、藕粉、粉丝、薯类等
钠	明显水肿和高血压者食盐摄入 2 ~ 3g/d,个别严重病例限制为 <2g/d 或无盐饮食
钾	尿量 <1 000ml/d,需限制食物中钾的摄入
磷	低磷饮食,每天磷摄入量应 <600mg/d
维生素	补充水溶性维生素,如 B 族维生素、维生素 C 和叶酸

（一）选择题

A1 型题

1. 尿毒症晚期，病人的呼气中可有

    A. 尿味   B. 樱桃味

    C. 大蒜味   D. 甜味

    E. 烂苹果味

2. 慢性肾衰竭的主要死亡原因**不包括**

    A. 贫血   B. 肺部感染

    C. 泌尿系统感染   D. 动脉粥样硬化

    E. 心力衰竭

3. 导致慢性肾衰竭病人贫血的原因**不包括**

    A. 促红细胞生成素减少   B. 造血原料摄入不足

    C. 失血   D. 红细胞破坏增多

    E. 红细胞寿命缩短

4. 慢性肾衰竭最早出现的表现是

    A. 厌食、恶心、呕吐   B. 嗜睡、定向力障碍

    C. 咳嗽、胸痛   D. 皮肤黏膜出血

    E. 血压升高

5. 慢性肾衰竭病人出现的水、电解质、酸碱失衡的常见类型**不包括**

    A. 低钙血症   B. 低磷血症

    C. 脱水或水肿   D. 高血钾及低血钾

    E. 酸中毒

A2 型题

*6. 病人，女，32 岁，有慢性肾炎病史。厌食、恶心、呕吐伴乏力 3 个月，尿量有所减少。内生肌酐清除率为 20ml/min，血肌酐为 514μmol/L，尿素氮为 30mmol/L，诊断为慢性肾衰竭。以下处理措施中**错误**的是

    A. 低蛋白饮食   B. 保证供给充足的热量

    C. 不能用麦淀粉当作主食   D. 限制含磷丰富的食物

    E. 限制含钾高的食物

7. 病人，男，45 岁。蛋白尿 8 年，乏力、恶心 2 个月。体检：贫血貌，血压

180/110mmHg, 心、肺听诊无异常, 血尿素氮 52mmol/L。临床诊断为慢性肾衰竭, 尿毒症期。对此病人降低尿素氮最有效的方法是

    A. 肾必需氨基酸疗法　　　　　　　　B. 控制高血压

    C. 中医治疗　　　　　　　　　　　　D. 胃肠吸附疗法

    E. 透析疗法

8. 病人, 男, 50 岁, 患慢性肾小球肾炎 3 年, 近日出现食欲明显减退、恶心、呕吐、呼吸深快, 双下肢水肿, 血压 150/100mmHg。病人呼吸深快, 首先应考虑为

    A. 呼吸衰竭　　　　　　　　　　　　B. 高血压脑病

    C. 心力衰竭　　　　　　　　　　　　D. 尿毒症酸中毒

    E. 糖尿病酸中毒

9. 病人, 女, 45 岁。慢性肾功能不全 5 年, 尿蛋白 ++, 血肌酐 410μmol/L, 尿比重 1.012。其中尿常规检查, 对诊断最有意义的是

    A. 红细胞管型　　　　　　　　　　　B. 白细胞管型

    C. 透明管型　　　　　　　　　　　　D. 蜡样管型

    E. 颗粒管型

10. 病人, 男, 45 岁。慢性肾衰竭, 尿毒症期。因酸中毒给予 5% 碳酸氢钠 250ml 静脉滴注后出现手足抽搐, 最可能的原因是

    A. 低血钾　　　　　　　　　　　　　B. 低血钙

    C. 高钠血症　　　　　　　　　　　　D. 碱中毒

    E. 脑出血

11. 病人, 男, 46 岁, 患慢性肾衰竭 2 年, 皮肤黏膜苍白, 血红蛋白 67g/L。其贫血的主要原因是

    A. 铁缺乏　　　　　　　　　　　　　B. 叶酸缺乏

    C. 脾功能亢进　　　　　　　　　　　D. 骨髓受抑制

    E. 促红细胞生成素减少

12. 病人, 男, 45 岁。蛋白尿 8 年, 乏力、恶心 2 个月, 平时血压偏高, 贫血貌, 血压 180/110mmHg, 心、肺听诊无异常, 血肌酐 1 042μmol/L, 临床诊断为慢性肾脏病 5 期。最可能的病因是

    A. 慢性肾盂肾炎　　　　　　　　　　B. 高血压肾小动脉硬化

    C. 慢性肾小球肾炎　　　　　　　　　D. 慢性间质性肾炎

    E. 急性肾小球肾炎

13. 病人, 女, 36 岁。头晕、乏力伴恶心、呕吐 10 天, 血压 160/100mmHg, 下肢

凹陷性水肿。尿蛋白＋，可见蜡样管型。血红蛋白 76g/L，血尿素氮 25mmol/L，血肌酐 450μmol/L，血钙 1.45mmol/L。病人的饮食护理，**错误**的是

    A. 低蛋白   B. 高热量

    C. 高维生素   D. 低钙

    E. 限制入水量

*14. 病人，男，18 岁。以 "慢性肾小球肾炎" 入院，自述骨骼疼痛明显。查体：意识清醒，血压 142/82mmHg。实验室检查：血肌酐 708μmol/L，Hb 80g/L，肾小球滤过率 10ml/min，血钙 1.6mmol/L。该病人可能发生了

    A. 肾性骨营养不良   B. 内分泌失调

    C. 运动神经损伤   D. 腰椎间盘突出

    E. 脑血管意外

15. 病人，女，32 岁。有慢性肾炎病史。厌食、恶心、呕吐伴乏力 3 个月，肾小球滤过率 20ml/min，血肌酐 514μmol/L，尿素氮 30mmol/L，诊断为慢性肾衰竭。以下处理措施中，**错误**的是

    A. 优质低蛋白饮食

    B. 保证供给充足的热量

    C. 每日液体入量为前 1 天出量

    D. 限制含磷丰富食物的摄入

    E. 尿量超过 1 000ml，一般无须限钾

*16. 病人，男，46 岁。患慢性肾小球肾炎 2 年，因感冒发热，出现恶心、腹部不适，血压 173/105mmHg，肾小球滤过率 50ml/min，血肌酐 360μmol/L。诊断为慢性肾衰竭，收住院。护士为病人提供的饮食是

    A. 高蛋白饮食   B. 高盐饮食

    C. 含充足水分的食物   D. 高钾饮食

    E. 高热量饮食

17. 病人，女，48 岁。有慢性肾小球肾炎病史 10 年，血压升高。目前双下肢明显水肿，尿蛋白＋＋，血肌酐 966μmol/L。其饮食指导，**错误**的是

    A. 蛋白质摄入，其中 50% 以上为高生物效价蛋白质

    B. 保证每日充足热量摄入

    C. 尽量多喝水，勤排尿

    D. 补充多种维生素

    E. 食盐的摄入量为每日 2～3g

A3/A4 型题

（18～20题共用题干）

病人，女，59岁。患慢性肾炎12年，伴高血压4年。近10天来头晕乏力明显，皮肤干燥、瘙痒，食欲下降，无恶心及呕吐。查体：重度贫血貌，双下肢轻度凹陷性水肿。血尿素氮45.8mmol/L，血肌酐1 080μmol/L，血液血红蛋白46g/L，电解质检查示血钾轻度升高。

18. 该病人出现皮肤瘙痒的主要原因是

    A. 尿素霜刺激皮肤   B. 继发真菌感染

    C. 体内毒素潴留   D. 皮肤干燥

    E. 钙沉着于皮肤

19. 针对该病人的护理措施，**错误**的是

    A. 高维生素、高热量、优质低蛋白饮食

    B. 卧床休息以减轻肾脏负担

    C. 尽量少摄入植物蛋白

    D. 若严重贫血，可输入库存血

    E. 观察体重、尿量变化及液体出入量情况

*20. 该病人应避免食用

    A. 橘子   B. 西红柿

    C. 冬瓜   D. 马铃薯

    E. 萝卜

（二）判断题

21. 目前在我国慢性肾衰竭最主要的病因是慢性肾小球肾炎。（   ）

22. 慢性肾衰竭病人可选用热量高、蛋白质含量低的食物，如麦淀粉、粉丝、薯类等。（   ）

【参考答案】

1. A   2. C   3. D   4. A   5. B   6. C   7. E   8. D   9. D

10. B   11. E   12. C   13. D   14. A   15. C   16. E   17. C   18. A

19. D   20. A   21. √   22. √

6. 米、面中所含的植物蛋白去除之后,制成麦淀粉。主食最好采用麦淀粉。

14. 病人主要问题是血钙明显降低,导致骨骼疼痛,考虑肾性骨营养不良。

16. 慢性肾衰竭病人的饮食,是高热量、优质低蛋白、低盐饮食。肾脏排水、排钾减少,故控制水分和钾的摄入。

20. 橘子含钾较高,食用过多容易引起高钾血症。

(李士新)

第七节　泌尿系统常用诊疗技术及护理

【重点、难点解析】

1. 血液透析病人的饮食护理和血管通路护理(表5-12)。

表5-12　血液透析病人的饮食护理和血管通路护理

项目	内容
饮食护理	病人蛋白质摄入量以1.0~1.2g/(kg·d)为宜,其中50%以上为优质蛋白质
	控制液体,两次透析之间的体重增长不超过5%或者每天体重增加不超过1kg
血管通路护理	每天用手触摸内瘘,若触及震颤则提示内瘘通畅
	避免内瘘一侧的肢体受压、负重、戴手表,勿穿紧袖衣服
	注意睡姿,避免压迫内瘘一侧的肢体
	避免肢体暴露于过冷或过热的环境
	避免外力碰撞内瘘

2. 腹膜透析病人的饮食护理及常见并发症的观察(表5-13)。

表5-13　腹膜透析病人的饮食护理、常见并发症的观察

项目	内容
饮食护理	给予易消化、高热量、高维生素饮食
	蛋白质摄入控制在1.2~1.3g/(kg·d)为宜,其中50%以上为优质蛋白质

项目	内容
常见并发症的观察	透析液引流不畅,常见原因是腹膜透析管移位、堵塞等
	腹膜炎,如发热、腹痛、腹膜透析透出液变浑浊等
	导管出口处感染,如出现脓性或血性分泌物,周围皮肤有红斑、压痛、硬结
	皮下隧道感染,如皮下隧道触痛
	腹壁疝和腹膜透析液渗漏等

【护考训练】

(一)选择题

A1 型题

1. 下列哪种病人**不适合**行血液透析

A. 急性肾衰竭 B. 巴比妥类药物中毒

C. 有机磷农药中毒 D. 一氧化碳中毒

E. 慢性肾衰竭(尿毒症期)

2. 两次血液透析之间,需控制体重的增长,每天体重增加**不超过**

A. 0.5kg B. 1kg

C. 1.5kg D. 2.5kg

E. 3kg

3. 腹膜透析的主要并发症是

A. 脱水 B. 腹痛

C. 腹膜炎 D. 腹腔出血

E. 透析管堵塞

A2 型题

4. 病人,男,50岁,患慢性肾小球肾炎3年。近日出现食欲明显减退、恶心、呕吐、呼吸深快,双下肢水肿,血压150/100mmHg,血肌酐1 060μmol/L,拟行血液透析治疗。请你告知病人,血液透析治疗的并发症**不包括**

A. 出血 B. 低血压

C. 失衡综合征 D. 致热原反应

E. 肠梗阻

5. 病人，男，36 岁，头晕、乏力伴恶心呕吐 10 天，血压 160/100mmHg，下肢凹陷性水肿。血红蛋白 76g/L，血肌酐 1 450μmol/L。行腹膜透析治疗，10 天后发现腹透管引流不畅，下列哪项处理**不妥**

    A. 变换体位

    B. 腹部按摩、服用导泻剂或灌肠

    C. 透析管内注入肝素

    D. 透析管内加压注气

    E. 必要时调整透析管的位置

6. 病人，女，32 岁，有慢性肾炎病史。厌食、恶心、呕吐伴乏力 3 个月，血肌酐 916μmol/L，尿素氮 50mmol/L，诊断为慢性肾衰竭（尿毒症期）。医生给病人左前臂行动静脉内瘘术。护士对病人的指导，**错误**的是

    A. 内瘘成熟至少需要 1 个月

    B. 抬高术侧的上肢，以促进静脉回流

    C. 内瘘术后第 2 天开始，每天做握拳运动

    D. 禁止在内瘘侧的肢体测量血压、输液

    E. 每天用手触摸内瘘的静脉端

A3/A4 型题

（7、8 题共用题干）

病人，女，5 岁。有蛋白尿 8 年，乏力、恶心 2 个月，平时血压偏高。护理体检：贫血貌，血压 180/110mmHg，心、肺听诊无异常。血肌酐 1 042μmol/L，临床诊断为慢性肾脏病 5 期，尿毒症期。入院后经过医生和病人沟通，病人行腹膜透析治疗。

*7. 该病人的蛋白质摄入量为

    A. 0.9～1.2g/（kg•d）   B. 1.0～1.3g/（kg•d）

    C. 1.2～1.3g/（kg•d）   D. 1.3～1.8g/（kg•d）

    E. 1.7～2.0g/（kg•d）

8. 行腹膜透析 30 天后，病人腹痛、腹透液浑浊，考虑发生腹膜炎，以下哪项处理**不妥**

    A. 停止透析

    B. 及时留取透出液送常规检查和细菌培养

    C. 用透析液连续冲洗腹腔直至引流液清澈

    D. 增加透析次数，缩短保留时间

    E. 加大透析液中肝素及抗生素用量

（二）判断题

9. 血液透析病人蛋白质摄入量以 $1.0 \sim 1.2g/(kg \cdot d)$ 为宜,其中 50% 以上为优质蛋白质。( )

【参考答案】

1. D　2. B　3. C　4. E　5. D　6. C　7. C　8. A　9. √

【习题解析】

7. 因腹膜透析会造成大量蛋白质丢失,故蛋白质摄入控制在 $1.2 \sim 1.3g/(kg \cdot d)$ 为宜,其中 50% 以上为优质蛋白质。

（李士新）

第六章 血液系统疾病病人的护理

第一节 血液系统疾病病人常见症状、体征的护理

【重点、难点解析】

血液系统疾病常见症状(表6-1)。

表6-1 血液系统疾病常见症状

要点	贫血	出血	发热
概念	单位容积外周血中血红蛋白浓度、红细胞计数、血细胞比容低于相同年龄、性别和地区正常范围下限的一种常见临床症状	指机体止血和凝血功能障碍引起的自发性出血或轻微创伤后出血不止的一种症状	血液病病人由于成熟白细胞减少、白细胞功能缺陷、免疫抑制剂的应用以及贫血或营养不良等,机体抵抗力下降,继发各种感染而出现的症状
原因	红细胞生成减少;红细胞破坏过多;急、慢性失血	血小板数量和/或质量异常;血管壁异常;凝血功能障碍等	成熟的白细胞数量减少和/或功能缺陷;贫血;化疗等
主要表现	疲乏困倦、软弱无力;皮肤黏膜苍白;头晕耳鸣、记忆力下降;活动后心悸气短、食欲下降	皮肤黏膜出血;严重时内脏出血甚至颅内出血。一次出血量小于500ml为轻度,500~1 000ml为中度,大于1 000ml为重度	发热,以口腔、牙龈、咽峡感染最常见,其次是肺部感染、皮肤感染、尿路感染
辅助检查	红细胞下降、血红蛋白下降、血细胞比容下降	出凝血时间延长,血小板减少,毛细血管脆性增加	血常规示白细胞增加。排泄物、渗出物或分泌物涂片、培养有助于明确致病菌

要点	贫血	出血	发热
护理诊断	活动无耐力；营养失调：低于机体需要量	有受伤的危险：出血；恐惧；潜在并发症：颅内出血	体温过高
护理措施	合理休息与活动；给氧；饮食护理；输血或成分输血的护理	休息与活动；饮食护理；出血的预防及护理；心理支持；预防潜在并发症	卧床休息；降温；补充营养及水分；口腔、皮肤护理；肛周及会阴护理；预防感染

【护考训练】

（一）选择题

A1 型题

1. 成熟白细胞的主要功能是

    A. 参与机体免疫与防御功能
    B. 输送氧气和二氧化碳

    C. 止血、凝血
    D. 分化增殖

    E. 参与物质代谢

2. 贫血病人皮肤黏膜苍白最易观察的部位是

    A. 面颊
    B. 前额

    C. 口腔黏膜
    D. 颈部皮肤

    E. 睑结膜、口唇、甲床

3. 对多数血液病诊断起决定作用的实验室检查是

    A. 血液一般检查
    B. 红细胞沉降率

    C. 骨髓细胞学检查
    D. 网织红细胞计数

    E. 止血、凝血功能检查

A2 型题

4. 病人，女，32岁。血红蛋白为50g/L，其贫血程度是

    A. 无贫血
    B. 轻度贫血

    C. 中度贫血
    D. 重度贫血

    E. 极重度贫血

5. 病人，男，16岁。近1个月经常出现口腔、牙龈出血，来医院就诊。关于口腔、牙龈出血的护理措施，**错误**的是

    A. 牙龈渗血时可用肾上腺素棉球贴敷

B. 口臭时可用 1% 过氧化氢溶液漱口

C. 可用牙刷、牙签清理牙齿

D. 可用棉签蘸漱口液擦洗牙齿

E. 用液状石蜡涂抹口唇

6. 病人，男，40岁。四肢皮下出血、鼻出血1周入院。下列关于鼻出血的护理**不妥**的是

A. 少量出血，可用干棉球填塞压迫止血

B. 嘱病人及时将鼻痂挖出，以免引起感染

C. 出血不止可用油纱条做后鼻道填塞

D. 油纱条填塞后要定时向鼻孔内滴注无菌液状石蜡

E. 少量出血，前额冷敷也可帮助止血

7. 病人，女，36岁。长期月经过多，临床表现为软弱无力、头晕、心慌、记忆力减退，诊断为贫血。下列体征最突出的是

A. 低热

B. 脉搏加快

C. 皮肤黏膜苍白

D. 呼吸急促

E. 心尖部收缩期杂音

8. 病人，男，48岁，血液病病人。当血小板计数低于 $20 \times 10^9/L$ 时，以下护理措施正确的是

A. 吸氧

B. 休息与活动交替进行

C. 无须限制体力活动

D. 卧床休息为主

E. 绝对卧床休息

9. 病人，女，38岁。诊断为白血病，因高热、贫血入院，什么情况下应对该病人实行保护性隔离

A. 白细胞 $< 1.0 \times 10^9/L$

B. 白细胞 $< 2.0 \times 10^9/L$

C. 白细胞 $< 3.0 \times 10^9/L$

D. 白细胞 $< 4.0 \times 10^9/L$

E. 白细胞 $< 5.0 \times 10^9/L$

*10. 病人，女，27岁。因月经量增多3个月伴发热、咽痛1周入院。护理体检：体温 39.7℃，全身多处皮肤瘀点、瘀斑，肝、脾及淋巴结肿大。为该病人采取的降温措施，**错误**的是

A. 鼓励多饮水

B. 头戴冰帽

C. 乙醇擦浴

D. 冷敷

E. 遵医嘱给退热药

A3/A4 型题

（11、12题共用题干）

病人，女，31岁。高热不退、鼻出血1周。护理体检：扁桃体肿大，表面有脓苔覆盖，肝、脾不大。辅助检查：全血细胞减少。病人情绪烦躁，经常在朋友面前哭泣，诉说自己近几日常做噩梦。

11. 确诊需进一步检查的项目是

    A. 血常规　　　　　　　　　　　B. 血涂片

    C. 血培养　　　　　　　　　　　D. 骨髓细胞学检查

    E. X线检查

12. 该病人目前存在的主要心理问题是

    A. 孤独　　　　　　　B. 绝望　　　　　　　　　C. 无能为力

    D. 预感性悲哀　　　　E. 焦虑

（二）判断题

13. 血液病病人当血小板计数低于 $20 \times 10^9/L$ 时，应休息与活动交替进行。（　　）

14. 实验室血液检查中血红蛋白为40g/L，贫血程度为中型。（　　）

【参考答案】

1. A　　2. E　　3. C　　4. D　　5. C　　6. B　　7. C　　8. E　　9. A

10. C　　11. D　　12. E　　13. ×　　14. ×

【习题解析】

10. 有出血倾向者禁用乙醇擦浴，以免局部血管扩张而进一步加重出血。

（董燕斐）

第二节　贫血病人的护理

【重点、难点解析】

1. 缺铁性贫血病人的铁剂疗法（表6-2）。

表 6-2　缺铁性贫血病人的铁剂疗法

分类	口服铁剂	注射铁剂
常用药物	硫酸亚铁、右旋糖酐铁、富马酸亚铁和多糖铁复合物等	右旋糖酐铁
适应证	首选	口服铁剂后胃肠道反应严重；铁吸收障碍；病情要求迅速纠正的贫血
不良反应	恶心、呕吐、胃部不适和黑便等胃肠道反应	注射局部肿痛、硬结形成和过敏反应
预防不良反应	餐后或餐中服药	首次给药需做过敏试验；深部肌内注射，经常更换注射部位
用药注意事项	液体铁剂要用吸管，避免牙染黑	不在皮肤暴露部位注射；抽取药液后，更换注射针头；采用"Z"形注射法或留空气注射法等避免皮肤染色

2. 重型与非重型再生障碍性贫血鉴别要点（表 6-3）。

表 6-3　重型与非重型再生障碍性贫血鉴别要点

判断指标	重型再生障碍性贫血	非重型再生障碍性贫血
起病与进展	起病急，进展快	起病缓，进展慢
首发症状	感染、出血	贫血为主，偶有出血
感染的严重程度	重，持续高热，不易控制，常因败血症而死亡	轻，易于控制，高热及败血症少见
感染部位	依次为呼吸道、消化道、泌尿生殖道和皮肤黏膜	上呼吸道、口腔牙龈
出血的严重程度	重，不易控制	轻，易于控制
出血部位	广泛，皮肤黏膜常见，多有内脏出血，甚至因颅内出血而致死	以皮肤黏膜为主，少有内脏出血
贫血的程度	重，症状明显，易发生心衰	轻，少有心衰发生
血红蛋白下降程度	$< 60g/L$	$> 60g/L$
白细胞计数	$< 2.0 \times 10^9/L$	$> 2.0 \times 10^9/L$
血小板计数	$< 20 \times 10^9/L$	$> 20 \times 10^9/L$

判断指标	重型再生障碍性贫血	非重型再生障碍性贫血
骨髓细胞学检查	多部位增生极度减低	增生减低或有局部增生灶
病程与预后	病程短,预后差,多于1年内死亡	病程长,预后较好,少数进展为重型

【护考训练】

（一）选择题

A1 型题

1. 正常人体每天生成新鲜红细胞所需的铁大部分来源于

    A. 肌红蛋白

    B. 体内的组织铁

    C. 肝、脾

    D. 食物

    E. 体内衰老红细胞破坏后释放的铁

2. 成人缺铁性贫血最常见和最重要的病因是

    A. 慢性失血   B. 铁的吸收不良

    C. 铁的摄入不足   D. 铁的需要量增加

    E. 骨髓造血功能下降

3. 非重型再生障碍性贫血的主要表现是

    A. 出血   B. 感染

    C. 贫血   D. 肝大

    E. 淋巴结肿大

4. 再生障碍性贫血病人出血的主要原因是

    A. 血小板生成减少   B. 血小板寿命缩短

    C. 血小板破坏增多   D. 弥散性血管内凝血

    E. 凝血因子减少

5. 再生障碍性贫血最主要的诊断依据是

    A. 感染、出血、贫血   B. 网织红细胞减低

    C. 无肝、脾大   D. 全血红细胞减少

    E. 骨髓增生低下

6. 铁剂治疗缺铁性贫血有效时,外周血中首先升高的是
    A. 白细胞计数
    B. 红细胞计数
    C. 血小板计数
    D. 血红蛋白浓度
    E. 网织红细胞计数

A2 型题

7. 病人,女,25 岁。面色苍白,疲乏无力 3 个月。护理体检:球结膜无黄染,脾轻度大。血常规:红细胞 $3.0 \times 10^{12}/L$,血红蛋白 66g/L,白细胞 $5.6 \times 10^{9}/L$,中性粒细胞 0.70,淋巴细胞 0.30,血小板 $170 \times 10^{9}/L$,网织红细胞 0.02。该病人最可能的诊断是
    A. 慢性肝炎
    B. 溶血性贫血
    C. 再生障碍性贫血
    D. 巨幼细胞性贫血
    E. 缺铁性贫血

8. 病人,女,28 岁。诊断为缺铁性贫血,口服铁剂治疗,以下叙述正确的是
    A. 最好空腹服药
    B. 最好餐后服药
    C. 最好与牛奶同服
    D. 最好与茶水同服
    E. 最好与咖啡同服

*9. 病人,男,36 岁。患再生障碍性贫血入院治疗。入院当日血常规示血红蛋白 59g/L,护士对该病人制订的休息与活动计划为
    A. 绝对卧床休息,协助自理活动
    B. 卧床休息为主,间断床上及床边活动
    C. 床上活动为主,适当增加休息时间
    D. 床边活动为主,增加午睡及夜间睡眠时间
    E. 适当进行室内运动,避免重体力活动

10. 病人,女,38 岁。患非重型再生障碍性贫血 3 年,1 周来乏力,牙龈出血加重,伴发热、咳嗽、食欲下降。其护理诊断 / 问题应除外
    A. 有受伤的危险:出血
    B. 营养失调:低于机体需要量
    C. 体液过多
    D. 活动无耐力
    E. 体温过高

11. 病人,男,32 岁,因非重型再生障碍性贫血入院治疗,用药护理时护士对雄激素的解释**错误**的是
    A. 作用机制是刺激肾脏产生促红细胞生成素
    B. 需治疗 3～6 个月,才能判断疗效

C. 早期疗效判断指标为红细胞升高

D. 此药不易吸收，须做深部肌内注射

E. 长期使用可出现痤疮、水肿、体重增加等不良反应

12. 病人，女，21岁。患"缺铁性贫血"，去除病因及经口服铁剂治疗后，血红蛋白已恢复正常。为补足体内贮存铁，需继续服用铁剂

A. 1个月
B. 2个月

C. 3~6个月
D. 12个月

E. 2年

13. 病人，男，31岁。确诊再生障碍性贫血4个月，今晨突然头痛，伴恶心、呕吐，视物模糊。该病人最可能发生了

A. 上消化道出血
B. 继发感染

C. 颅内出血
D. 脑血栓形成

E. 高血压脑病

14. 病人，女，31岁。一直偏食，因乏力、气促就诊，确诊为缺铁性贫血。该病人目前首选的治疗措施是

A. 纠正不良的饮食习惯
B. 口服硫酸亚铁

C. 肌内注射铁剂
D. 口服维生素C

E. 加强营养

15. 病人，女，28岁。诊断为缺铁性贫血，有关饮食护理中含铁量较低的食物是

A. 瘦肉
B. 猪肝

C. 牛奶
D. 蛋黄

E. 海带

16. 病人，女，42岁。因再生障碍性贫血接受丙酸睾酮注射治疗1个月余，护士每次在为病人进行肌内注射前应先检查

A. 注射部位是否存在硬块
B. 面部有无痤疮

C. 有无毛发增多
D. 有无皮肤黏膜出血

E. 口唇、甲床的苍白程度

A3/A4型题

（17、18题共用题干）

病人，女，23岁。近半年来月经量过多，未予注意，近1周头晕、乏力，来院就诊。体检发现，皮肤黏膜苍白，血红蛋白70g/L，医生考虑为缺铁性贫血。

17. 下列不支持该诊断的是

    A. 血常规见红细胞体积小、浅染,中心淡染区扩大

    B. 骨髓铁染色阴性

    C. 出血时间延长

    D. 血清铁降低

    E. 血清铁蛋白降低

18. 该病人最主要的护理诊断 / 问题是

    A. 活动无耐力   B. 体液不足

    C. 眼底出血   D. 有感染的危险

    E. 气体交换受损

（19、20题共用题干）

病人,女,26 岁。感冒后持续高热、咳嗽、胸痛、鼻出血、面色苍白,抗生素治疗无效。护理体检:右中肺叩诊浊音,闻及湿啰音,肝、脾肋下未触及。辅助检查:全血细胞减少;胸片显示右中肺片状渗出性改变。

19. 高度怀疑该病人患有

    A. 急性白血病   B. 肺炎

    C. 败血症   D. 再生障碍性贫血

    E. 淋巴瘤

20. 护士对其进行体检时,病人突然出现头痛、头晕、视物模糊、呕吐,疑为颅内出血。护士首先采取的护理措施是

    A. 头部置冰袋   B. 低流量吸氧

    C. 头低脚高位   D. 保持口腔清洁

    E. 鼻饲流质饮食

（二）判断题

21. 口服铁剂时促进铁吸收的最佳方法是加大剂量。（   ）

22. 口服硫酸亚铁的正确方法是在餐后服用。（   ）

【参考答案】

1. E   2. A   3. C   4. A   5. E   6. E   7. E   8. B   9. B

10. C   11. C   12. C   13. C   14. B   15. C   16. A   17. C   18. A

19. D   20. A   21. ×   22. ×

9. 血红蛋白低于 60g/L 属重度贫血,以卧床休息为主,减少不必要的活动。

(董燕斐)

第三节　出血性疾病病人的护理

【重点、难点解析】

几种出血性疾病的鉴别(表6-4)。

表6-4　几种出血性疾病的鉴别

分类	身体状况	辅助检查
特发性血小板减少性紫癜	皮肤、黏膜出血,如瘀点、紫癜、瘀斑及外伤后出血不止等 严重内脏出血较少见	血小板计数减少 血小板形成的巨核细胞显著减少,巨核细胞发育成熟障碍
过敏性紫癜	皮肤紫癜,局限于四肢,尤其是下肢及臀部 还可出现腹痛,关节肿胀、疼痛、压痛及功能障碍,血尿、蛋白尿及管型尿等	血小板计数、出血时间测定及各项凝血试验均正常 束臂试验可阳性
血友病	自发性出血或轻微外伤、小手术(如拔牙)后出血不止 出血与生俱来,伴随终生 常为软组织或深部肌肉内血肿 负重关节反复出血甚为突出	出血时间、凝血酶原时间和血小板计数正常 部分凝血活酶时间延长 FⅧ活性测定、FⅧ:Ag 测定和 FⅨ活性测定、FⅨ:Ag 测定可确诊
弥散性血管内凝血	自发性、多发性出血,可遍及全身 低血压、休克或微循环障碍 微血管栓塞 微血管病性溶血	血小板计数减少、血浆纤维蛋白原含量下降、凝血酶原时间延长、部分凝血活酶时间延长 硫酸鱼精蛋白副凝试验阳性、纤维蛋白降解产物(FDP)明显增多、D-二聚体水平升高或定性阳性

（一）选择题

A1 型题

*1. 特发性血小板减少性紫癜病人血小板寿命明显缩短，为

    A. 1~3 天   B. 3~5 天

    C. 5~7 天   D. 7~9 天

    E. 9~11 天

2. 凝血因子缺乏病人最适合输入的血液制品是

    A. 新鲜血浆   B. 冰冻血浆

    C. 干燥血浆   D. 红细胞悬液

    E. 血小板浓缩悬液

3. 过敏性紫癜的首发症状是

    A. 皮肤紫癜   B. 突发性腹痛

    C. 可累及大关节   D. 可出现血尿和蛋白尿

    E. 脐周疼痛

4. 血友病 A 的遗传特征为

    A. 常染色体隐性遗传性疾病   B. 常染色体显性遗传性疾病

    C. X 连锁隐性遗传性疾病   D. X 连锁显性遗传性疾病

    E. 多基因遗传性疾病

5. 关于血友病的辅助检查正确的是

    A. 血小板计数减少   B. 出血时间延长

    C. 部分凝血活酶时间延长   D. 纤维蛋白原减少

    E. 3P 试验阳性

6. 弥散性血管内凝血最常见的病因是

    A. 羊水栓塞   B. 输血反应

    C. 恶性肿瘤   D. 严重感染

    E. 手术及创伤

A2 型题

7. 病人，男，39 岁。以特发性血小板减少性紫癜收入院，最常见的出血部位为

    A. 皮肤黏膜   B. 消化道

    C. 泌尿道   D. 生殖道

E. 颅内

8. 病人，女，29岁。诊断为特发性血小板减少性紫癜，入院后告知病人禁用的药物是

    A. 泼尼松   B. 阿司匹林

    C. 红霉素   D. 阿莫西林

    E. 地西泮

9. 病人，女，23岁。下肢有紫癜，无其他部位出血。血常规检查示血小板减少。为明确诊断应首选的检查项目是

    A. 抗核抗体   B. 出血时间

    C. 骨髓穿刺   D. 凝血时间

    E. 血清肌酐

10. 病人，女，29岁。诊断为特发性血小板减少性紫癜。血常规显示红细胞 $3.6 \times 10^{12}/L$，血红蛋白 90g/L，白细胞 $6.5 \times 10^9/L$，血小板 $12 \times 10^9/L$，该病人最大的危险是

    A. 贫血   B. 继发感染

    C. 颅内出血   D. 心力衰竭

    E. 牙龈出血

11. 病人，女，43岁。皮肤黏膜反复出血1年，月经量增多5天。护理体检：贫血貌，皮肤散在瘀斑，血红蛋白 75g/L，白细胞 $8.0 \times 10^9/L$，血小板 $25 \times 10^9/L$，骨髓增生活跃，红系、粒系形态正常，巨核细胞数量增多，最可能的诊断是

    A. 急性白血病   B. 过敏性紫癜

    C. 脾功能亢进   D. 再生障碍性贫血

    E. 特发性血小板减少性紫癜

12. 病人，女，26岁。因鼻出血、皮肤紫癜入院。护理体检：肝、脾不大，血小板 $24 \times 10^9/L$，怀疑为特发性血小板减少性紫癜，该病人以下检查最可能正常的是

    A. 出血时间   B. 凝血时间

    C. 血小板平均寿命   D. 毛细血管脆性试验

    E. 血小板相关免疫球蛋白

13. 病人，男，32岁。患血友病16年，胃大部切除术后2小时出现烦躁不安，伤口敷料渗血。值班护士首先应采取的措施是

    A. 监测血糖变化   B. 监测生命体征

    C. 观察皮肤受压情况   D. 查看病人病历

E. 查看四肢活动情况

*14. 病人，男，18岁。可疑血友病，**不作为**血友病筛查试验的是

A. 出血时间   B. 凝血酶原时间

C. 血小板计数   D. 部分凝血活酶时间

E. 纤维蛋白原

15. 病人，男，15岁。下肢及臀部有紫红色荨麻疹，膝、踝关节肿胀、疼痛，诊断为过敏性紫癜，下列护理措施**不正确**的是

A. 保持皮肤清洁   B. 加强关节功能锻炼

C. 注意尿色变化   D. 紫癜处清洗时用温凉水

E. 遵医嘱给予抗过敏等药物

16. 病人，男，15岁。患过敏性紫癜，出现皮肤紫癜、腹痛、关节疼痛等症状，下列出院指导**不正确**的是

A. 监测大、小便   B. 避免进食过辣、过咸、油煎食物

C. 积极寻找变应原   D. 回学校上学，以患儿不疲劳为度

E. 定期来医院复诊

A3/A4 型题

（17、18题共用题干）

病人，女，36岁。近1年来反复发生双下肢瘀斑，月经量增多。血红蛋白 90g/L，红细胞 3.0×10^{12}/L，血小板 50×10^9/L。既往身体健康。初步诊断为"特发性血小板减少性紫癜"。

17. 治疗时应首选

A. 糖皮质激素   B. 脾切除

C. 血浆置换   D. 大剂量丙种球蛋白

E. 静脉输注血小板悬液

18. 目前病人首优的护理诊断/问题是

A. 组织完整性受损   B. 有受伤的危险：出血

C. 有感染的危险   D. 潜在并发症：颅内出血

E. 知识缺乏：缺乏特发性血小板减少性紫癜的预防保健知识

（19、20题共用题干）

病人，男，39岁。因车祸腹部撞伤8小时，就诊时血压 75/60mmHg，脉搏 100次/min，烦躁不安，皮肤黏膜发绀，多处出现瘀点和瘀斑，四肢湿冷，腹腔穿刺抽出不凝固血液。

19. 该病人的抢救应首选
    A. 迅速补充血容量　　　　　　B. 应用血管活性药物
    C. 吸氧,应用抗生素　　　　　　D. 及时纠正酸中毒
    E. 使用强心药物
20. 病人皮肤黏膜出现瘀斑的原因是
    A. 酸中毒　　　　　　　　　　　B. 小血管痉挛
    C. 小血管过度扩张　　　　　　　D. 弥散性血管内凝血(DIC)
    E. 急性心力衰竭

(二)判断题
21. 血友病应属于原发性血小板异常。(　　)
22. 特发性血小板减少性紫癜,符合该疾病诊断的实验室检查项目不包括凝血时间延长。(　　)

【参考答案】

1. A　　2. A　　3. A　　4. C　　5. C　　6. D　　7. A　　8. B　　9. C
10. C　　11. E　　12. B　　13. B　　14. E　　15. B　　16. D　　17. A　　18. B
19. A　　20. D　　21. ×　　22. √

【习题解析】

1. 特发性血小板减少性紫癜病人血小板寿命明显缩短,约为正常血小板寿命的1/8~1/16。

14. 纤维蛋白原是疑为弥散性血管内凝血时的检查项目。

(董燕斐)

第四节　白血病病人的护理

【重点、难点解析】

1. 急、慢性白血病的护理评估及治疗要点(表6-5)。

表 6-5　急、慢性白血病的护理评估及治疗要点

项目	急性白血病	慢性白血病
起病急缓	急缓不一,急者多高热或严重出血,缓者常面色苍白,皮肤紫癜	起病缓慢
身体状况	贫血、发热、出血。肝、脾、淋巴结轻中度肿大,胸骨下段压痛,绿色瘤,皮肤蓝灰色斑丘疹,中枢神经系统白血病,部分病人睾丸无痛性肿大	慢性粒细胞白血病以显著的脾大为特征,急变期与急性髓系白血病相似,慢性淋巴细胞白血病以广泛的浅表淋巴结肿大为特征
血常规及骨髓细胞学检查	白细胞多数增多,少数减少,原始及幼稚细胞明显增多;骨髓增生极度或明显活跃,细胞分类以原始细胞为主	白细胞显著增多(慢性粒细胞白血病:中性粒细胞明显增多;慢性淋巴细胞白血病:淋巴细胞明显增多);骨髓弥漫性增生,细胞分类与血常规相似
治疗要点	化疗分2段:诱导缓解,缓解后治疗化疗方案:急性淋巴细胞白血病首选VP方案;急性髓系白血病常用是IA方案和DA方案中枢神经系统白血病:甲氨蝶呤鞘内注射	慢性粒细胞白血病化疗首选伊马替尼;慢性淋巴细胞白血病:常用化疗药是氟达拉滨、苯丁酸氮芥

2. 化疗时静脉炎及组织坏死的预防与护理要点(表 6-6)。

表 6-6　急、慢性白血病的护理评估及治疗要点

步骤	内容	具体操作
1	静脉选择	选择有弹性且粗直的静脉,首选中心静脉置管
2	化疗药输注	先用生理盐水冲管,确定无渗漏后给予化疗药物;联合化疗时,先输注对血管刺激性小的药物;输注过程中,推注速度要慢,边推边抽回血;输注完毕再用生理盐水冲洗后拔针,按压数分钟
3	化疗药液外渗处理	立即停止输注,边回抽边退针;局部用生理盐水加地塞米松皮下注射或遵医嘱给予利多卡因局部封闭,也可冷敷
4	静脉炎血管局部处理	局部血管禁止静脉注射,患处勿受压;可用多磺酸黏多糖乳膏等药物外敷;鼓励病人多做肢体运动,促进血液循环

（一）选择题

A1 型题

1. 在成年白血病病人中，最常见的类型是
   A. 慢性髓系白血病　　　　B. 慢性淋巴细胞白血病
   C. 幼淋巴细胞白血病　　　D. 急性髓系白血病
   E. 急性淋巴细胞白血病

2. 下列可能引起白血病的药物是
   A. 氯霉素　　　　　　　　B. 青霉素
   C. 罗红霉素　　　　　　　D. 头孢菌素
   E. 庆大霉素

3. 急性白血病引起贫血最主要的原因是
   A. 红细胞寿命缩短　　　　B. 红细胞成熟受到干扰
   C. 造血原料缺乏　　　　　D. 出血
   E. 无效性红细胞生成

4. 急性白血病和慢性白血病的主要区别是
   A. 肝、脾是否增大　　　　B. 感染严重程度
   C. 白血病细胞成熟程度　　D. 贫血严重程度
   E. 出血严重程度

5. 目前治疗白血病最有效的治疗措施是
   A. 放疗　　　　　　　　　B. 化疗
   C. 支持治疗　　　　　　　D. 造血干细胞移植
   E. 中西医结合治疗

6. 急性白血病的主要临床表现为
   A. 出血、感染　　　　　　B. 出血、贫血
   C. 发热、贫血　　　　　　D. 各器官浸润、出血
   E. 贫血、出血、感染、各器官浸润

7. 白血病护理最重要的措施是预防和观察
   A. 药物不良反应　　　　　B. 颅脑出血
   C. 感染　　　　　　　　　D. 贫血
   E. 口腔溃疡

8. 白血病化疗期间口服别嘌醇的目的是

    A. 抑制尿素合成   B. 加强化疗药的疗效

    C. 抑制尿酸合成   D. 加强尿酸的合成

    E. 加强尿酸的排泄

A2 型题

9. 病人，女，49 岁。因白血病入院化疗 3 个周期后出现足趾麻木、腱反射消失等外周神经炎的表现。引起此不良反应的化疗药物为

    A. 长春新碱   B. 泼尼松   C. 柔红霉素

    D. 阿霉素   E. 甲氨蝶呤

10. 病人，男，35 岁。急性髓系白血病，应用高三尖杉酯碱做化疗。静脉滴注该药物时的最佳速度是

    A. <20 滴 /min   B. <40 滴 /min   C. <50 滴 /min

    D. <60 滴 /min   E. <70 滴 /min

11. 病人，男，19 岁。诊断为急性白血病。实验室检查：白细胞 43×10^9/L，红细胞 2.7×10^{12}/L。血红蛋白 67g/L，血小板 10×10^9/L，此时，应着重观察病人的

    A. 活动耐力   B. 尿量

    C. 营养状况   D. 月经周期

    E. 颅内出血征兆

12. 病人，男，45 岁。因白血病需要进行化疗，为预防不良反应，下列哪项护理措施**不妥**

    A. 防恶心、呕吐可服多潘立酮   B. 防末梢神经炎可服 B 族维生素

    C. 防尿酸性肾病可服碳酸氢钠   D. 防出血性膀胱炎应补足水分

    E. 防鞘内注药后头痛应给予止痛剂

*13. 患儿，男，10 岁。患急性淋巴细胞白血病入院。治疗方案中有环磷酰胺，在化疗期间要特别加强监测的项目是

    A. 体温   B. 血压   C. 脱发

    D. 血常规   E. 食欲

14. 病人，男，16 岁。发热、咽痛 1 周入院，经检查诊断为急性淋巴细胞白血病。下列属于白血病细胞浸润所致体征的是

    A. 胸骨下段压痛   B. 皮肤紫癜

    C. 扁桃体充血、肿大   D. 皮肤黏膜苍白

    E. 口腔血疱

15. 病人，男，52岁。患慢性髓系白血病4年，1周来出现原因不明的发热，皮肤黏膜出现瘀斑。护理体检：贫血貌，胸骨压痛，脾肋下5cm，该病人应考虑

    A. 急性白血病   B. 功能亢进

    C. 类白血病反应   D. 慢性髓系白血病急变期

    E. 特发性血小板减少性紫癜

16. 病人，男，35岁。白血病3年，化疗时下列哪项**不妥**

    A. 药液必须新鲜配制   B. 注射时不可溢出血管

    C. 注射速度不宜快   D. 应饭后立即用药

    E. 用药期间定期检查血常规

*17.病人，女，47岁，确诊为急性白血病。在化疗期间以下护理措施最重要的是

    A. 多吃蔬菜   B. 多吃水果

    C. 少食多餐   D. 多饮水

    E. 高蛋白质饮食

18. 病人，男，38岁。从事油漆工作，确诊为急性白血病，接受化疗。在缓解期病人出现头痛、呕吐、昏迷等表现，该病人最可能出现了

    A. 颅内出血   B. 脑炎

    C. 脑膜炎   D. 脑梗死

    E. 中枢神经系统白血病

19. 病人，女，28岁。患急性白血病，接受化疗，化疗时保护静脉的措施**错误**的是

    A. 选择较细的静脉

    B. 静脉穿刺后先注射生理盐水

    C. 滴药过程中不断进行回抽血检查

    D. 外渗局部立即冷敷

    E. 更换注射部位

20. 病人，男，32岁。诊断为急性髓系白血病，其化疗首选的方案是

    A. VP方案   B. DA方案

    C. HA方案   D. DVLP方案

    E. MTX方案

A3/A4型题

（21、22题共用题干）

病人，男，39岁。发热乏力5天。护理体检：体温38.4℃，贫血貌，皮肤散在出血点，浅表淋巴结肿大，胸骨压痛，血红蛋白78g/L，白细胞24.5×10^9/L，其中幼稚白

细胞 32%, 血小板 $69 \times 10^9/L$。

21. 该病人最可能的诊断是

    A. 淋巴结炎   B. 溶血性贫血

    C. 急性白血病   D. 再生障碍性贫血

    E. 特发性血小板减少性紫癜

22. 治疗该病人应首选

    A. 化疗   B. 放疗

    C. 手术治疗   D. 支持治疗

    E. 糖皮质激素治疗

（23~26题共用题干）

病人，女，20岁，因发热，鼻咽痛1周入院，拟诊断为急性白血病。

23. 为确诊建议病人选择最有价值的辅助检查是

    A. 血常规检查   B. 网织红细胞计数

    C. 骨髓检查   D. 血细菌培养

    E. 血小板抗体测定

24. 以下哪项**最不可能**出现

    A. 皮肤紫癜   B. 齿龈肿胀

    C. 全身浅表淋巴结肿大   D. 巨脾

    E. 胸骨压痛

25. 该病人的首要护理诊断/问题是

    A. 活动无耐力   B. 有皮肤完整性受损的危险

    C. 有感染的危险   D. 潜在并发症：颅内出血

    E. 体温过高

26. 当病人出现剧烈头痛、呕吐，应警惕

    A. 眼底出血   B. 鼻出血

    C. 颅内出血   D. 关节出血

    E. 胃肠道出血

（27、28题共用题干）

病人，男，32岁。因"无明显诱因出现乏力伴胸闷、气急，活动后症状加重3周"就诊。实验室检查：血红蛋白77g/L，白细胞计数 $61.8 \times 10^9/L$，血小板计数 $183 \times 10^9/L$，异常细胞88%。为进一步诊治收入血液科病房。

27. 病人被确诊为急性单核细胞白血病，给予 DAH 方案化疗（D——柔红霉素、

A——阿糖胞苷、H——三尖杉酯碱）。应用化疗药物后，护士应重点观察的是

    A. 心脏毒性表现   B. 骨髓抑制表现

    C. 注射部位局部表现   D. 膀胱毒性表现

    E. 神经毒性表现

28. 病人病情缓解拟于近日出院。护士为其进行健康教育，告知其注意监测血常规指标。血小板开始低于多少时应限制活动

    A. $< 300 \times 10^9/L$ B. $< 100 \times 10^9/L$

    C. $< 50 \times 10^9/L$ D. $< 20 \times 10^9/L$

    E. $< 10 \times 10^9/L$

（29、30题共用题干）

病人，女，39岁。发热乏力5天。护理体检：T 38.4℃，贫血貌，皮肤散在出血点，浅表淋巴结肿大，胸骨压痛，血红蛋白78g/L，白细胞计数$24.5 \times 10^9/L$，其中幼稚白细胞32%，血小板$69 \times 10^9/L$。

29. 病人的白细胞低于下列哪项时需进行保护性隔离

    A. $1.0 \times 10^9/L$ B. $1.5 \times 10^9/L$

    C. $2.0 \times 10^9/L$ D. $2.5 \times 10^9/L$

    E. $3.0 \times 10^9/L$

30. 如突然出现头痛、头晕、视物模糊、呕吐，疑为颅内出血。首先应给予病人

    A. 头部置冰袋   B. 低流量吸氧

    C. 头低脚高位   D. 保持口腔清洁

    E. 鼻饲流质饮食

（二）判断题

31. 白血病本身可以引起肿瘤性发热，但高热往往提示有继发感染。（   ）

32. 白血病病人发生颅内出血可导致视力障碍。（   ）

33. 引起白血病病人感染最常见的致病菌为革兰氏阳性杆菌。（   ）

【参考答案】

1. D   2. A   3. B   4. C   5. D   6. E   7. C   8. C   9. A

10. B   11. E   12. E   13. D   14. A   15. D   16. D   17. D   18. E

19. A   20. B   21. C   22. A   23. C   24. C   25. E   26. C   27. A

28. C   29. A   30. A   31. √   32. ×   33. ×

13. 环磷酰胺可出现骨髓抑制,在化疗期间要特别加强监测血常规。

17. 化疗时白血病细胞大量破坏,血、尿中尿酸浓度升高,可积聚在肾小管引起阻塞而发生尿酸性肾结石;环磷酰胺可引起出血性膀胱炎。多饮水可预防上述不良反应。

(徐元智)

第五节　血液系统常用诊疗技术及护理

【重点、难点解析】

1. 骨髓穿刺术操作过程与护理配合要点(表6-7)。

表 6-7　骨髓穿刺术操作过程与护理配合要点

操作过程	护理配合要点
选择穿刺部位	髂前上棘穿刺点、髂后上棘穿刺点、胸骨穿刺点、腰椎棘突穿刺点
安置体位	胸骨、髂前上棘穿刺者取仰卧位,前者还需用枕头垫于背后,以使胸部稍突出;髂后上棘穿刺者取侧卧位或俯卧位;取棘突穿刺点则需坐位,尽量弯腰,头俯屈于胸前,使棘突暴露
消毒麻醉	常规消毒穿刺部位皮肤,打开骨髓穿刺包,戴无菌手套,铺孔巾。用2%利多卡因穿刺局部皮肤、皮下及骨膜逐层进行麻醉
协助穿刺	术者将骨髓穿刺针固定器固定在一定长度,左手绷紧皮肤,右手持针向骨面垂直刺入,当针尖接触骨膜后将穿刺针左右旋转,缓缓钻刺骨质,当感到阻力消失,且穿刺针已能固定在骨内时,表示已进入骨髓腔。穿刺过程中,护士嘱病人保持固定姿势勿翻动,并注意观察病人术中的反应
留取标本	穿刺针进入骨髓腔后拔出针芯,接上干燥的10ml或20ml注射器,抽吸骨髓液0.1~0.2ml,滴于玻片上,立即制成均匀薄片,迅速送检。如需做细菌培养,可再抽取骨髓液1~2ml,并将注射器乳头及培养基开启处用火焰灭菌
协助拔针	抽吸完毕重新插入针芯,用无菌纱布置于针孔处,拔出穿刺针,按压1~2min,用胶布固定纱布

2. 造血干细胞移植常见并发症（表6-8）。

表6-8 造血干细胞移植常见并发症

并发症	临床特点
感染	是最常见的并发症，也是移植成败的关键。移植早期以细菌感染尤其是革兰氏阴性杆菌败血症多见，真菌感染也可发生。移植中期主要为病毒感染，常见有单纯疱疹病毒Ⅰ型和Ⅱ型感染，尤以巨细胞病毒引起的间质性肺炎最严重；恢复后期的感染与移植物抗宿主病有关，以病毒感染多见，亦可有细菌、真菌和寄生虫感染等
移植物抗宿主病（GVHD）	是异基因造血干细胞移植成功后最严重的并发症。临床表现有急性和慢性两种。①急性GVHD，表现为广泛性斑丘疹、腹泻、肝功能异常等，通常发生在移植后100天内，如发生在移植后10天内称为"超急性GVHD"，病情较凶险。②慢性CVHD，发生于移植后100天之后，是一种类似自身免疫性疾病的全身性疾病，常累及多个器官，临床上可分为局限性和广泛性，前者常累及皮肤或肝（局限性），预后良好，后者为多器官受损，预后差
间质性肺炎	是异基因骨髓移植的严重并发症。大多发生在移植后5~15周，起病急，进展快，表现为突发呼吸困难、呼吸频率快、末梢发绀、低氧血症、发热和血流动力学改变
肝静脉闭塞病	指肝内小静脉阻塞伴小叶中心及窦状腺细胞损伤，窦状隙血流减慢而引起的综合征，临床上以肝大、黄疸和体液潴留为特征

【护考训练】

（一）选择题

A1型题

1. 下列病人禁忌做骨髓穿刺术的是
   A. 再生障碍性贫血病人
   B. 白血病病人
   C. 特发性血小板减少性紫癜病人
   D. 过敏性紫癜病人
   E. 血友病病人

2. 下列**不宜**作为骨髓穿刺点的是
   A. 髂前上棘穿刺点——髂前上棘后1~2cm
   B. 髂后上棘穿刺点——位于骶椎两侧，臀部上方突出部位

C. 胸骨穿刺点——相当于第1~2肋间隙水平胸骨体和胸骨柄相接处

D. 棘突穿刺点——第2、3胸椎棘突突出处

E. 棘突穿刺点——腰椎棘突突出处

3. 鉴别急性白血病与再生障碍性贫血最主要的依据是

A. 血小板计数

B. 外周血出现幼红细胞

C. 网织红细胞计数

D. 外周血出现幼粒细胞

E. 骨髓检查

A2型题

4. 病人,女,32岁。贫血原因待查,为明确诊断,行骨髓穿刺细胞学检查,应抽吸骨髓液

A. 0.1~0.2ml

B. 0.3~0.5ml

C. 0.5~0.8ml

D. 1~2ml

E. 2~3ml

5. 病人,男,28岁。患重型再生障碍性贫血,行造血干细胞移植术。有关造血干细胞移植术后感染的预防和护理**错误**的是

A. 控制进入层流室人员

B. 病室内桌面、墙壁、所用物品表面及地面每天用消毒液擦拭1次

C. 定期进行细菌监测

D. 女性病人每天冲洗会阴1次

E. 各种食物需经微波炉消毒后食用

6. 病人,男,32岁。急性白血病病人,造血干细胞移植术后,通常血象开始上升的时间是

A. 第1周

B. 第2周

C. 第3周

D. 第4周

E. 第5周

A3/A4型题

(7~9题共用题干)

病人,女,23岁。以胸痛、腰痛、发热、呼吸困难入院。为明确诊断,需进行骨髓穿刺术。

7. 为明确诊断,需行髂前上棘骨髓穿刺术。护士对病人解释穿刺的注意事项时,**错误**的是

A. 目的是帮助明确诊断

B. 穿刺时需采取膝胸卧位

C. 穿刺后可能会有酸胀的感觉　　　　D. 穿刺后2～3天内不宜洗澡

E. 可以正常活动,不影响生活规律

*8. 下列关于骨髓穿刺术**错误**的是

A. 术前做出、凝血时间的测定

B. 术前检查穿刺针是否完好,并将穿刺针的固定器固定在一定长度

C. 穿刺过程中嘱病人保持固定姿势,勿翻动

D. 穿刺成功后,拔出针芯,接上干燥的20ml注射器抽吸少许骨髓液

E. 术后1日内禁止沐浴

9. 骨髓穿刺术后应嘱病人平卧休息

A. 2小时　　　　　　　　　　B. 4小时

C. 6小时　　　　　　　　　　D. 8小时

E. 10小时

(二)判断题

10. 移植早期以细菌感染尤其是革兰氏阴性杆菌败血症多见,移植中期主要为病毒感染。(　　)

【参考答案】

1. E　　2. D　　3. E　　4. A　　5. B　　6. B　　7. B　　8. E　　9. B

10. √

【习题解析】

8. 指导病人48～72小时内不要弄湿穿刺处,防止伤口感染。

(徐元智)

第七章 | 内分泌与代谢性疾病病人的护理

第一节 内分泌与代谢性疾病病人常见症状、体征的护理

【重点、难点解析】

内分泌与代谢性疾病病人常见症状、体征（表7-1）。

表7-1 内分泌与代谢性疾病病人常见症状、体征

项目	身体外形的改变	生殖发育及性功能异常
定义	身体外形的改变指身高、体型、毛发、面容及皮肤黏膜的改变等	包括生殖器官发育迟缓或过早，性欲亢进、减退或消失。女性月经紊乱、溢乳、闭经或不孕，男性勃起功能障碍或乳房发育
病因	内分泌疾病和代谢疾病；服用激素类药物；不良生活方式和饮食习惯；遗传因素	下丘脑疾病、腺垂体疾病、甲状腺功能亢进症、甲状腺功能减退症、库欣综合征等
主要表现	身材过高与矮小；肥胖（指体重指数≥28kg/m²）与消瘦（指体重指数＜18.5kg/m²）；毛发的改变；面容的变化；皮肤的变化	性欲减退或亢进，女性月经失调，男性阳痿不育；青春期性器官仍不发育，第二性征缺如；性早熟
辅助检查	激素测定；影像学检查	性激素水平测定
护理诊断	体像紊乱	有生长比例失调的危险；性功能障碍
护理措施	提供心理支持；修饰指导；鼓励社会交往	心理疏导；提供专业指导

A1 型题

1. 人体最重要的神经内分泌器官是
   A. 下丘脑
   B. 腺垂体
   C. 肾上腺
   D. 甲状腺
   E. 胰腺

*2. 下列内分泌疾病中,属于功能亢进的是
   A. 尿崩症
   B. 糖尿病
   C. 库欣综合征
   D. 呆小症
   E. 黏液性水肿

3. 构成甲状腺激素的主要成分是
   A. 磷
   B. 碘
   C. 锌
   D. 铁
   E. 钙

4. 分泌生长激素的器官是
   A. 胸腺
   B. 性腺
   C. 下丘脑
   D. 肾上腺
   E. 腺垂体

5. 消瘦是指
   A. 体重指数 $< 18kg/m^2$
   B. 体重指数 $< 18.5kg/m^2$
   C. 体重指数 $< 19kg/m^2$
   D. 体重指数 $< 19.5kg/m^2$
   E. 体重指数 $< 20kg/m^2$

A2 型题

6. 病人,女,28 岁。因消瘦、心慌入院。该病人面容消瘦,眼睛瞪大呈惊愕状,眼裂增宽,眼球凸出。此为
   A. 甲亢面容
   B. 满月面容
   C. 急性面容
   D. 黏液性水肿面容
   E. 慢性面容

7. 病人,男,42 岁。身高 170cm,体重 93kg,体重指数 $32.2kg/m^2$,临床诊断为"肥胖",肥胖是指
   A. 体重指数 $\geq 28kg/m^2$
   B. 实际体重超过标准体重的 10%

C. 体重指数≥30kg/m² D. 实际体重超过标准体重的30%

E. 体重指数≥32kg/m²

A3/A4 型题

（8、9题共用题干）

8. 病人，女，30岁。因满月脸、向心性肥胖、皮肤紫纹入院，诊断为库欣综合征。下列护理措施**不恰当**的是

A. 鼓励病人表达对身体外形改变的感受

B. 教会病人适当地进行自我修饰

C. 应针对病人的具体情况制订饮食计划

D. 嘱病人尽量不要外出，避免引起他人歧视

E. 安排患有相同疾病并已治疗成功的病友进行交流

9. 护士告知病人应该减轻体重，**不妥**的措施是

A. 遵医嘱给减肥药 B. 改变饮食习惯

C. 指导病人进行体育锻炼 D. 控制每日摄入的总热量

E. 宣传肥胖的危害性

（10、11题共用题干）

病人，女，18岁。身高130cm，体重32kg，体重指数18.9kg/m²，智力发育迟缓，明显低于同龄人。

*10. 该病人的表现是

A. 侏儒症 B. 呆小症

C. 生长激素分泌不足 D. 消瘦

E. 性激素分泌不足

11. 该病人幼年时期可能缺乏下列哪种激素

A. 甲状腺激素 B. 糖皮质激素

C. 生长激素 D. 雌性激素

E. 雄性激素

【参考答案】

1. A 2. C 3. B 4. E 5. B 6. A 7. A 8. D 9. A
10. B 11. A

2. 库欣综合征是肾上腺皮质分泌过多糖皮质激素所致,属功能亢进;而尿崩症、糖尿病、呆小症、黏液性水肿分别与抗利尿激素、胰岛素、甲状腺激素分泌减少有关,属功能减退。

10. 呆小症病人因幼年时期缺乏甲状腺激素,导致身材矮小伴智力低下;侏儒症病人幼年时期缺乏生长激素,身材矮小但无智力低下;该病人体重指数正常,不是消瘦。

(曹小川)

第二节 甲状腺疾病病人的护理

【重点、难点解析】

1. 单纯性甲状腺肿、甲状腺功能亢进症、甲状腺功能减退症的鉴别要点(表7-2)。

表7-2 单纯性甲状腺肿、甲状腺功能亢进症、甲状腺功能减退症的鉴别要点

项目	单纯性甲状腺肿	甲状腺功能亢进症	甲状腺功能减退症
定义	指甲状腺弥漫性肿大,不伴结节及甲状腺功能异常	指甲状腺腺体本身产生TH过多而引起的甲状腺毒症	是由各种原因导致的低甲状腺激素血症或甲状腺激素抵抗而引起的全身性低代谢综合征
病因	碘缺乏;应用抑制甲状腺激素合成的药物;甲状腺激素需要量增加	自身免疫;遗传因素	自身免疫损伤、甲状腺手术、^{131}I治疗、与应用抗甲状腺药物有关
身体状况	甲状腺常呈现轻、中度肿大,表面平滑,质地较软,无压痛;重度肿大时可出现压迫症状	甲状腺毒症(怕热多汗、皮肤潮湿、多食易饥、体重下降等)高代谢综合征;中枢神经兴奋性增高;心动过速;稀便、排便次数增加等);甲状腺肿;眼征	畏寒、少汗、体重增加、嗜睡、记忆力减退、心动过缓、便秘等;黏液性水肿面容

项目	单纯性甲状腺肿	甲状腺功能亢进症	甲状腺功能减退症
特殊表现		甲状腺危象:高热或超高热、心动过速(140 次/min 以上)、恶心呕吐、烦躁不安,严重者可有心力衰竭、休克及昏迷等	黏液性水肿昏迷:嗜睡、低体温(体温<35℃)、呼吸缓慢、心动过缓、血压下降,严重者昏迷、休克而危及生命。
辅助检查	T_4、T_3、TSH 一般正常;摄 ^{131}I 率增高但无高峰前移	T_4、T_3 升高,而 TSH 降低;摄 ^{131}I 率增高且高峰前移	原发性甲状腺功能减退 T_4、T_3 降低,TSH 增高
治疗要点	补充碘剂,左甲状腺素口服;出现压迫症状应手术治疗	抗甲状腺药物(硫脲类和咪唑类)、^{131}I 及手术治疗	甲状腺激素替代治疗(首选左甲状腺素口服);对症治疗
常见护理诊断/问题	体像紊乱;潜在并发症:呼吸困难、声音嘶哑、吞咽困难	营养失调:低于机体需要量;活动无耐力;应对无效;有组织完整性受损的危险;潜在并发症:甲状腺危象	便秘;体温过低;潜在并发症:黏液性水肿昏迷
饮食护理要点	多食含碘丰富的食物,避免摄入大量抑制甲状腺激素合成的食物	高热量、高蛋白、高维生素、低纤维素饮食,多饮水。避免辛辣刺激性的食物及含碘丰富的食物。禁用浓茶、咖啡等刺激性饮料	高蛋白、高维生素、低钠、低脂肪饮食;多食粗纤维素食物;桥本甲状腺炎所致甲状腺功能减退应避免摄取含碘食物和药物

注:TH 为甲状腺激素;T_4 为甲状腺素;T_3 为三碘甲腺原氨酸;TSH 为血清促甲状腺激素。

2. 甲状腺功能亢进症病人的主要护理措施(表 7-3)。

表 7-3　甲状腺功能亢进症病人的主要护理措施

项目	主要护理措施
一般护理	保持环境安静,多休息。采用高热量、高蛋白、高维生素、矿物质丰富及低纤维素饮食;禁食刺激性食物及饮料、含碘丰富的食物。慎食卷心菜、甘蓝等;每日饮水 2 000~3 000ml,突眼严重或并发心脏病者避免大量饮水
眼部护理	①睡眠或休息时抬高头部,以减轻眼球后水肿。②限制钠盐摄入,遵医嘱使用利尿剂,以减轻眼部水肿。③外出可戴有色眼镜或眼罩,以减少强光、灰尘等刺激。④白天用抗生素眼药水,睡前涂眼药膏,眼睑不能闭合者用无菌纱布覆盖。⑤当眼睛有异物感、刺痛或流泪时,勿用手直接揉眼睛

项目	主要护理措施
用药护理	（1）抗甲状腺药物的主要不良反应：①粒细胞减少。白细胞低于 3×10^9/L 或中性粒细胞低于 1.5×10^9/L 时应当停药。②药疹。出现皮肤瘙痒、团块状严重皮疹等需立即停药 （2）β 受体拮抗剂：常用普萘洛尔，用药过程中注意观察心率，以防心动过缓。有哮喘病史的病人禁用
甲状腺危象护理	①立即吸氧，绝对卧床休息，呼吸困难时取半卧位。②迅速建立静脉通道，遵医嘱给药，首选 PTU、复方碘溶液、普萘洛尔等。准备好抢救药品，如镇静药、血管活性药、强心药等。③定时测量生命体征，密切监测体温和心率变化情况，注意有无心衰、心律失常、休克等严重并发症，记录 24h 出入量，观察意识变化。高热者给予冰敷或酒精擦浴等物理降温和 / 或药物降温（异丙嗪＋哌替啶），禁用阿司匹林

注：PTU 为丙硫氧嘧啶。

【护考训练】

（一）选择题

A1 型题

1. 地方性甲状腺肿的病因是
   A. 碘缺乏
   B. 致甲状腺肿物质的作用
   C. 先天缺陷致激素合成障碍
   D. 感染
   E. 自身免疫

2. 甲状腺功能亢进的主要原因是
   A. 精神刺激
   B. 细菌感染
   C. 过度劳累
   D. 自身免疫
   E. 外部创伤

*3. 甲状腺功能不足可以引起
   A. 智力障碍
   B. 代谢亢进
   C. 生理功能亢进
   D. 生长发育加速
   E. 蛋白质合成增加

4. 甲状腺功能减退症的临床表现**不包括**
   A. 疲乏、怕冷
   B. 反应迟钝

C. 记忆力减退 D. 精神兴奋

E. 月经不调

*5. 甲状腺功能减退症的药物护理中，服用甲状腺激素**不正确**的是

A. 从小剂量开始 B. 用药前后测脉搏

C. 不可随意增减药量 D. 定时测体重

E. 症状控制后可停药

*6. 对甲状腺功能亢进症重度浸润性突眼的治疗措施，**不应包括**

A. 抬高头部 B. 鼓励多食略咸的食品

C. 外出时用眼罩 D. 生理盐水纱布局部湿敷

E. 抗生素眼膏涂眼

7. 甲状腺功能亢进症最具特征的临床表现是

A. 易激怒 B. 多汗

C. 怕冷 D. 发热

E. 突眼

*8. 反映甲状腺功能最敏感的指标是

A. 血清 FT_4、FT_3 B. 血清 TT_4、TT_3

C. 促甲状腺激素 D. 促甲状腺激素释放激素

E. 甲状腺结合球蛋白

A2 型题

9. 病人，女，27 岁。因双侧甲状腺肿大就诊。甲状腺扫描可见弥漫性甲状腺肿，医生诊断为单纯性甲状腺肿。支持这一诊断的实验室检查结果是

A. FT_3、FT_4 升高，TSH 降低 B. FT_3、FT_4 降低，TSH 升高

C. FT_3、FT_4 升高，TSH 正常 D. FT_3、FT_4 降低，TSH 正常

E. FT_3、FT_4 正常，TSH 正常

10. 病人，女，25 岁。生长在山区缺碘区，一年前发现颈前部结节状肿物，现肿物变化不大，无任何不适。最可能的诊断是

A. 甲状腺腺瘤 B. 甲状腺癌

C. 单纯性甲状腺肿 D. 甲状腺功能亢进

E. 桥本甲状腺肿

*11. 病人，女，28 岁。已有数年怕热、多汗史，心率 110 次/min，食量大，但渐消瘦。经查 FT_4 及 FT_3 增高，昨天突然体温达 40℃，心率 150 次/min，恶心、呕吐、腹泻，大汗持续而昏睡，诊断为甲状腺功能亢进伴甲状腺危象。其原因是

A. 甲状腺大量被破坏　　　　　B. 机体消耗大量甲状腺激素

C. 垂体功能亢进　　　　　　　D. 大量甲状腺激素释放入血

E. 下丘脑功能亢进

12. 病人，女，18岁。发现颈部增粗2年，无自觉症状，临床诊断为单纯性甲状腺肿。护士应指导病人食用

A. 海带　　　　　　　　　　　B. 萝卜

C. 花生　　　　　　　　　　　D. 菠菜

E. 卷心菜

13. 病人，女，30岁。自诉全身乏力、怕热、心慌，诊断为甲状腺功能亢进症，治疗半年后好转，后上述症状再次出现，且体重下降5kg。情绪激动，双目有神，甲状腺Ⅱ度肿大，局部可闻及杂音，心率120次/min，该病人最可能发生了

A. 伴发糖尿病　　　　　　　　B. 甲状腺功能亢进症复发

C. 伴发心脏病　　　　　　　　D. 出现甲状腺功能减退症

E. 发生亚急性甲状腺炎

*14. 病人，女，23岁。患甲状腺功能亢进症半年，遵医嘱给予甲硫氧嘧啶治疗，其作用机制为

A. 抑制甲状腺激素合成

B. 抑制甲状腺激素释放

C. 抑制抗原抗体反应

D. 降低外周组织对甲状腺激素的反应

E. 使甲状腺激素分泌降低

15. 病人，女，30岁。妊娠期6个月，患甲状腺功能亢进症，**不能**采取的治疗为

A. 甲状腺次全切除术　　　　　B. 洋地黄制剂

C. 放射性 ^{131}I 治疗　　　　　　D. 休息

E. 抗甲状腺药物

16. 病人，女，45岁，自述全身乏力、心慌，每日大便3～4次，诊断为甲状腺功能亢进症，经治疗后病情好转自行停药，半年后心率加快，上述症状再次出现。抗甲状腺药物治疗甲状腺功能亢进症的总疗程通常为

A. 3～4周　　　　　　　　　　B. 1～2个月

C. 5～6个月　　　　　　　　　D. 1～2年

E. 3～4年

17. 病人,女,26 岁。因急躁易怒、体重减轻、突眼 2 个月入院,诊断为甲状腺功能亢进症,护士指导病人避免吃含碘丰富的食物,其原因是

    A. 减少纤维素摄入　　　　　　B. 避免刺激胃肠道

    C. 避免过敏　　　　　　　　　D. 避免甲状腺素合成过多

    E. 避免消化不良

18. 病人,女,26 岁。患甲状腺功能亢进症半年,服用甲巯咪唑治疗。用药过程中应停药的情况是

    A. 突眼加重　　　　　　　　　B. 头晕乏力

    C. 中性粒细胞 $< 1.5 \times 10^9$/L　　D. 心悸

    E. 食欲减退

*19. 病人,男,30 岁。患甲状腺功能亢进症 1 年,2 天前受凉感冒,出现高热、呕吐、腹泻、大汗、心悸,心率 140 次 /min,继而出现昏迷。诊断为甲状腺危象,治疗中**禁用**的是

    A. 异丙嗪　　　　　　　　　　B. 丙硫氧嘧啶

    C. 抗生素　　　　　　　　　　D. 阿司匹林

    E. 补液

*20. 病人,女,28 岁。妊娠期甲状腺功能亢进症。应慎用的药物是

    A. 甲巯咪唑　　　　　　　　　B. 卡比马唑

    C. 普萘洛尔　　　　　　　　　D. 甲基硫脲嘧啶

    E. 丙基硫脲嘧啶

21. 病人,女,26 岁。双侧甲状腺肿大 2 年,突眼,食欲亢进,对该病人的护理措施**不包括**

    A. 理解病人,态度温和地与其沟通

    B. 对病人关心的问题予以耐心解释

    C. 适当的外表修饰可增加自信

    D. 指导病人多做运动

    E. 鼓励病人家属给予病人关爱和理解

22. 病人,女,50 岁。表情淡漠,眼睑水肿,诊断为"甲状腺功能减退",病人可能出现

    A. 体重增加　　　　　　　　　B. 怕热多汗

    C. 食欲亢进　　　　　　　　　D. 心动过速

    E. 烦躁易怒

A3/A4 型题

（23～25题共用题干）

病人，女，32岁。因怕热多汗、烦躁易怒、心悸、食欲亢进、体重下降伴双眼球突出入院。

23. 该病人最可能诊断为
    A. 神经症
    B. 单纯性甲状腺肿
    C. 甲状腺功能亢进症
    D. 心肌炎
    E. 慢性胃炎

24. 饮食方面应给予
    A. 高热量、高蛋白、高维生素饮食
    B. 高碘饮食
    C. 高纤维素饮食
    D. 低蛋白、低脂肪饮食
    E. 高蛋白、高脂肪饮食

*25. 护士在清晨病人空腹、静卧时测得其血压为130/70mmHg，脉搏105次/min。该病人基础代谢率为
    A. 25%
    B. 30%
    C. 49%
    D. 50%
    E. 54%

（26～28题共用题干）

病人，女，32岁。患甲状腺功能亢进症1年。2天前受凉，今晨突然出现烦躁不安，体温高达39.3℃，恶心呕吐、大汗、心悸，心率140次/min。

26. 该病人可能发生了
    A. 心肌梗死
    B. 急性胃炎
    C. 黏液性水肿
    D. 甲状腺危象
    E. 甲状腺功能亢进性心脏病

27. 引起该病人症状加重的主要诱因是
    A. 感染
    B. 过度劳累
    C. 用药不当
    D. 进食不足
    E. 精神刺激

*28. 治疗时应首选的药物是
    A. 甲巯咪唑
    B. 卡比马唑
    C. 普萘洛尔
    D. 甲硫氧嘧啶
    E. 丙硫氧嘧啶

（29～32题共用题干）

病人，男，39岁。既往体健，近1个月来发现记忆力减退、反应迟钝、乏力、畏寒。护理体检：体温35℃，心率60次/min，黏液性水肿，促甲状腺激素（TSH）升高，总甲状腺素（TT_4）降低。

29. 该病人首先考虑

    A. 甲状腺功能亢进　　　　　　　B. 甲状腺功能减退

    C. 肾炎　　　　　　　　　　　　D. 痴呆

    E. 低血糖

30. 应首选的药物是

    A. 甲巯咪唑　　　　　　　　　　B. 左甲状腺素

    C. 维生素B_{12}　　　　　　　　　D. 促甲状腺素

    E. 肾上腺素

31. 本药服用过量时可表现为

    A. 心动过速、血压升高、腹胀、体重增加

    B. 心率加快、血压升高、腹泻、多食

    C. 心动过缓、血压下降、腹泻、发热

    D. 心率增快、血压降低、腹胀、发热

    E. 心动过缓、血压降低、腹胀、反应迟钝

32. 饮食护理应指导病人**少摄入**

    A. 圆白菜　　　　B. 香蕉、枇杷　　　　C. 鱼虾

    D. 海带、紫菜　　E. 脂肪、胆固醇

（二）判断题

33. 保泰松能引起甲状腺激素合成或分泌障碍导致甲状腺肿。（　　）

*34. 甲状腺功能亢进病人接受放射性碘治疗后定期复查是为了及早发现甲状腺危象。（　　）

【参考答案】

1. A　2. D　3. A　4. D　5. E　6. B　7. E　8. C　9. E

10. C　11. D　12. A　13. B　14. A　15. C　16. D　17. D　18. C

19. D　20. C　21. D　22. A　23. C　24. A　25. E　26. D　27. A

28. E　29. B　30. B　31. B　32. E　33. √　34. ×

3. 甲状腺功能减退病人可出现记忆力减退、智力低下、反应迟钝、嗜睡、精神抑郁、神经质表现。

5. 甲状腺功能减退的治疗主要是对症处理和甲状腺激素替代治疗。各种类型的甲状腺功能减退，均需用 TH 替代，永久性甲状腺功能减退者需终身服用。

6. 突眼的护理为外出时戴茶色眼镜，以避免强光与灰尘的刺激，睡前涂眼药膏、戴眼罩，并抬高头部，低盐饮食，以减轻眼球后软组织水肿。

8. 甲状腺功能亢进症病人血液循环中甲状腺激素过多，而甲状腺激素对下丘脑和腺垂体的分泌具有负反馈调节，因此实验室检查 FT_4、FT_3 升高，而 TSH 降低。TSH 是反映甲状腺功能最敏感的指标。

11. 甲状腺危象主要与大量 T_3、T_4 释放入血有关。

14. 甲硫氧嘧啶治疗甲状腺功能亢进症的作用机制是抑制甲状腺内过氧化物酶，从而阻止甲状腺内酪氨酸碘化及碘化酪氨酸的缩合，从而抑制甲状腺的合成。

19. 阿司匹林可与甲状腺结合球蛋白结合而释放游离甲状腺激素，使病情加重。

20. 普萘洛尔可引起胎儿心动过缓、体重低、分娩期低血糖和新生儿对缺氧的反应降低等，妊娠期甲状腺功能亢进者应慎用。

25. 基础代谢率（%）= 脉率 + 脉压 −111。正常值为 −10% ~ + 10%，甲状腺功能亢进症病人基础代谢率常增高。

28. 丙硫氧嘧啶不仅可以抑制甲状腺激素的合成，还可以减少 T_4 向 T_3 的转换，故优先选用。

34. 放射性碘治疗会破坏甲状腺滤泡上皮而减少甲状腺激素的产生，可引起甲状腺功能减退。治疗后应定期复查，以便及早发现甲状腺功能减退。

（曹小川）

第三节　库欣综合征病人的护理

【重点、难点解析】

库欣综合征的护理诊断／问题及主要护理措施（表 7−4）。

表 7-4　库欣综合征的护理诊断/问题及主要护理措施

护理诊断/问题	主要护理措施
体像紊乱	宜进食低钠、高钾、高蛋白、低碳水化合物、低热量的食物,出现糖尿病症状时,严格执行糖尿病饮食。关注病人的情绪变化,鼓励病人家属为其提供有效的心理和情感支持。鼓励病人参加力所能及的社会活动,增强自尊感和自信心
体液过多	宜取平卧位,抬高双下肢,避免水肿加重。水肿严重时,遵医嘱给予利尿剂,观察水肿消退情况及药物不良反应
有感染的危险	①保持环境卫生清洁,室内温、湿度适宜。②严格执行无菌操作技术,尽量减少侵入性治疗措施。③避免皮肤擦伤和感染,长期卧床者应定期翻身,预防压疮发生。病情较重者做好口腔护理。一旦发生感染应遵医嘱及早治疗
潜在并发症:骨折	①有广泛骨质疏松和骨痛的病人,应注意休息,避免过度劳累。②移去环境中不必要的家具或摆设,浴室应铺上防滑脚垫。③避免剧烈运动,变换体位时动作宜轻柔,严防摔伤和骨折。④适当摄取富含钙及维生素D的食物以预防骨质疏松

【护考训练】

(一)选择题

A1 型题

*1. 关于正常人皮质醇节律,下述哪项正确

A. 清晨最高,午夜最低　　　　B. 清晨最高,下午最低

C. 午夜最高,清晨最低　　　　D. 下午最高,午夜最低

E. 午夜最高,下午最低

2. 库欣综合征最常见的病因是

A. 库欣病

B. 异位促肾上腺皮质激素综合征

C. 肾上腺皮质腺瘤

D. 肾上腺皮质腺癌

E. 不依赖促肾上腺皮质激素的肾上腺瘤结节性增生

3. 关于库欣综合征的描述，正确的是
   A. 甲状腺激素过多
   B. 糖皮质激素过多
   C. 盐皮质激素过多
   D. 性激素过多
   E. 胰岛素过多

4. 库欣综合征病人一般**不会**出现的临床表现是
   A. 向心性肥胖
   B. 高血压
   C. 骨质疏松
   D. 血糖降低
   E. 皮肤紫纹

A2 型题

5. 病人，女，29 岁。因体重持续增加、闭经半年来医院就诊。查体：向心性肥胖，面部多处痤疮，血压 180/100mmHg，空腹血糖 7.8mmol/L。CT 检查示垂体占位性病变。该病人最可能的诊断是
   A. 糖尿病
   B. 高血压
   C. 原发性闭经
   D. 库欣综合征
   E. 肿瘤

6. 病人，男，50 岁。向心性肥胖，面部痤疮，既往有抽烟史 20 年，近 3 个月来咳嗽、咳痰。胸片示肺门处有毛刺状阴影，该病人出现库欣综合征最可能的病因为
   A. 库欣病
   B. 异位促肾上腺皮质激素综合征
   C. 肾上腺皮质腺瘤
   D. 肾上腺皮质腺癌
   E. 不依赖促肾上腺皮质激素的肾上腺瘤结节性增生

*7. 病人，女，26 岁。肥胖、头痛伴闭经 1 年半。护理体检：血压 180/110mmHg，向心性肥胖，满月脸，皮肤薄，有痤疮，腹壁有宽大紫纹，下肢胫前凹陷性水肿。为明确诊断，拟查
   A. 血浆皮质醇
   B. 尿游离皮质醇
   C. 血皮质醇昼夜节律
   D. 小剂量地塞米松抑制试验
   E. 大剂量地塞米松抑制试验

*8. 病人，女，40 岁。满月脸，向心性肥胖，皮肤紫纹，诊断为库欣综合征。护士指导病人饮食**不正确**的是
   A. 低热量
   B. 低蛋白
   C. 低钠
   D. 高钾
   E. 高钙

A3/A4 型题

（9、10 题共用题干）

病人，女，30 岁。因满月脸、向心性肥胖、面部痤疮、高血压入院，诊断为库欣综合征。病人因面貌改变而自卑，不敢与他人交流。

9. 目前该病人主要的护理诊断/问题是

    A. 向心性肥胖　　　　　　　　　B. 面部痤疮

    C. 体像紊乱　　　　　　　　　　D. 有感染的危险

    E. 高血压

10. 下列护理措施**不正确**的是

    A. 鼓励病人要加强锻炼，减轻体重

    B. 给予安慰与心理疏导

    C. 指导病人做好个人清洁卫生

    D. 观察血压变化

    E. 嘱病人注意自我防护，防止外伤

（二）判断题

11. 皮质醇增多症病人脂肪代谢障碍可出现的特征性体征是向心性肥胖。（　　）

12. 护士应指导库欣综合征病人多进食糕点类食物。（　　）

【参考答案】

1. A　　2. A　　3. B　　4. D　　5. D　　6. B　　7. B　　8. B　　9. C

10. A　　11. √　　12. ×

【习题解析】

1. 人体皮质醇的分泌清晨为分泌的高峰，午夜时皮质醇的分泌最低。

7. 库欣综合征的病人血皮质醇分泌增多，失去昼夜分泌节律，且不能被小剂量地塞米松抑制；大剂量地塞米松试验多数能被抑制，但不易与其他内分泌性疾病相区分；尿游离皮质醇能反映血中游离皮质醇水平，且少受其他因素干扰，诊断价值很高。

8. 库欣综合征是肾上腺分泌过量糖皮质激素所致，可表现为高血压、肥胖、高血糖、低血钾、骨质疏松等，应给予低钠、低热量、高钾、高蛋白、高钙饮食。

（曹小川）

第四节　糖尿病病人的护理

1. 糖尿病病人的主要身体状况（表7-5）。

表7-5　糖尿病临床表现

要点	临床表现
代谢紊乱症状群	①"三多一少"症状：多尿、多饮、多食和体重减轻。②皮肤瘙痒 ③其他：四肢酸痛、腰痛、性欲减退、阳痿不育、视物模糊等
感染	感染部位以呼吸道、泌尿道、皮肤和女性病人外阴部多见
急性并发症	①糖尿病酮症酸中毒。②高渗高血糖综合征
慢性并发症	①大血管病变：主要表现为动脉粥样硬化，引起冠心病、脑血管病变、肾动脉硬化及下肢动脉病变等，是糖尿病病人死亡的主要原因。②微血管病变：以糖尿病肾病和视网膜病变最为重要，最终可导致尿毒症和失明。③神经病变：以周围神经病变最常见，可表现为对称性肢端感觉异常（分布如袜子和手套状）、痛觉过敏等。④糖尿病足：轻者表现为足部畸形、皮肤干燥和发凉、胼胝（高危足）；重者可出现足部溃疡、坏疽
低血糖症	非糖尿病病人血糖<2.8mmol/L；糖尿病病人血糖≤3.9mmol/L

2. 糖尿病的诊断标准（表7-6）。

表7-6　糖尿病诊断标准（WHO，1999）

诊断标准	静脉血浆葡萄糖水平
典型糖尿病症状	
加上随机血糖	≥11.1mmol/L
或加上空腹血糖	≥7.0mmol/L
或加上葡萄糖耐量试验2h血糖	≥11.1mmol/L
无糖尿病症状者，需改日重复检查	

注：空腹指8小时以上未进食。随机血糖指不考虑上次用餐时间，一天中任意时间的血糖，不能用于诊断空腹血糖受损（IFG）或糖耐量减低（IGT）。

3. 糖尿病酮症酸中毒和高渗高血糖综合征的鉴别要点（表7-7）。

表7-7 糖尿病酮症酸中毒和高渗高血糖综合征的鉴别要点

鉴别要点	糖尿病酮症酸中毒	高渗高血糖综合征
定义	为最常见的糖尿病急症，以高血糖、酮症和代谢性酸中毒为主要表现	以严重高血糖、高血浆渗透压、脱水为特点，无明显酮症酸中毒，常有不同程度的意识障碍或昏迷
诱因	1型糖尿病常无明显诱因 2型糖尿病常见于急性感染、胰岛素不适当减量或治疗中断、饮食不当、各种应激（如脑卒中、心肌梗死、手术、创伤、分娩等）以及精神因素	急性感染、外伤、手术、脑血管意外等应激状态，使用糖皮质激素、利尿剂、甘露醇等药物，水摄入不足或失水，输入大量葡萄糖液或饮用大量含糖饮料等
临床表现	早期出现乏力、三多一少症状加重。随后出现食欲减退，常伴头痛、嗜睡、烦躁、呼吸深快且有烂苹果味（丙酮味）	先有多尿、多饮，逐渐出现严重脱水和神经精神症状，病人反应迟钝、烦躁或淡漠、嗜睡、定向力障碍，最后陷入昏迷
实验室检查	血糖、血酮体明显升高，尿糖、尿酮体呈强阳性。血糖多为16.7～33.3mmol/L	血糖多为33.3～66.6mmol/L
治疗及护理	①绝对卧床。②迅速建立两条静脉通道，小剂量短效胰岛素加入生理盐水中持续静脉滴注，当血糖降到13.9mmol/L时，输入5%葡萄糖液加入短效胰岛素静脉滴注。③严密观察和记录病人神志、生命体征等变化，注意有无水、电解质及酸碱平衡紊乱	治疗基本同糖尿病酮症酸中毒，当血糖降到16.7mmol/L时，输入5%葡萄糖液加入短效胰岛素静脉滴注

4. 胰岛素的使用要点（表7-8）。

表7-8 胰岛素的使用要点

项目	使用要点
适应证	①1型糖尿病。②各种严重的糖尿病伴急、慢性并发症或处于应激状态，如急性感染、创伤、手术前后、妊娠和分娩。③2型糖尿病病人其他治疗效果不好或β细胞功能明显减退者；初诊伴有明显高血糖者；无明显诱因体重明显下降者。④新发病且与1型糖尿病鉴别困难的消瘦糖尿病病人。

项目	使用要点
制剂类型	动物胰岛素、人胰岛素和胰岛素类似物 3 种。根据作用快慢和维持时间长短又分为超短效(速效)、常规(短效)、中效、长效、预混胰岛素 5 类
用药注意事项	①未开封的胰岛素放于冰箱 2~8℃冷藏保存,常温下可使用 28~30d。②准确用药。③混用时,应先抽吸短效胰岛素,再抽吸长效胰岛素。④宜选择皮肤疏松部位进行注射,并经常轮换。⑤定期更换胰岛素泵导管和注射部位,每次使用前均应更换针头
不良反应	①低血糖反应:根据病情进食糖果、含糖饮料或静脉注射 50% 葡萄糖。②过敏反应。③注射部位皮下脂肪萎缩或增生:停止该部位注射后可缓慢自然恢复

【护考训练】

(一)选择题

A1 型题

*1. 1 型糖尿病的主要发病机制是

A. 胰岛素绝对缺乏
B. 胰岛素相对缺乏

C. 胰岛素受体缺乏
D. 胰岛素亲和力下降

E. 胰岛素受体抗体产生

*2. 下列**不是**糖尿病酮症酸中毒诱因的是

A. 感染
B. 外伤及手术

C. 妊娠及分娩
D. 饮食不当

E. 胰岛素过量

3. 临床糖尿病肾病最早期的表现是

A. 高血压
B. 低蛋白血症

C. 水肿
D. 血肌酐增高

E. 微量蛋白尿

*4. 配制混合胰岛素时,必须先抽吸短效胰岛素是为了防止

A. 发生中和反应
B. 加速胰岛素降解

C. 丧失短效胰岛素的速效特性
D. 降低鱼精蛋白锌胰岛素的药效

E. 增加胰岛素的不良反应

*5. 通过增加外周组织对葡萄糖摄取、抑制糖异生从而降低血糖的药物是

    A. 格列本脲

    B. 格列波脲

    C. 二甲双胍

    D. 噻唑烷二酮

    E. α- 葡萄糖苷酶抑制剂

6. 应用胰岛素的注意事项中**不正确**的是

    A. 胰岛素宜冷冻保存

    B. 抽吸药液时避免震荡

    C. 皮下注射部位经常更换

    D. 混合注射时，先抽吸短效胰岛素

    E. 应用时注意药物有效期

7. 对正常范围内血糖**没有影响**的降糖药是

    A. 二甲双胍

    B. 格列吡嗪

    C. 罗格列酮

    D. 阿卡波糖（拜糖苹）

    E. 瑞格列奈（诺和龙）

8. 糖尿病病人合并妊娠时，其最佳治疗方案为

    A. 严密观察

    B. 饮食控制

    C. 磺脲类药物

    D. 胰岛素

    E. 运动疗法

*9. 糖尿病病人的饮食中，碳水化合物应占总热量的比例为

    A. 20%～30%

    B. 30%～40%

    C. 40%～50%

    D. 50%～60%

    E. 60%～70%

10. 糖尿病病人运动适宜时间为

    A. 晨起

    B. 餐前半小时

    C. 餐前 1 小时

    D. 餐后半小时到 1 小时

    E. 餐后 1 小时

A2 型题

11. 病人，女，72 岁。患糖尿病 10 年，2 年来采用胰岛素治疗。近日上呼吸道感染后出现极度乏力、多尿、食欲下降、恶心、呕吐、呼吸深快。该病人可能发生了

    A. 低血糖反应

    B. 急性呼吸衰竭

    C. 呼吸性酸中毒

    D. 酮症酸中毒

    E. 乳酸酸中毒

*12. 病人，男，55 岁。诊断为 2 型糖尿病。为控制病情，护士建议病人做有氧运动，运动时适宜的心率应该是

A. 110次/min
B. 115次/min

C. 120次/min
D. 125次/min

E. 130次/min

13. 病人,男,60岁。患2型糖尿病,口服格列美脲治疗,护士须指导病人此药服用的时间在

A. 餐后半小时
B. 餐前半小时

C. 餐中
D. 餐前5分钟

E. 餐前1小时

*14. 病人,女,50岁。有糖尿病史,体温37.8℃,有尿频、尿急症状,尿沉渣中有大量白细胞。考虑为

A. 糖尿病
B. 糖尿病肾病

C. 糖尿病合并泌尿系统感染
D. 糖尿病合并尿毒症

E. 糖尿病合并肾乳头坏死

*15. 病人,男,56岁。有糖尿病病史3年,身高168cm,体重65kg,从事轻体力劳动,每天给予热量的适宜量为

A. 1 525kcal以下
B. 1 525 ~ 1 830kcal

C. 1 830 ~ 2 135kcal
D. 2 135 ~ 2 440kcal

E. 2 440kcal以上

16. 病人,男,58岁。有糖尿病家族史,无"三多一少"症状,空腹血糖6.5mmol/L,下列对诊断糖尿病最有意义的检查是

A. 空腹血糖
B. 餐后血糖

C. 24小时尿糖定量
D. 葡萄糖耐量+胰岛素释放试验

E. 糖化血红蛋白

17. 病人,男,45岁。肥胖体型,"三多一少"症状不明显,空腹血糖6.6mmol/L,餐后2小时血糖为12mmol/L,治疗时应首先考虑的药物是

A. 二甲双胍
B. 格列本脲

C. 罗格列酮
D. 瑞格列奈

E. 阿卡波糖

*18. 病人,女,68岁。有糖尿病病史12年,昨日出现咳嗽、咳痰、发热,诊断为支气管炎。今晨起突然神志不清,体温39℃,血糖35.2mmol/L,血钠150mmol/L,血尿素氮14.28mmol/L。首先应考虑的是

A. 酮症酸中毒
B. 高渗高血糖综合征

C. 低血糖　　　　　　　　　　　　D. 乳酸性酸中毒

E. 水中毒

*19. 病人,男,48 岁。患 2 型糖尿病,发生酮症酸中毒经注射胰岛素及静脉滴注生理盐水后,血糖降低、失水纠正、尿量增多,此时应注意防止

A. 低钠血症　　　　　　　　　　　B. 低钾血症

C. 低钙血症　　　　　　　　　　　D. 低血糖

E. 低血压

20. 病人,男,67 岁。有糖尿病病史 20 余年,自诉视物模糊,胸闷憋气,双侧及足底刺痛,夜间难以入睡多年,近来足趾渐变黑。护士在接诊后立即对其进行评估,发现该病人的并发症**不包括**

A. 视网膜病变　　　　　　　　　　B. 冠心病

C. 神经病变　　　　　　　　　　　D. 肢端坏疽

E. 肾脏病变

A3/A4 型题

（21、22 题共用题干）

病人,男,55 岁。患 2 型糖尿病多年,肥胖,很少运动。"三多一少"症状不明显,血糖偏高。饮食控制、口服降糖药效果均不理想。

21. 病人向护士咨询病情,宜建议其

A. 减少主食量　　　　　　　　　　B. 静脉滴注胰岛素

C. 接受运动疗法　　　　　　　　　D. 增加降糖药剂量

E. 测血酮和尿酮

22. 有关自我保健措施中**错误**的是

A. 定时测血糖、尿糖　　　　　　　B. 保持情绪稳定

C. 经常温水洗脚　　　　　　　　　D. 戒烟、忌酒

E. 少吃粗纤维食物

（23~25 题共用题干）

病人,男,55 岁。患糖尿病后不规则服药,血糖波动在 8.6~9.8mmol/L,尿糖(++)~(+++),近日感尿频、尿痛,今日突然神志不清,体温 39.2℃,血糖 28mmol/L,尿素氮 7.8mmol/L,血 pH 6.8,尿糖(+++),酮体(+++)。

*23. 该病人首选治疗为

A. 等渗生理盐水 + 小剂量胰岛素　　B. 高渗生理盐水 + 小剂量胰岛素

C. 低渗生理盐水 + 小剂量胰岛素　　D. 等渗生理盐水 + 大剂量胰岛素

E. 乳酸氢钠 + 大剂量胰岛素

24. 该病人最可能的并发症是

    A. 低血糖昏迷
                B. 糖尿病酮症酸中毒

    C. 乳酸性酸中毒
                D. 高渗高血糖综合征

    E. 急性脑血管病

25. 引起的原因为

    A. 感染
                 B. 胰岛素治疗中断

    C. 饮食不当
               D. 各种应激

    E. 无明显原因

（26~28题共用题干）

病人，女，60岁。患2型糖尿病6年，口服降糖药控制血糖不满意，加用皮下注射胰岛素。

26. 关于胰岛素治疗，下列**不妥**的是

    A. 胰岛素剂量需严格个体化

    B. 从小剂量开始，逐渐增量

    C. 老年人胰岛素治疗时血糖控制标准可适当放宽

    D. 开始胰岛素治疗后可以不控制饮食

    E. 血糖控制不稳时，可每3~4天调整一次胰岛素剂量

27. 在注射胰岛素时，需经常更换注射部位的原因是

    A. 防止注射部位组织硬化
       B. 防止胰岛素吸收过多

    C. 防止低血糖反应
           D. 防止血管闭塞

    E. 防止过敏反应

28. 病人使用短效胰岛素皮下注射治疗，应告知病人发生低血糖反应可能性最大的时间（胰岛素作用高峰时间）是在注射后

    A. 0.5h
                   B. 1~2h

    C. 2~4h
                   D. 4~6h

    E. 6~8h

（29、30题共用题干）

病人，男，60岁。患糖尿病多年，在家注射胰岛素后出现极度饥饿、肌无力、手抖、出汗、头晕。

*29. 考虑出现以上表现的原因是

    A. 低血压
                   B. 低血糖

C. 注射过快   D. 药物过敏

E. 精神紧张

30. 此时应当进行哪项处理

     A. 让病人卧床休息至症状消失   B. 让病人平卧并协助活动四肢

     C. 给一些口服糖块   D. 立即打电话询问保健医生

     E. 立即送至附近医院

（二）判断题

31. 2型糖尿病病人主要的死亡原因是糖尿病酮症酸中毒。（   ）

32. 能反映病人近2~3周内血糖控制总体水平的检查是糖化血浆蛋白测定。（   ）

33. 所有糖尿病治疗的基础，也是预防和控制糖尿病的必要措施是饮食治疗。（   ）

【参考答案】

1. A   2. E   3. E   4. C   5. C   6. A   7. A   8. D   9. D

10. E   11. D   12. B   13. B   14. C   15. C   16. D   17. A   18. B

19. B   20. E   21. C   22. E   23. A   24. B   25. A   26. D   27. A

28. C   29. B   30. C   31. ×   32. √   33. √

【习题解析】

1. 1型糖尿病的病因为胰岛β细胞破坏引起胰岛素绝对缺乏，主要见于年轻人，易发生急性酮症酸中毒。

2. 糖尿病酮症酸中毒多见于1型糖尿病，常见诱因有感染；胰岛素、口服降糖药剂量不足或治疗中断；手术、妊娠、分娩；饮食不当等。

4. 胰岛素混合使用时先抽取短效胰岛素，再抽取长效胰岛素，以免影响其速效性。

5. 糖尿病酮症酸中毒除多尿、多饮、体重减少外，还有恶心、呕吐、腹痛、食欲减退，并迅速出现脱水和酸中毒征象，呼气中有烂苹果味，脉搏细速，血压下降，随即可出现嗜睡、昏迷甚至死亡。

9. 糖尿病饮食原则是高碳水化合物、低脂肪、适量蛋白质和高纤维素的膳食。其中碳水化合物占50%~65%，脂肪占25%~30%；蛋白质占15%~20%。

12. 合适运动强度的简易计算方法为：心率 = 170 - 年龄。

14. 病人有发热，且有尿频、尿急等泌尿系统感染症状，尿沉渣中有大量白细胞，故考虑为糖尿病合并泌尿系统感染。

15. 成年人轻体力劳动状态下每日每公斤理想体重给予热量 30～35kcal，理想体重（kg）= 身高（cm）-105。

18. 高渗高血糖综合征以严重高血糖、高血浆渗透压、脱水为特点，无明显酮症酸中毒，常有不同程度的意识障碍或昏迷，多见于老年 2 型糖尿病病人。高渗高血糖综合征常因急性感染、外伤、手术、脑血管意外等原因诱发，血糖多为 33.3～66.6mmol/L。

19. 经输液治疗后，病人酸中毒情况缓解，钾向细胞内转移；尿量增多导致钾排出增多，易出现血钾降低。

23. 糖尿病酮症酸中毒时，首要的关键措施是立即大量补液以纠正脱水，将小剂量短效胰岛素加入等渗生理盐水中持续静脉滴注；当血糖降到 13.9mmol/L 时，输入 5% 葡萄糖液加入短效胰岛素静脉滴注。

29. 低血糖表现多有肌肉颤抖、疲乏、强烈饥饿感、出冷汗、脉速、恶心呕吐，重者可致昏迷，甚至死亡。反应轻者，可用白糖以温水冲服或口服糖块，较严重者必须静脉注射 50% 葡萄糖 40ml。

（曹小川）

第五节　痛风病人的护理

【重点、难点解析】

痛风病人的用药护理（表7-9）。

表7-9　痛风病人的用药护理

要点	常用药物	不良反应	注意事项
非甾体抗炎药	吲哚美辛、双氯芬酸、布洛芬、塞来昔布等	活动性溃疡及消化道出血	饭后给药，注意观察有无不良反应
秋水仙碱		严重的胃肠道反应、骨髓抑制、肝损害等	密切观察，一旦出现不良反应，应及时停药，静脉使用时切勿外漏

要点	常用药物	不良反应	注意事项
糖皮质激素	甲泼尼龙、醋酸泼尼松等	停药"反跳"现象	不能自行减量或突然停药
促进尿酸排泄药物	丙磺舒、磺吡酮、苯溴马隆	皮疹、发热及胃肠道反应	嘱病人多饮水,口服碳酸氢钠等碱性药
抑制尿酸合成药物	别嘌醇	皮疹、发热、胃肠道反应、肝损害、骨髓抑制	嘱病人多饮水

【护考训练】

（一）选择题

A1 型题

1. 痛风的首发症状是
    A. 急性关节炎　　　　　　　　B. 高尿酸血症
    C. 痛风石　　　　　　　　　　D. 痛风肾
    E. 关节畸形

2. 痛风特征性的临床表现为
    A. 关节畸形　　　　　　　　　B. 晨僵
    C. 关节疼痛　　　　　　　　　D. 痛风石
    E. 痛风肾

3. 痛风病人关节炎症状最易受累的关节是
    A. 腕关节　　　　　　　　　　B. 掌指关节
    C. 肘关节　　　　　　　　　　D. 膝关节
    E. 跖关节

*4. 下列因素与痛风的发病相关性最为密切的是
    A. 高血糖　　　　　　　　　　B. 高血脂
    C. 高尿酸　　　　　　　　　　D. 高血钙
    E. 细菌感染

A2 型题

5. 病人,女,51岁。近3年来出现关节炎症状和尿路结石,进食肉类食物时,病情加重。诊断为痛风,病人应用下列药物时,需要多饮水的是

A. 吲哚美辛   B. 糖皮质激素

C. 布洛芬   D. 苯溴马隆

E. 塞来昔布

6. 病人,男,56岁。反复左脚第1跖趾关节疼痛,诊断为痛风,下列**不适合**痛风病人的护理措施是

    A. 急性期绝对卧床休息,抬高患肢,避免关节负重

    B. 高蛋白、高热量、高维生素饮食,多进食牛奶、鸡蛋等

    C. 每天至少饮水 2 000ml

    D. 缓解期应适度运动,运动后疼痛超过 1~2 小时,应暂时停止此项活动

    E. 受累关节疼痛明显者,可用夹板固定制动,或局部冰敷

*7. 病人,男,40岁。喜饮酒,因急性关节炎就诊,入院后诊断为痛风。护士指导病人可以进食的是

    A. 动物内脏   B. 鱼虾类

    C. 菠菜   D. 蘑菇

    E. 柑橘

8. 病人,男,50岁。下班后与朋友聚餐饮酒。夜间突发左脚第1跖趾关节剧痛,约3小时后局部出现红、肿、热、痛和活动困难,遂来医院就诊。血尿酸为 500μmol/L。X线检查提示:非特异性软组织肿胀。该病人可能患

    A. 痛风   B. 软组织损伤

    C. 风湿性关节炎   D. 类风湿关节炎

    E. 化脓性关节炎

9. 病人,男,65岁。右侧跖骨、踝关节红肿疼痛,诊断为痛风性关节炎,首选的治疗药物是

    A. 布洛芬   B. 美洛昔康

    C. 秋水仙碱   D. 糖皮质激素

    E. 吲哚美辛

A3/A4 型题

(10~12题共用题干)

病人,女,60岁。有痛风病史 5 年,曾多次住院治疗,因担心疾病预后,思想负担重,情绪低落。

10. 此时,护士给予最恰当的护理措施是向病人说明

    A. 疼痛会影响进食   B. 疼痛会影响睡眠

C. 痛风是一种终身性疾病　　　　D. 疾病反复发作会导致关节畸形

E. 积极坚持规范的治疗可维持正常的生活

11. 健康指导**不正确**的是

A. 应用排尿酸药物期间多饮水　　B. 多食海鲜,增加营养

C. 适当运动,防止肥胖　　　　　D. 避免受凉、感染

E. 定期复查血尿酸

12. 经过治疗,病人病情稳定,出院时关于运动康复指导正确的是

A. 指导病人日常生活中尽量使用大肌群

B. 避免长时间活动,防止关节受累

C. 如关节局部发热和肿胀,可适当运动以缓解症状

D. 运动后一旦疼痛,应暂停此项运动

E. 出院后仍尽量卧床休息

(13~15题共用题干)

病人,男,42岁。喜烧烤类食物,有饮酒史10年。实验室检查:血尿酸680μmol/L。经24h尿酸测定后诊断为痛风。

13. 此病人的治疗原则**不正确**的是

A. 绝对卧床　　　　　　　　　B. 鼓励锻炼

C. 抬高患肢　　　　　　　　　D. 避免负重

E. 迅速应用秋水仙碱,越早用药疗效越好

14. 秋水仙碱常见的不良反应**不包括**

A. 恶心呕吐、厌食　　　　　　B. 腹胀

C. 腹泻　　　　　　　　　　　D. 白细胞增加

E. 脱发

15. 关于病人饮食护理**不正确**的是

A. 饮食宜清淡、易消化　　　　B. 忌辛辣和刺激性食物

C. 鼓励进食高嘌呤食物　　　　D. 指导病人进食碱性食物

E. 多饮水,每天应饮水2 000ml以上

(二)判断题

16. 痛风石典型部位在耳郭,常呈黄白色大小不一的隆起。(　　)

*17. 痛风病人急性关节炎期应卧床休息,抬高患肢,给予热敷,消除关节肿胀和疼痛。(　　)

1. A 2. D 3. E 4. C 5. D 6. B 7. E 8. A 9. C
10. E 11. B 12. A 13. B 14. D 15. C 16. √ 17. ×

【习题解析】

4. 痛风发病的先决条件是血尿酸增高。

7. 动物内脏、鱼虾类、菠菜、蘑菇均属于高嘌呤食物,痛风病人应限制摄入。

17. 痛风病人急性关节炎期应给予冷敷,以减轻关节肿胀和疼痛。

（徐元智）

第六节　骨质疏松症病人的护理

【重点、难点解析】

骨质疏松症病人的健康指导(表7-10)。

表7-10　骨质疏松症病人的健康指导

指导方式	健康指导内容
运动指导	循序渐进,多进行户外活动,适当进行负重锻炼,避免剧烈运动
饮食指导	给予富含钙、蛋白质和维生素的食物,戒烟忌酒,少盐少糖,少饮浓茶、咖啡和碳酸饮料
用药指导	钙剂:空腹服用,同时服用维生素D,避免与绿叶蔬菜一起服用。多饮水,防止泌尿系统结石的形成 性激素:在医生指导下使用,剂量要准确,并与钙剂、维生素D同时使用,定期复查 二磷酸盐:晨起空腹服用,同时饮清水200～300ml,服药后至少半小时内不能进食或喝饮料 降钙素:观察病人有无食欲减退、恶心、颜面潮红等不良反应
安全指导	预防跌倒,保证周围环境安全、无障碍物,衣服和鞋大小适中,以利于活动

（一）选择题

A1 型题

1. 女性绝经后患骨质疏松症的主要病因是
   - A. 活动过少
   - B. 雌激素缺乏
   - C. 维生素 D 缺乏
   - D. 钙摄入量不足
   - E. 蛋白质缺乏

*2. 下列有关骨质疏松症的说法，**错误**的是
   - A. 原发性骨质疏松症是自然衰老过程中骨骼系统的退行性改变
   - B. 特发性骨质疏松症是疾病或药物损害骨代谢所诱发的
   - C. 骨质疏松症会导致病理性骨折
   - D. 男女约在 40 岁时便开始出现与年龄有关的骨持续性丢失
   - E. 骨重建中，骨破坏多于骨新建，则导致骨质疏松

3. 骨质疏松症最常见、最主要的症状是
   - A. 腰背痛
   - B. 行走困难
   - C. 乏力
   - D. 发热
   - E. 骨折

A2 型题

4. 病人，女，65 岁。近年来常常出现腰背痛，部位不能确定。X 线检查显示骨质疏松，该病人最常见的并发症是
   - A. 疼痛
   - B. 身长缩短
   - C. 骨折
   - D. 呼吸困难
   - E. 感染

5. 病人，女，70 岁。长期骨痛，劳累或活动后加重，诊断为骨质疏松症。下列**不引起**骨质疏松症的是
   - A. 钙摄入不足
   - B. 雌激素缺乏
   - C. 体力活动过少
   - D. 长期服用补充维生素的药物
   - E. 吸烟、酗酒

6. 病人，女，65 岁。长期反复骨痛，X 线检查示骨质疏松症。医嘱：给予钙剂治疗。护士应指导病人
   - A. 多饮水
   - B. 饭后服用钙剂效果最好

C. 不可同时服用维生素   D. 尽量与碳酸饮料同服

E. 限制活动

7. 病人，女，75 岁。患骨质疏松症，反复腰背部疼痛，病人**不宜**食用

A. 牛奶   B. 黄花菜

C. 鸡蛋   D. 浓茶

E. 海带

8. 病人，女，75 岁。患骨质疏松症，诉腰背疼痛，护士应指导该病人

A. 多进食大豆   B. 避免进食海产品

C. 限制活动   D. 避免阳光照射

E. 避免睡硬板床

A3/A4 型题

（9~12 题共用题干）

病人，女，70 岁。主诉轻微骨痛，劳累或活动后加重，诊断为骨质疏松症。

*9. 治疗此病的药物**不包括**

A. 钙剂   B. 雌激素

C. 泼尼松   D. 二磷酸盐

E. 阿仑膦酸盐

10. 医嘱：服用二磷酸盐。护士应嘱病人服用时注意的是

A. 空腹服用   B. 饭后服用

C. 饭中服用   D. 睡前服用

E. 随时服用

*11. 目前对病人生活影响最大的危险因素是

A. 疼痛   B. 有受伤的危险

C. 营养失调   D. 躯体活动障碍

E. 焦虑

12. 此时，护士给予最恰当的护理措施是向病人说明

A. 骨质疏松症会引起疼痛   B. 为避免疼痛应尽量卧床休息

C. 骨质疏松症会导致骨折   D. 为避免骨折应限制活动

E. 加强安全防护措施，适当运动

（二）判断题

13. 骨质疏松症病人经过积极、正确的治疗可控制病情进展直至痊愈。（   ）

14. 雄激素可用于治疗老年男性骨质疏松症病人。（   ）

1. B　　2. B　　3. A　　4. C　　5. D　　6. A　　7. D　　8. A　　9. C
10. A　　11. B　　12. E　　13. ×　　14. √

【习题解析】

2. 特发性骨质疏松是指非目前所知的任何原因引起的骨质疏松。它是原发性骨质疏松的一个类型,包括特发性青少年骨质疏松和特发性成年骨质疏松。

9. 长期服用糖皮质激素(泼尼松)是引起骨质疏松的危险因素,故糖皮质激素(泼尼松)不可用于治疗本病。

11. 骨质疏松症导致骨骼脆性增加,病人可因活动或跌倒后发生骨折。

(徐元智)

第八章 │ 风湿性疾病病人的护理

第一节 风湿性疾病病人常见症状、体征的护理

【重点、难点解析】

1. 风湿性疾病的概念及临床特点（表8-1）。

表8-1 风湿性疾病的概念及临床特点

项目	内容
概念	风湿性疾病泛指病变累及骨、关节及其周围软组织如肌肉、滑囊、肌腱、筋膜及神经等的一组疾病。其主要表现是关节疼痛、肿胀及活动功能障碍，部分病人可发生脏器功能损害，甚至功能衰竭
临床特点	①发作与缓解相交替的慢性过程。②异质性。③常有免疫异常或生化改变

2. 风湿性疾病病人常见护理诊断/问题及护理措施（表8-2）。

表8-2 风湿性疾病病人常见护理诊断/问题及护理措施

护理诊断/问题	护理措施
疼痛：慢性关节疼痛	①根据病人的情况选择不同的休息方式和体位。②环境：避免嘈杂、吵闹。③非药物止痛：如松弛术、皮肤刺激疗法等，分散病人的注意力。④药物止痛：常用非甾体抗炎药如布洛芬、阿司匹林、吲哚美辛等，告知病人遵医嘱服药的重要性及药物的不良反应
躯体活动障碍	①协助病人采取舒适的体位。②观察患病肢体有无肌肉萎缩情况及有无其他并发症。③指导病人有规律、有针对性地进行功能锻炼，特别是配合日常活动的需要进行锻炼。

护理诊断/问题	护理措施
皮肤完整性受损	①摄入足够的蛋白质、维生素和水分,避免进食刺激性食物。②保持皮肤清洁干燥,每天用30℃左右的温水冲洗或擦洗,避免接触刺激性物品,避免阳光直射裸露的皮肤,忌日光浴。③避免服用容易诱发皮肤损害的药物。④遵医嘱给予非甾体抗炎药、糖皮质激素、免疫抑制剂,注意药物的不良反应
外周组织灌注无效	①避免皮肤在寒冷空气中暴露时间过长,注意保暖;宜用温水清洗。②避免吸烟、饮咖啡。③遵医嘱给予血管扩张药和抑制血小板聚集的药物

【护考训练】

（一）选择题

A1型题

1. 下列对风湿性疾病的描述,**错误**的是
    A. 属自身免疫病
    B. 呈发作与缓解相交替的慢性过程
    C. 同一疾病,不同病人的临床表现、药物疗效和不良反应、预后等方面差别很大
    D. 均局限存在关节损害,不存在其他脏器受累
    E. 常有免疫异常或生化改变

*2. 有关风湿性疾病关节损害的护理措施,**不妥**的是
    A. 急性期应卧床休息
    B. 尽可能保持关节处于功能位
    C. 避免疼痛关节负重
    D. 注意病变关节保暖
    E. 关节疼痛时禁止任何活动

*3. 风湿性疾病皮肤受损病人的护理措施,**不妥**的是
    A. 保持皮肤湿润
    B. 避免阳光直射裸露的皮肤

C. 保持皮肤清洁干燥

D. 忌用碱性肥皂

E. 补充足量的蛋白质、维生素和水分

4. 类风湿关节炎特异的皮肤表现是

A. 皮疹 　　　　　　　　 B. 类风湿结节

C. 盘状红斑 　　　　　　 D. 皮肤鳞屑

E. 棕黑色色素沉着

*5. 对长期服用非甾体抗炎药的病人，重点观察的不良反应是

A. 皮疹 　　　　　　　　 B. 口腔炎

C. 肝损害 　　　　　　　 D. 白细胞减少

E. 胃肠道反应

6. 风湿性疾病关节损害最常见的首发表现是

A. 晨僵 　　　　　　　　 B. 发热

C. 关节肿胀 　　　　　　 D. 活动受限

E. 关节疼痛

7. 缓解急性期关节疼痛与僵硬，**不正确**的是

A. 卧床休息，减少活动 　　 B. 保持关节功能位

C. 热敷 　　　　　　　　 D. 红外线物理治疗

E. 关节制动

A2 型题

*8. 病人，女，36 岁。有类风湿性关节炎病史 5 年，近 1 个月关节疼痛加重，在服用布洛芬时，护士嘱其饭后服用的目的是

A. 减少对胃肠道的不良反应 　　 B. 提高药物的疗效

C. 减轻骨髓抑制 　　　　　　　 D. 减少对肝脏的损害

E. 降低药物的肾毒性

9. 病人，女，27 岁。有系统性红斑狼疮病史 2 年，近 1 个月来面部蝶形红斑、皮疹明显。对病人的处理，**不当**的是

A. 忌食芹菜、无花果、烟熏食物、蘑菇

B. 保持皮肤清洁干燥，每天用温水冲洗或擦洗

C. 外出采取遮阳措施，涂抹防晒霜

D. 避免染发或烫发

E. 避免服用普鲁卡因胺、异烟肼和氯丙嗪等药物

A3/A4 型题

(10、11题共用题干)

病人，女，56岁。反复双侧指关节肿痛10余年，活动障碍6年，现双手指关节畸形，持物困难，身体消瘦、乏力，在当地医院诊断为类风湿性关节炎，服用布洛芬、泼尼松等药物。病人担心将来生活不能自理，经常独自落泪。

10. 目前该病人最主要的护理问题是

    A. 营养失调：低于机体需要量   B. 潜在药物副作用

    C. 疼痛   D. 自理缺陷

    E. 焦虑

11. 病人入院检查发现血压150/90mmHg，空腹血糖7.0mmol/L，自述既往无高血压与高血糖病史。考虑相关的原因最可能的是

    A. 长期服用布洛芬   B. 长期服用泼尼松

    C. 进食高糖食物   D. 焦虑紧张导致

    E. 与类风湿原发病有关

(二) 判断题

12. 风湿性疾病关节受累最常见的首发症状是关节疼痛，也是病人就诊的主要原因。(   )

【参考答案】

1. D   2. E   3. A   4. B   5. E   6. E   7. E   8. A   9. C
10. D   11. B   12. √

【习题解析】

2. 风湿性疾病关节损害急性发作期关节制动，保持关节处于功能位，缓解期进行功能锻炼。

3. 风湿性疾病病人发病的诱因有寒冷、潮湿。

5. 非甾体抗炎药作用机制是抑制前列腺素合成，前列腺素对胃有保护作用。

8. 布洛芬、萘普生及阿司匹林等最主要的不良反应是胃肠道反应，应指导病人在饭后服用或同时服用胃黏膜保护剂、H_2受体拮抗剂或抗酸药等，可减轻损害。

(孙振龙)

第二节　系统性红斑狼疮病人的护理

【重点、难点解析】

系统性红斑狼疮（SLE）病人的身体状况评估要点、辅助检查及护理措施（表 8-3）。

表 8-3　系统性红斑狼疮病人的身体状况评估要点、辅助检查及护理措施

项目	内容
身体状况评估要点	①皮肤与黏膜：典型者面颊及鼻梁部位可见蝶形红斑。②关节与肌肉：指、腕、膝关节最常见，常出现对称性关节肿痛。③多脏器损害：心、肾、肺、眼、消化系统、神经系统、血液系统等系统和组织受损
辅助检查	①抗核抗体（ANA）：SLE 首选的筛查项目，但特异性低。②抗双链 DNA（dsDNA）抗体：诊断 SLE 的标记性抗体之一，多出现在活动期。③抗 Sm 抗体：特异性高，主要用于早期与不典型病人的诊断或回顾性诊断。④补体：目前常用的有总补体（CH50）、C3、C4 的检测，尤其是 C3 降低提示 SLE 活动期。⑤肾穿刺活组织检查：对狼疮肾炎的诊断、治疗和预后估计均有价值
护理措施	①急性活动期的病人应以卧床休息为主。②给予高热量、高维生素、高蛋白饮食；忌食芹菜、无花果等食物；避免进食辛辣等刺激性食物。③注意病情观察，及时发现并发症。④做好皮肤护理、关节疼痛的对症护理、口腔护理等。⑤长期服用非甾体抗炎药可出现胃肠道不良反应，非甾体抗炎药应在饭后服用，同时服用胃黏膜保护剂，以减轻胃黏膜的损伤。认真观察糖皮质激素、免疫抑制剂、雷公藤、环孢素 A 等药物的毒副作用，并及时处理

【护考训练】

（一）选择题

A1 型题

1. 以下与 SLE 发病有关的因素是
   A. 气候寒冷　　　　　　B. 营养缺乏
   C. 过度疲劳　　　　　　D. 日光照射
   E. 饮食失调

2. 系统性红斑狼疮的发病因素**不包括**

    A. 日光照射   B. 雌激素影响

    C. 遗传因素   D. 长期应用糖皮质激素

    E. 服用氯丙嗪等药物

3. 系统性红斑狼疮皮损最常见的部位是

    A. 四肢   B. 前胸部

    C. 背部   D. 皮褶部位

    E. 暴露部位

4. 系统性红斑狼疮最典型的皮肤损害表现是

    A. 面部蝶形红斑   B. 色素沉着

    C. 湿疹   D. 手掌鱼际、小鱼际红斑

    E. 痤疮

5. 系统性红斑狼疮常见死亡原因是

    A. 心力衰竭和呼吸衰竭   B. 呼吸衰竭和感染

    C. 肾衰竭和感染   D. 脑损害和感染

    E. 脑损害和心力衰竭

6. 系统性红斑狼疮病人最常损害的脏器是

    A. 心脏   B. 脑

    C. 肾   D. 胃

    E. 肺

*7. 目前诊断 SLE 最佳筛选试验是

    A. 抗核抗体(ANA)   B. 抗双链 DNA 抗体

    C. 抗 Sm 抗体   D. 狼疮细胞

    E. 补体 C3

8. 确诊系统性红斑狼疮和判断狼疮活动性的免疫学检查是

    A. 抗核抗体(ANA)   B. 抗双链 DNA 抗体

    C. 抗 Sm 抗体   D. 总补体 CH_{50}

    E. 补体 C3

*9. 下列 SLE 病人可以摄入的食物是

    A. 芹菜   B. 香菜

    C. 蘑菇   D. 瘦肉

    E. 无花果

A2 型题

*10. 病人，女性，36 岁。有系统性红斑狼疮病史 2 年，用药治疗过程中出现胃溃疡发作，考虑与下列哪种药物的不良反应有关

    A. 环磷酰胺   B. 羟氯喹

    C. 泼尼松   D. 雷公藤总苷

    E. 免疫球蛋白

11. 病人，女性，33 岁。有系统性红斑狼疮病史 3 年。近日因体温升高，关节红肿有压痛，出现面部红斑、蛋白尿而入院治疗。下列处理哪项**不妥**

    A. 安排在背阳的病室   B. 慎用阿司匹林

    C. 增加含有补骨脂素食物的摄入   D. 经常用清水洗脸

    E. 维持激素治疗

*12. 病人，女性，31 岁。已婚，入院诊断：系统性红斑狼疮。体检：T 38.2℃，面部蝶形红斑，有少许皮屑，抗核抗体阳性，抗双链 DNA 抗体阳性，给予泼尼松 45mg/d 治疗。下列哪项护理措施**不妥**

    A. 预防感染，紫外线消毒病室，每日 2 次

    B. 安置于背阳的病室，卧床休息

    C. 忌食芹菜、香菜等含补骨脂素的食物

    D. 用 30℃左右温水湿敷面部，每日 3 次

    E. 日光浴以促进钙的吸收

A3/A4 型题

（13～16 题共用题干）

病人，女性，28 岁，未婚，不规则低热伴关节疼痛数月余。体检：面部蝶形红斑明显，口腔黏膜溃疡灶 2 处，右膝、左踝关节轻度红肿，有压痛，无畸形。实验室检查：WBC 3.5×10^9L，尿蛋白（++），颗粒管型（+），ANA（+）。

13. 该病人可能是

    A. 上呼吸道感染   B. 类风湿性关节炎

    C. 风湿性关节炎   D. 系统性红斑狼疮

    E. 肾小球肾炎

*14. 对病人做进一步检查，**最不可能**出现下列哪项表现

    A. 抗双链 DNA 抗体阳性   B. 抗 Sm 抗体阳性

    C. 补体 C3 降低   D. 红细胞增多

    E. 血小板减少

15. 该病人最主要的护理问题是

    A. 疼痛   B. 绝望

    C. 皮肤完整性受损   D. 体温过高

    E. 焦虑

*16. 病人使用大剂量甲泼尼龙冲击治疗,用药期间,护士应特别注意观察和预防的是

    A. 继发感染   B. 高血压

    C. 消化道出血   D. 骨质疏松

    E. 骨髓抑制

(二)判断题

17. 系统性红斑狼疮病人,忌食芹菜、无花果、蘑菇、烟熏食物及辛辣等刺激性食物,以免诱发或加重病情。( )

18. 系统性红斑狼疮病人,皮损部位可以用化妆品,切忌挤压、搔抓皮疹或皮损部位。( )

【参考答案】

1. D   2. D   3. E   4. A   5. C   6. C   7. A   8. B   9. D

10. C   11. C   12. E   13. D   14. D   15. C   16. A   17. √   18. ×

【习题解析】

7. 抗核抗体(ANA)是目前 SLE 首选的筛查项目。

9. SLE 病人不能吃含补骨脂素(芹菜、香菜、无花果)和含联胺基团(蘑菇、烟熏食物)的食物。

10. 治疗 SLE 的首选药物是糖皮质激素类药物,长期应用可诱发消化性溃疡。

12. SLE 发病有关的因素是遗传、环境(日光照射,食物如无花果等,药物如异烟肼、氯丙嗪、普鲁卡因胺)、雌激素。

14. SLE 病人血常规可表现为全血细胞减少,因此红细胞减少。

16. 甲泼尼龙属于肾上腺糖皮质激素类药物,可引起继发感染、消化道出血、骨质疏松、高血压等并发症。短期大剂量冲击治疗时,要特别注意有无继发感染表现。

(孙振龙)

第三节　类风湿关节炎病人的护理

【重点、难点解析】

类风湿关节炎病人的身体状况评估要点及护理措施（表8-4）。

表8-4　类风湿关节炎的身体状况评估要点及护理措施

项目	内容
身体状况评估要点	①对称性多关节炎：主要表现有关节肿痛、晨僵、畸形和功能障碍。②关节外表现：类风湿结节、类风湿血管炎、口眼干燥和贫血等
护理措施	①急性期限制关节活动，保持关节处于功能位。缓解期鼓励病人及早下床活动。②及时发现并发症，报告医生并协助处理。③保持关节处于功能位，注意关节保暖，鼓励病人锻炼，对关节行局部物理疗法。④注意非甾体抗炎药、抗风湿药、糖皮质激素、生物制剂、植物药制剂的不良反应及毒副作用。⑤加强心理护理和健康指导

【护考训练】

（一）选择题

A1 型题

1. 类风湿关节炎的主要发病机制是
    A. 感染
    B. 自身免疫反应
    C. 损伤反应
    D. 过敏反应
    E. 遗传

*2. 类风湿关节炎的临床表现**不包括**
    A. 关节疼痛
    B. 关节肿胀
    C. 关节晨僵
    D. 手掌指关节畸形
    E. 高热

3. 观察类风湿关节炎病情活动，重要的指标是
    A. 关节疼痛的程度
    B. 晨僵的程度和持续时间

C. 关节畸形的程度和范围   D. 关节功能障碍的程度

E. 关节外表现

4. 类风湿关节炎最常侵犯的关节是

A. 肘关节   B. 四肢小关节

C. 髋关节   D. 肩关节

E. 膝关节

5. 类风湿关节炎特异的皮肤表现是

A. 盘状红斑   B. 皮疹

C. 类风湿结节   D. 皮肤鳞屑

E. 棕黑色色素沉着

*6. 下列哪些**不是**类风湿关节炎表现的特征

A. 以小关节为主   B. 呈对称性

C. 晨僵明显   D. 多呈持续性

E. 无关节畸形

*7. 治疗类风湿关节炎的常用药物是

A. 泼尼松   B. 柳氮磺胺吡啶

C. 环磷酰胺   D. 硫唑嘌呤

E. 布洛芬

*8. 关于类风湿关节炎**不正确**的叙述是

A. 是一种自身免疫疾病

B. 以对称性腕、掌指及近端指间关节病变为特征

C. 糖皮质激素类药物可根治

D. 免疫抑制剂可控制发展

E. 非甾体类药物可改善症状

9. 缓解期类风湿关节炎病人进行关节功能锻炼的目的是

A. 减轻肿胀   B. 避免肌肉萎缩、关节失用

C. 减轻疼痛   D. 减轻晨僵

E. 避免血栓形成

A2 型题

10. 病人，女，52 岁。有类风湿关节炎病史 10 余年，出现双手尺侧偏斜畸形。近日来，关节疼痛难忍且呈梭形，不能洗漱及握筷子。主要的护理诊断 / 问题为

A. 疼痛、知识缺乏   B. 知识缺乏、个人应对无效

C. 自理能力缺陷、疼痛 　　　　　D. 疼痛、焦虑

E. 肢体活动障碍、功能障碍性悲哀

*11. 病人，女，50岁。有类风湿关节炎病史10年。近几日来手、足及膝关节肿胀，疼痛加重，活动后疼痛减轻，晨僵时间延长，伴有乏力、全身不适。其护理措施**不包括**

A. 卧床休息 　　　　　B. 足底放护足板

C. 晨起温水浴 　　　　　D. 戴手套保暖

E. 维持膝关节屈曲位

A3/A4 型题

（12~14题共用题干）

病人，女，45岁。两侧近端指关节及足关节酸痛4年，近半个月来疼痛加重伴低热。护理体检：两侧近端指关节明显呈梭状肿胀，肘关节鹰嘴突处可触及一个黄豆粒大小结节，坚硬如橡皮。辅助检查：Hb 70g/L，血沉 40mm/h，WBC 7.1×10^9/L，ANA（-）。X线检查：双手关节周围软组织肿胀，关节腔变窄。

12. 该病人最可能的诊断为

A. 骨质疏松症 　　　　　B. 风湿性关节炎

C. 类风湿关节炎 　　　　　D. 系统性红斑狼疮

E. 关节结核

*13. 对该病人采用的护理措施中**不包括**

A. 关节保暖 　　　　　B. 指关节保持伸直位

C. 足底放护足板防止足下垂 　　　　　D. 注意关节功能变化

E. 勿长时间维持抬高头部的姿势

*14. **不属于**类风湿关节炎的关节特征是

A. 呈多发性、对称性 　　　　　B. 疼痛发作与缓解交替出现

C. 晨僵明显 　　　　　D. 晚期可呈梭状指

E. X线检查早期可见关节纤维化和骨性强直

（二）判断题

15. 晨僵是类风湿关节炎（RA）突出的临床表现，常作为观察本病活动的重要指标。（　　）

16. 类风湿因子（RF）是一种自身抗体，其滴度与本病的活动性和严重性成反比。（　　）

1. B　　2. E　　3. B　　4. B　　5. C　　6. E　　7. E　　8. C　　9. B
10. C　　11. E　　12. C　　13. B　　14. E　　15. √　　16. ×

【习题解析】

2. 类风湿关节炎的临床表现主要以关节的相关症状为主。早期关节疼痛、肿胀，活动期有晨僵，晚期出现关节畸形；可以有发热表现，但是以低热为主。

6. 类风湿关节炎的临床表现主要以对称性四肢小关节炎为主。早期关节疼痛、肿胀，活动期有晨僵，晚期出现关节畸形。

7. 治疗类风湿关节炎的常用药物是非甾体抗炎药，具有解热、镇痛和抗炎作用，是治疗风湿性疾病的一线药物。

8. 类风湿关节炎是慢性病，可用糖皮质激素治疗，抗炎抗免疫，但是不能根治。

11. 类风湿关节炎病人关节应保持功能位，膝关节应保持伸直。

13. 类风湿性关节炎病人关节应保持功能位，双手掌可握小卷轴，维持指关节伸展。

14. 类风湿关节炎晚期 X 线检查可见关节纤维化和骨性强直。

（孙振龙）

第九章 ︱ 神经系统疾病病人的护理

第一节 神经系统疾病病人常见症状、体征的护理

【重点、难点解析】

1. 失语症常见类型及临床特点（表9-1）。

表9-1 失语症常见类型及临床特点

类型	临床特点
Broca 失语（运动性失语）	口语表达障碍突出。不能说话或只能讲一两个字，对别人的语言能理解，对书写的词语、句子也能理解，但读出来有困难
Wernicke 失语（感觉性失语）	不能听懂别人和自己的讲话。流利型口语，发音和语调正常，但言语混乱割裂，难以理解，答非所问
完全性失语（混合性失语）	最严重的一种失语类型，所有语言功能均严重障碍
命名性失语（遗忘性失语）	命名不能，多以描述物品功能代替说不出的词
失写	无手部肌肉瘫痪，不能以书写形式表达，原有的书写功能受损或丧失的障碍
失读	不认识和理解字词、符号、字母或图画

2. 感觉障碍的类型及临床特点（表9-2）。

表9-2 感觉障碍的类型及临床特点

类型	临床特点
神经干型	受损害的某一神经干分布区内各种感觉减退或消失
末梢型	四肢对称性的末端各种感觉障碍，呈手套－袜套样分布

类型	临床特点
后根型	感觉障碍范围与神经根的分布一致,常伴有剧烈的放射性疼痛,如腰椎间盘突出症
髓内型	包括分离性、脊髓半离断型和横贯性脊髓损害
脑干型	交叉性感觉障碍,同侧面部和对侧肢体感觉减退或缺失
内囊型	偏身型感觉障碍,即对侧偏身感觉减退或缺失,常伴有偏瘫及偏盲
皮质型	病灶对侧的复合感觉(精细感觉)障碍

3. 瘫痪的类型(表9-3)。

表9-3　瘫痪的类型

类型	表现特点	临床意义
单瘫	单个肢体运动不能或运动无力	大脑半球、脊髓前角细胞病变,周围神经或肌肉病变
截瘫	双下肢瘫痪	脊髓胸腰段横贯性损害
交叉瘫	病变侧脑神经麻痹和对侧肢体瘫痪	一侧脑干病变
偏瘫	一侧面部和肢体瘫痪	内囊出血、脑梗死等
四肢瘫	四肢不能运动或肌力减退	高颈段脊髓病变和周围神经病变等

4. 神经系统疾病病人常见护理诊断/问题及护理措施(表9-4)。

表9-4　神经系统疾病病人常见护理诊断/问题及护理措施

护理诊断/问题	护理措施
疼痛:头痛	①一般护理:环境安静、舒适;颅内高压病人床头可抬高15°~30°。②病情观察:观察头痛的部位、性质、持续时间、频率、程度及伴随症状,注意意识、瞳孔、脉搏及血压等变化。③缓解和解除疼痛:用药护理;心理护理;指导病人减轻疼痛的方法
意识障碍	①一般护理:保证足够营养;防止口腔感染;每2~3h为病人翻身1次;做好排泄护理;防止坠床、自伤及伤人。②病情观察:观察生命体征、瞳孔大小和对光反射、意识障碍。③保持呼吸道通畅:有窒息危险者,做好气管切开及使用呼吸机的准备

护理诊断/问题	护理措施
语言沟通障碍	①心理护理：耐心解释，鼓励病人主动参与交流，提高兴趣，建立信心。②有效沟通：调动病人残存的语言或非言语功能。③言语功能康复训练
潜在并发症：感染性休克	①安置病人取中凹位，注意保暖。②迅速建立两条静脉通道，遵医嘱输液、补碱，应用血管活性药物和抗生素，观察疗效及不良反应。③监测生命体征、尿量、肤色、皮肤温度和意识状况
感知觉紊乱	①一般护理：保持床单整洁、干燥；注意保暖，防烫、防搔抓、防碰撞和防重压；慎用热水袋或冰袋；防跌伤。②感觉训练：一体化感觉－运动训练每天进行；按摩、拍打、理疗、针灸及被动运动。③心理护理：加强沟通；指导家属关心、陪伴病人；保护病人的自尊，避免不良刺激
躯体活动障碍	①一般护理。休息与活动：取合理卧位，每2～3h翻身一次，给予减压保护。生活护理：合理饮食，做好口腔护理，预防感染。安全护理：防止坠床或跌倒。②运动训练：根据病情选择运动方式与强度；观察病人情况，注意保护或辅助。③心理护理：加强沟通，取得病人的信任；指导病人克服焦躁、悲观情绪，积极配合治疗及功能训练
有废用/误用综合征的危险	①瘫痪肢体功能位：患侧卧位是最重要的体位；仰卧位为过渡性体位，应尽可能少用。②患侧刺激：引导病人将头转向患侧，避免其忽略患侧身体和空间。③床上运动训练：上肢上举运动、翻身训练、桥式运动。④恢复期运动训练。⑤综合康复训练

【护考训练】

（一）选择题

A1 型题

1. 瘫痪病人一般**不会**发生的并发症是
   - A. 大小便失禁
   - B. 呼吸道感染
   - C. 压疮
   - D. 肾衰竭
   - E. 泌尿道感染

2. 末梢型感觉障碍的特点是
   - A. 节段性带状分布
   - B. 有大小便功能障碍

C. 引起病变对侧肢体痛温觉障碍

D. 呈手套、袜套样分布

E. 有三偏征

3. 神经系统护理诊断一般**不包括**

    A. 感觉紊乱   B. 情感障碍

    C. 意识障碍   D. 躯体移动障碍

    E. 语言沟通障碍

4. 昏迷病人肩下垫高可**避免**

    A. 脑出血   B. 气道阻塞

    C. 尿潴留   D. 下肢血栓

    E. 头痛、呕吐

5. 意识完全丧失、对各种刺激均无反应及生命体征不稳定属于意识状态的

    A. 嗜睡   B. 意识模糊

    C. 昏睡   D. 浅昏迷

    E. 深昏迷

6. **不符合**上运动神经元瘫痪的是

    A. 病理反射征阳性

    B. 无明显肌萎缩

    C. 肌张力减低

    D. 腱反射亢进

    E. 病损部位在大脑皮质、内囊、脊髓等

A2 型题

*7. 病人，男，58岁。昏迷5天，护士实施的护理措施**不恰当**的是

    A. 密切观察生命体征、瞳孔等变化

    B. 取平卧位，头偏向一侧，以防止误吸

    C. 对尿失禁者持续留置导尿

    D. 配备吸痰器、气管切开抢救用物等

    E. 保持大便通畅以防用力排便导致颅内压增高

8. 病人，男，71岁。诊断为"脑血栓"，病人一侧面部和肢体的瘫痪，称为

    A. 单瘫   B. 偏瘫

    C. 交叉性瘫痪   D. 截瘫

    E. 局限性瘫痪

*9. 病人，女，38 岁。既往体健，2 小时前在提取重物后突然出现剧烈头痛、喷射性呕吐、呼吸减慢、心率减慢、血压升高，提示

    A. 急性颅内感染   B. 脑神经受刺激

    C. 牵涉性头痛   D. 颅内压增高

    E. 神经症

10. 病人，女，45 岁。无外界刺激，病人自发地感到某部位有蚁行感，该表现为

    A. 感觉减退   B. 感觉倒错

    C. 感觉分离   D. 感觉异常

    E. 感觉过度

11. 病人，男，60 岁。"脑血栓形成"后 3 周，右侧上下肢能在床面移动而不能抬起，评估肌力为

    A. 0 级   B. 1 级

    C. 2 级   D. 3 级

    E. 4 级

12. 病人，男，50 岁。发作性头痛 10 余天，嘱病人避免用力排便，其主要目的是防止

    A. 呕吐   B. 脑血栓形成

    C. 颅内压增高   D. 心脏负荷增加

    E. 心绞痛发作

13. 病人，女，65 岁。脑血栓形成后有感觉障碍，对病人的护理措施**错误**的是

    A. 消除焦虑情绪   B. 预防压疮

    C. 保暖、防冻、防烫   D. 防止肢体受压

    E. 不宜多翻身

14. 病人，男，18 岁。脑外伤后处于昏迷状态，最能反映病人病情的体征变化是

    A. 体温   B. 脉搏

    C. 呼吸   D. 瞳孔

    E. 血压

15. 病人，男，68 岁。病人有典型的交叉性瘫痪，即病灶侧面部瘫痪，对侧肢体瘫痪，头转向瘫痪侧。病变部位在

    A. 大脑皮质   B. 小脑

    C. 脑干   D. 内囊

    E. 脊髓前角细胞

A3/A4 型题

（16~18 题共用题干）

病人，男，58 岁。有高血压病病史 10 年，糖尿病病史 3 年。因今晨起床后突然跌倒，右侧肢体活动不利而入院。护理体检：意识清醒，口眼歪斜，右侧上下肢肌肉有收缩但不能产生动作。

16. 该病人肌力为

    A. 0 级　　　　　　　　　　　　B. 1 级

    C. 2 级　　　　　　　　　　　　D. 3 级

    E. 4 级

17. 病人右侧肢体宜保持功能位，下列**错误**的是

    A. 膝关节伸直　　　　　　　　　B. 髋关节伸展

    C. 肩前伸　　　　　　　　　　　D. 踝关节屈曲 90°

    E. 膝关节处置一枕头以防外旋

18. 护士对病人的护理措施**不正确**的是

    A. 做好心理护理　　　　　　　　B. 保持瘫痪肢体处于功能位

    C. 防止压疮发生　　　　　　　　D. 早期留置导尿

    E. 预防便秘

（19、20 题共用题干）

病人，男，60 岁。脑血栓形成 2 周，现病人病情稳定进入康复期，仍有语言障碍，左侧肢体偏瘫。

19. 病人情绪烦躁、自卑，护理首先应考虑

    A. 心理康复

    B. 早日下地活动

    C. 患肢功能训练

    D. 语言训练

    E. 进食营养丰富的饮食，增强抵抗力

20. 对病人进行言语功能康复训练**错误**的是

    A. 循序渐进

    B. 制订个体化的语言康复计划

    C. 激发病人主动参与

    D. 训练内容由少到多

    E. 构音障碍先进行呼出气流控制训练，再进行延长呼气时间的训练

（二）判断题

21. 与言语障碍的病人沟通时要有耐心，语速要慢，给予病人足够的反应时间。（　　）

22. 肌力1级表现为肢体能在床面移动，但不能抵抗自身重力，即无力抬起。（　　）

【参考答案】

1. D　2. D　3. B　4. B　5. E　6. C　7. C　8. B　9. D
10. D　11. C　12. C　13. E　14. D　15. C　16. B　17. A　18. D
19. A　20. E　21. √　22. ×

【习题解析】

7. 持续留置导尿增加尿路感染的危险，对尿失禁的病人加强生活护理，保持床褥干燥，一般不需要持续留置导尿。

9. 突然剧烈头痛、喷射性呕吐、呼吸减慢、心率减慢、血压升高，均为颅内压增高的表现。

（高　丽）

第二节　三叉神经痛病人的护理

【重点、难点解析】

1. 三叉神经痛的临床特点（表9-5）。

表9-5　三叉神经痛的临床特点

项目	临床特点
疼痛部位	仅限于面部三叉神经分布区，以面颊、上下颌及舌部明显。鼻翼、口角、颊部或舌部为敏感区，洗脸、刷牙、进食可诱发，称为"触发点"或"扳机点"
疼痛性质	电击、针刺、刀割或撕裂样疼痛
发作时间	持续数秒至2min，常突发突止，间歇期完全正常
体征	神经系统检查无阳性体征

2. 三叉神经痛病人常见护理诊断 / 问题及护理措施（表 9-6）。

表 9-6　三叉神经痛病人常见护理诊断 / 问题及护理措施

护理诊断 / 问题	护理措施
疼痛：面颊、上下颌及舌疼痛	①保持病室安静、光线柔和，维持正常休息和睡眠，避免诱发或加重疼痛；注意头面部保暖，避免局部受凉。②给予高热量、清淡、易消化软食，少量多餐，严重者可进流质或半流质食物，忌生硬、油炸、辛辣食物。③观察疼痛部位、痛点、敏感区、性质、程度、持续时间、发作频率与间隔期、伴随症状。④避免诱因，维持情绪稳定；吃饭、漱口、说话、刷牙、洗脸等动作轻柔；指导病人分散注意力等缓解疼痛。⑤遵医嘱正确用药，不能自行停药或更换药物，观察疗效及不良反应
焦虑	指导病人正确对待疾病，保持良好的心态，心情愉快，配合治疗与护理

【护考训练】

（一）选择题

A1 型题

1. 三叉神经痛的病因是

　　A. 脑动脉硬化

　　B. 可能与神经异位冲动或伪突触传递有关

　　C. 末梢神经受压

　　D. 可能与免疫机制有关

　　E. 周围神经多发性硬化

2. 三叉神经痛的主要临床特点**不包括**

　　A. 发作短暂，突然　　　　　　　　B. 洗脸、刷牙、进食可诱发

　　C. 以面颊、上下颌及舌部明显　　　D. 疼痛如电击、针刺样

　　E. 疼痛伴神经系统阳性体征

A2 型题

3. 病人，女，33 岁。近 1 个月右侧下颌区间断性出现刀割样剧烈疼痛，持续时间不等，最短几秒钟，最长 10 余分钟，自觉口服止痛药后症状略减轻。口腔检查未发现明显龋齿和牙周疾患；X 线检查未见明显病变。最可能的诊断是

　　A. 舌咽神经痛　　　　　　　　　　B. 脑肿瘤

C. 原发性三叉神经痛　　　　　　　　D. 急性牙髓炎

E. 偏头痛

4. 病人，男，56岁。面颊部发作性电击样痛1个月，诊断为"三叉神经痛"，病人最主要的护理诊断/问题是

A. 焦虑　　　　　　　　　　　　　　B. 疼痛

C. 活动无耐力　　　　　　　　　　　D. 躯体活动障碍

E. 语言沟通障碍

A3/A4 型题

（5～7题共用题干）

病人，女，48岁。近3个月来，刷牙可引起同侧颜面部剧痛，需以手掌抚摸颊部，历时1～2分钟可自行停止，痛时无呕吐。

5. 该病人最可能为

A. 牙周病　　　　　　　　　　　　　B. 偏头痛

C. 三叉神经痛　　　　　　　　　　　D. 周期性头痛

E. 脑肿瘤

6. 病人首选的药物是

A. 氯硝西泮　　　　　　　　　　　　B. 卡马西平

C. 地西泮　　　　　　　　　　　　　D. 苯妥英钠

E. 苯巴比妥

*7. 对该病人的护理措施**不妥**的是

A. 饮食清淡、易消化

B. 保持病室安静，避免周围环境刺激

C. 疼痛缓解后可自行停药

D. 生活规律，保持充分休息与良好心态

E. 服用卡马西平的病人，不能开车或高空作业

（二）判断题

8. 三叉神经痛治疗首选神经阻滞疗法或手术治疗，无效时可选用药物治疗。（　　）

【参考答案】

1. C　　2. E　　3. C　　4. B　　5. C　　6. B　　7. C　　8. ×

7. 病人需遵医嘱正确用药，不要自行停药或更换药物。

（高　丽）

第三节　急性炎症性脱髓鞘性多发性神经病病人的护理

【重点、难点解析】

1. 急性炎症性脱髓鞘性多发性神经病的临床特点（表 9-7）。

表 9-7　急性炎症性脱髓鞘性多发性神经病的临床特点

项目	临床特点
运动障碍	急性或亚急性起病，病情多在 2 周内达到高峰。首发症状多为四肢对称性弛缓性瘫痪，病情危重者可累及肋间肌及膈肌导致呼吸肌麻痹，急性呼吸衰竭是本病死亡的主要原因。腱反射减弱或消失，病理反射阴性
感觉障碍	肢体感觉异常，如烧灼、麻木、刺痛和不适感等，感觉缺失呈手套、袜套样分布
脑神经损害	成人以双侧周围性面瘫为主，儿童以延髓麻痹常见
自主神经损害	多汗、皮肤潮红、手足肿胀及营养障碍，严重者可致心动过速及直立性低血压

2. 急性炎症性脱髓鞘性多发性神经病病人常见护理诊断 / 问题及护理措施（表 9-8）。

表 9-8　急性炎症性脱髓鞘性多发性神经病病人常见护理诊断 / 问题及护理措施

护理诊断 / 问题	护理措施
低效性呼吸型态	①监测生命体征，观察运动障碍的程度和分布。②给予心电监护，动态观察血压、脉搏、呼吸、动脉血氧饱和度。③观察病人有无胸闷、气短、呼吸费力等情况，注意呼吸困难程度及血气分析变化
吞咽障碍	①喂食速度要慢，温度适宜，不可催促病人下咽以免呛咳。②严重者及早插管鼻饲，做好口腔护理。③进食时及进食后 30min 内宜抬高床头，防止窒息
清理呼吸道无效	①吸氧，氧流量一般为 4～6L/min。②观察呼吸频率、节律、深度、肤色和意识变化。③必要时气管插管，使用呼吸机辅助通气

（一）选择题

A1 型题

1. 急性炎症性脱髓鞘性多发性神经病的发病机制是

　　A. 细菌感染　　　　　　　　　B. 真菌感染

　　C. 病毒感染　　　　　　　　　D. 自身免疫

　　E. 神经受压

2. 急性炎症性脱髓鞘性多发性神经病病人的首发症状多是

　　A. 面神经麻痹　　　　　　　　B. 心律失常

　　C. 四肢对称性弛缓性瘫痪　　　D. 肢体远端感觉异常

　　E. 呼吸肌麻痹

3. 危及吉兰 – 巴雷综合征病人生命的原因是

　　A. 癫症发作　　　　　　　　　B. 脑神经损伤

　　C. 呼吸性酸中毒　　　　　　　D. 呼吸肌麻痹

　　E. 压疮

4. 急性炎症性脱髓鞘性多发性神经病病人脑脊液的特征性改变是

　　A. 压力增高　　　　　　　　　B. 蛋白增多

　　C. 白细胞增多　　　　　　　　D. 糖、氯化物降低

　　E. 蛋白 – 细胞分离现象

A2 型题

5. 病人，男，24 岁。5 天前出现双下肢对称性感觉障碍，脑脊液检查示蛋白 – 细胞分离，病人最可能的诊断是

　　A. 脑出血　　　　　　　　　　B. 脑梗死

　　C. 脊髓灰质炎　　　　　　　　D. 吉兰 – 巴雷综合征

　　E. 蛛网膜下腔出血

6. 病人，男，48 岁，诊断为"急性炎症性脱髓鞘性多发性神经病"，对该诊断具有特殊意义的项目是

　　A. 上呼吸道感染病史　　　　　B. 对称性肢体远端感觉异常

　　C. 脑神经受累极为常见　　　　D. 脑脊液有蛋白 – 细胞分离现象

　　E. 应用肾上腺皮质激素治疗有效

A3/A4 型题

（7～9题共用题干）

病人，女，37岁。诊断为"吉兰－巴雷综合征"，病后5天出现严重面神经麻痹、吞咽困难、呼吸肌麻痹、构音障碍。

7. 病人最主要的护理诊断／问题是
    A. 低效性呼吸型态   B. 恐惧
    C. 吞咽障碍   D. 清理呼吸道无效
    E. 有皮肤完整性受损的危险

8. 首要的治疗措施是
    A. 糖皮质激素治疗   B. 鼻饲营养丰富的流质
    C. 营养神经治疗   D. 抗生素治疗
    E. 气管切开，使用呼吸机辅助呼吸

*9. 增加病人急性期治愈率，减少死亡率的关键措施是
    A. 防治感染
    B. 保持呼吸道通畅，维持呼吸功能
    C. 尽快进行血浆置换
    D. 给予大剂量神经营养药物
    E. 纠正水电解质失衡

（二）判断题

10. 急性炎症性脱髓鞘性多发性神经病是一种自身免疫介导的周围神经病，主要损害多数脊神经根和周围神经，也常累及脑神经。（　　）

【参考答案】

1. D   2. C   3. D   4. E   5. D   6. D   7. A   8. E   9. B
10. √

【习题解析】

9. 呼吸肌麻痹是病人面临的主要危险，要做好抢救配合，严密观察病人的呼吸状态，注意保持呼吸道通畅。

（高　丽）

第四节 脑血管疾病病人的护理

【重点、难点解析】

1. 几种脑血管疾病的鉴别（表9-9）。

表9-9 几种脑血管疾病的鉴别

鉴别项目	脑血栓形成	脑栓塞	脑出血	蛛网膜下腔出血
发病年龄	中老年	青壮年多见	中老年人	各年龄组,青年多见
常见病因	动脉粥样硬化	风湿性心瓣膜病、先天性心脏病等	高血压	动脉瘤、血管畸形、高血压动脉粥样硬化
短暂性脑缺血发作史	有	可有	多无	无
发病时情况	安静时	不定	活动及情绪激动时	活动及情绪激动时
发病急缓	较缓(时、日)	急骤(秒、分)	急(分、时)	急(分)
意识障碍	多无	多无	多有	少见
头痛	无	无	有	剧烈
呕吐	无	无	有	多见
血压	正常或增高	正常	明显增高	正常或增高
偏瘫	多见	多见	多见	无
颈强直	无	无	可有	明显
脑脊液	多正常	多正常	压力高、血性	压力高、血性
CT检查	脑内低密度灶	脑内低密度灶	脑内高密度灶	蛛网膜下腔高密度影

2. 脑血管疾病病人的护理要点（表9-10）。

表9-10 脑血管疾病病人的护理要点

疾病	护理要点
短暂性脑缺血发作	做好抗血小板聚集药(阿司匹林或氯吡格雷)、抗凝药(肝素)的护理。观察病人的病情变化,做好疾病知识指导及饮食指导,警惕完全性缺血性脑卒中的发生

疾病	护理要点
脑梗死	①急性期病人取平卧位，卧床休息，遵医嘱给予氧气吸入，头部禁用冷敷。注意保持瘫痪肢体处于功能位，防止关节变形，及早开始功能锻炼。②注意观察病人神经系统表现，及时发现有无脑缺血加重征象及颅内压增高的症状，观察有无栓子脱落所致其他部位栓塞的表现。③吞咽障碍病人做好进食护理，防止误吸，保持呼吸道通畅。④溶栓抗凝，做好低分子右旋糖酐、甘露醇、钙通道阻滞剂等的用药护理。⑤做好健康指导
脑出血	①卧床休息2～4周，取平卧位头偏向一侧或侧卧位，瘫痪肢体处于功能位，每2～3h协助病人变换体位，尽量减小头部摆动幅度，严格限制探视。避免打喷嚏、屏气、剧烈咳嗽、用力排便、大量快速输液和躁动不安等导致颅内压增高的因素，禁用吗啡与哌替啶。发病24h内暂禁食，保持大便通畅。②密切观察病人的血压升高程度，呼吸节律、频率、深度等生命体征变化；注意意识状态、瞳孔大小及对光反射情况，以及有无吞咽困难、饮水呛咳。③做好药物应用的护理。④脑疝的护理：包括诱因预防、病情观察、配合抢救。⑤做好健康指导
蛛网膜下腔出血	绝对卧床休息4～6周，抬高床头15°～20°。告知病人在改变体位时动作应缓慢，头部勿过度活动，避免导致血压和颅内压增高的各种因素，遵医嘱应用镇静剂、缓泻剂。密切观察病情变化，注意有无再出血征象。指导病人合理饮食，避免再出血的诱因

【护考训练】

（一）选择题

A1型题

1. 椎-基底动脉系统短暂性脑缺血发作常见症状是

    A. 耳鸣　　　　　　　　　　B. 发作性跌倒

    C. 吞咽障碍　　　　　　　　D. 复视

    E. 眩晕

2. 短暂性脑缺血发作病人口服阿司匹林防治脑血栓形成的机制是

    A. 扩张血管　　　　　　　　B. 改善微循环

    C. 降低血压　　　　　　　　D. 抑制血小板聚集

    E. 溶解血栓

3. 关于脑血栓形成的描述正确的是
   A. 多有昏迷
   B. 多由风湿性心瓣膜病引起
   C. 多有颅内压增高
   D. 脑脊液多正常
   E. 多在活动状态下发病

4. 脑血栓形成最常见的病因是
   A. 血管外伤
   B. 脑动脉炎
   C. 高血压
   D. 高血脂
   E. 脑动脉硬化

5. 脑血栓形成发病常在
   A. 睡眠时
   B. 剧烈运动时
   C. 用力排便时
   D. 情绪激动时
   E. 大量进食时

6. 脑血栓形成的临床表现**不包括**
   A. 意识不清
   B. 肢体瘫痪
   C. 脑膜刺激征
   D. 头痛
   E. 抽搐

7. 关于脑栓塞,描述正确的是
   A. 多在 50 岁以后发病
   B. 发病较缓
   C. 意识障碍较重
   D. 多在活动中急骤发病
   E. 多无神经系统局灶性症状

8. 脑栓塞病人栓子来源最多的是
   A. 亚急性感染性心内膜炎
   B. 心肌梗死
   C. 心绞痛
   D. 风湿性心脏病伴心房颤动
   E. 心肌病

9. 脑出血最常见的病因是
   A. 高血压和动脉粥样硬化
   B. 脑动脉炎
   C. 血液病
   D. 脑动脉瘤破裂
   E. 脑血管畸形

10. 高血压脑出血最常见的诱因是
    A. 睡眠
    B. 头部转动
    C. 情绪激动及用力
    D. 腹泻
    E. 外伤

11. 脑出血最常见的出血血管是
    A. 小脑的齿状核动脉
    B. 大脑中动脉的豆纹动脉
    C. 脉络前动脉
    D. 基底动脉的旁正中动脉
    E. 前交通动脉

12. 脑出血的好发部位在
    A. 中脑
    B. 小脑
    C. 脑桥
    D. 间脑
    E. 内囊

13. 脑桥出血的常有表现，**除外**
    A. 眩晕
    B. 瞳孔缩小
    C. 中枢性高热
    D. 交叉性瘫痪
    E. 深昏迷

14. 内囊出血的常有表现，**除外**
    A. 出血灶对侧偏瘫
    B. 眼球震颤
    C. 出血灶对侧同向偏盲
    D. 出血灶对侧偏身感觉障碍
    E. 出血量较大时可并发脑疝

15. 小脑出血时**不出现**
    A. 眩晕
    B. 头痛
    C. 共济失调
    D. 明显偏瘫
    E. 呕吐

A2 型题

16. 病人，女，58 岁。傍晚时突发左侧肢体不能活动，2 小时后肢体恢复了功能，所有症状完全消失，诊断为"短暂性脑缺血发作"。护士实施的护理措施**不妥**的是
    A. 安慰病人，消除病人的紧张情绪
    B. 指导病人合理饮食
    C. 指导病人建立健康的生活方式
    D. 指导病人遵医嘱用药
    E. 发作停止后立即增加活动量，预防再次发作

17. 病人，女，76 岁。晨起时出现口角歪斜、左侧肢体偏瘫，以"脑血栓形成"入院。病人在进行溶栓治疗时应密切注意
    A. 心率
    B. 出凝血时间
    C. 血压
    D. 缺氧状态

E. 意识改变

18. 病人，男，70 岁。有高血压病史 30 年，今日中午进餐时突然剧烈头痛，言语不清。CT 检查示"右侧内囊出血"。该病人病情观察的重点是

    A. 感觉障碍程度   B. 运动障碍程度

    C. 血压变化   D. 水电解质平衡情况

    E. 是否有继续出血及脑疝形成

19. 病人，男，52 岁，确诊为脑出血，判断病人发生脑疝先兆的主要依据是

    A. 烦躁不安

    B. 眼底水肿明显

    C. 恶心、呕吐

    D. 意识障碍进行性加重及两侧瞳孔不等大

    E. 频繁呃逆

*20. 病人，女，67 岁。与人争吵时突感剧烈头痛，继之倒地，呼之不应，急送医院后诊断为"脑出血"，以下处理**错误**的是

    A. 勤翻身拍背   B. 控制血压

    C. 降低颅内压   D. 必要时使用止血药

    E. 抬高头部 15° ~ 30°

21. 病人，男，28 岁。以"蛛网膜下腔出血"收入院。本病最常见的病因为

    A. 先天性动脉瘤破裂   B. 动静脉畸形

    C. 动脉硬化   D. 血液病

    E. 脑动脉炎

22. 病人，女，68 岁。因右侧肢体活动障碍 6 小时入院，MRI 提示脑梗死。下列描述**不正确**的是

    A. 安置病人于平卧位

    B. 经证实颅内无出血灶可进行早期溶栓

    C. 头部敷冰袋

    D. 病人无禁忌证应尽早进行高压氧治疗

    E. 病情稳定后早期进行康复训练

23. 病人，男，55 岁。诊断为"短暂性脑缺血发作"，采取抗凝治疗。护理评估内容可**除外**

    A. 头部 CT 或 MRI   B. 血小板计数

    C. 肝、肾功能检查   D. 了解有无消化性溃疡病史

E. 凝血时间及凝血酶原时间检查

24. 病人,男,58岁。因脑出血入院,现用甘露醇脱水治疗,下列说法**不妥**的是

    A. 要保证快速滴入
        B. 注意防止药液外渗

    C. 注意尿量变化
        D. 抽血查电解质的变化

    E. 易发生高血钾

25. 病人,男,24岁。在踢球时突然剧烈头痛、呕吐。护理体检:颈强直及凯尔尼格征阳性。最大可能是

    A. 流行性脑脊髓膜炎
        B. 蛛网膜下腔出血

    C. 小脑出血
        D. 脑桥出血

    E. 内囊出血

26. 病人,女,59岁。3小时前做家务时突然头痛、意识丧失而入院。护理体检:血压200/120mmHg,意识不清,左侧鼻唇沟变浅。CT示右侧内囊出血。正确的护理措施是

    A. 禁用冰敷
        B. 去枕平卧,头偏一侧

    C. 及时鼻饲营养丰富的流质饮食
    D. 24小时后给予肢体被动运动

    E. 侧卧位,头抬高15°~30°

27. 病人,男,55岁。饮酒时发生言语不清、呕吐,随后昏迷,右侧肢体瘫痪;血压230/120mmHg,诊断为“脑出血”。为防止出血加重,应首先采取的措施是

    A. 控制血压
        B. 保护性约束

    C. 降低颅内压
        D. 止血处理

    E. 肢体制动

A3/A4型题

(28、29题共用题干)

病人,女,53岁。患风湿性心瓣膜病多年,今日突然出现偏瘫、失语。入院检查:意识清楚,脑脊液正常,心电图显示为心房颤动。

28. 病人最可能发生了

    A. 脑出血
        B. 脑栓塞

    C. 脑血栓形成
        D. 吉兰-巴雷综合征

    E. 癫痫小发作

29. 入院后护士判断该病人可经口进食,但吞咽困难。为防止因进食所致的窒息,采取措施**不妥**的是

    A. 营造安静、舒适的进餐环境
    B. 进食前应注意休息,避免疲劳

C. 嘱病人使用吸管喝汤　　　　D. 食物应从流食逐渐过渡到普食

E. 进行空吞咽运动的训练

（30~32题共用题干）

病人，男，75岁。昨日晨起说话不清，右侧上、下肢无力收入院。护理体检：意识清楚，BP 160/90mmHg，失语，右侧巴宾斯基征阳性，右侧上肢肌力1级，右侧下肢肌力2级。

30. 该病人医疗诊断最可能是

A. 脑出血　　　　　　　　　　B. 脑血栓形成

C. 短暂性脑缺血发作　　　　　D. 蛛网膜下腔出血

E. 脑栓塞

31. 为明确诊断首选的检查是

A. 头颅X线检查　　　　　　　B. 头颅CT或MRI

C. 头颅B超　　　　　　　　　D. 脑血管造影

E. 开颅检查

*32. 下列护理措施**不妥**的是

A. 急性期应避免搬动，绝对卧床休息

B. 给予氧气吸入，安置病人于平卧位

C. 头部放置冰袋或冰帽

D. 做好进食护理，防止误吸

E. 保持大便通畅

（33~35题共用题干）

病人，男，76岁。情绪激动时出现剧烈头痛、呕吐，继之昏迷，血压220/120mmHg，既往有高血压病史近20年。护理体检：右侧上、下肢瘫痪。头部CT示高密度病灶。

33. 该病人医疗诊断首先考虑

A. 脑栓塞　　　　　　　　　　B. 短暂性脑缺血发作

C. 脑血栓形成　　　　　　　　D. 脑出血

E. 蛛网膜下腔出血

34. 病人出现瞳孔双侧大小不等、昏迷加重，提示

A. 脑室出血　　　　　　　　　B. 小脑出血

C. 蛛网膜下腔出血　　　　　　D. 病变累及丘脑

E. 脑疝

35. 该病急性期最主要的死亡原因是

    A. 消化道出血   B. 并发脑疝

    C. 肺部感染   D. 尿路感染

    E. 电解质紊乱

（36～38题共用题干）

病人，男，28岁。2小时前与人争吵后突然剧烈头痛，伴呕吐。护理体检：BP 140/80mmHg，意识清楚，颈强直，凯尔尼格征阳性。病人精神紧张，担心预后。

36. 该病人医疗诊断首先考虑

    A. 脑出血   B. 结核性脑膜炎

    C. 脑梗死   D. 偏头痛

    E. 蛛网膜下腔出血

37. 该病人的护理诊断/问题可**除外**

    A. 疼痛：头痛   B. 焦虑

    C. 体液过多   D. 潜在并发症：再出血

    E. 知识缺乏

*38. 护士安排病人绝对卧床的时间为

    A. 1～2周   B. 3～4周

    C. 4～6周   D. 5～6周

    E. 8～10周

（二）判断题

39. 短暂性脑缺血发作枕头不宜太高，以15°～20°为宜。（   ）

40. 应用甘露醇需选择较粗大的静脉给药，保证药物快速静脉滴注，在30～60分钟内滴完。（   ）

【参考答案】

1. E   2. D   3. D   4. E   5. A   6. C   7. D   8. D   9. A

10. C   11. B   12. E   13. A   14. B   15. D   16. E   17. B   18. E

19. D   20. A   21. A   22. C   23. A   24. E   25. B   26. E   27. A

28. B   29. C   30. B   31. B   32. C   33. D   34. E   35. B   36. E

37. C   38. C   39. √   40. ×

20. 脑出血病人每2~3小时协助病人变换体位,尽量减小头部摆动幅度,以免加重出血。

32. 头部冷敷使病人脑血管收缩导致血流缓慢,而使脑血流量减少,所以脑梗死病人头部禁用冷敷。

38. 蛛网膜下腔出血病人需绝对卧床休息4~6周,避免搬动和过早下床活动,预防再出血。

（高　丽）

第五节　帕金森病病人的护理

【重点、难点解析】

1. 帕金森病的临床特点(表9-11)。

表9-11　帕金森病的临床特点

项目	临床特点
静止性震颤	常为首发症状,震颤多自一侧上肢远端(手指)开始,典型表现是手指呈节律性"搓丸样"动作。逐渐波及四肢、下颌、口唇、面部。多数在静止状态时出现,随意活动时减轻,情绪紧张时加剧,入睡后则消失
肌强直(肌张力增高)	全身肌肉紧张度均增高。四肢伸、屈肌张力增高,呈"铅管样强直";伴有静止性震颤时,均匀阻抗中有断续的停顿感,称"齿轮样强直";颈部、躯干、四肢肌强直可使病人出现特殊的屈曲体姿
运动迟缓	随意动作减少、动作缓慢。早期手指精细动作缓慢,晚期起床、翻身均困难;面部表情呆板,形成"面具脸";书写时字越写越小,称为"写字过小征"
姿势步态异常	早期走路时患侧上肢协同摆动的联合动作减少或消失,下肢拖步;随病情进展出现"慌张步态"和"冻结现象"
非运动症状	感觉障碍、自主神经功能障碍、精神障碍和认知障碍

2. 帕金森病病人的护理要点（表9-12）。

表9-12　帕金森病病人的护理要点

护理诊断/问题	护理措施
躯体活动障碍	①室内光线充足，地面平坦，床的高度合适，各种生活用品和呼叫器置于病人伸手可及处。②防跌倒、防坠床，避免直立性低血压。③病人衣裤合身，便于穿脱。④进行肢体功能锻炼，如散步、打太极拳等，预防肢体挛缩、关节僵直。晚期做被动肢体活动和肌肉、关节的按摩，以促进血液循环。⑤观察病人震颤、肌强直和运动功能、语言功能改善的程度，及时发现病情变化
自尊低下	①多与病人交流，建立良好的护患关系，耐心倾听病人的诉求。②尊重病人，鼓励病人积极参与各种娱乐活动，树立战胜疾病的信心，提高生活质量
营养失调：低于机体需要量	①以高热量、高维生素、高纤维素、低脂、低盐、适量优质蛋白、易消化饮食为宜，戒烟酒。②因蛋白质可降低多巴胺的治疗效果，服用多巴胺治疗者应限制蛋白质摄入量；槟榔为拟胆碱能食物，可降低抗胆碱能药物的疗效，也应避免食用。③病人进食时宜取坐位或半坐卧位，头稍向前倾，对于卧床病人，进食时应抬高床头；食物应为细软、便于咀嚼和吞咽的半流质或软食，少量多餐。④当病人发生呛咳时应暂停进食，待呼吸完全平稳再进食，必要时予以鼻饲，或遵医嘱给予静脉补充营养

【护考训练】

（一）选择题

A1 型题

1. 帕金森病的特征性症状是
   - A. 运动缓慢
   - B. 静止性震颤
   - C. 写字过小征
   - D. 吞咽困难
   - E. 姿势步态异常

2. 帕金森病病人的体征**除外**
   - A. 静止性震颤
   - B. 肢体肌张力减低
   - C. 面部表情刻板
   - D. 行走时慌张步态
   - E. 随意运动减少

A2 型题

3. 病人，男，79岁。右侧上、下肢渐进性抖动1年。护理体检：表情呆滞，右侧上、下肢肌力正常，呈"齿轮样"肌张力增高。诊断为"帕金森病"，最重要的诊断依据是

  A. 确切的病史及体征
  B. 脑脊液检查
  C. 血常规检查
  D. 头部MRI
  E. 脑电图

4. 病人，女，77岁。患帕金森病3年，该病人饮食护理**不合理**的是

  A. 鼓励病人自主进食
  B. 进食时取坐位
  C. 进流食或软食
  D. 缩短进食时间
  E. 适量优质蛋白

*5. 病人，男，65岁。有帕金森病病史。面部表情呆板，活动笨拙，起床、翻身、步行及转身都迟缓，手指精细动作困难，拟给予药物治疗。关于药物治疗的叙述，正确的是

  A. 从小剂量开始，缓慢递增
  B. 用足量以达到满意疗效
  C. 一旦症状改善，即可逐渐减量
  D. 首选抗胆碱能药物
  E. 可在晚上加用单胺氧化酶B型抑制剂

*6. 病人，男，80岁。患帕金森病8年，行走时以碎步、前冲动作为主，自觉害怕。护士指导病人行走时应**避免**

  A. 双臂自然摆动
  B. 尽量跨大步
  C. 目视前方
  D. 足跟先着地
  E. 将注意力集中于地面

A3/A4 型题

（7、8题共用题干）

病人，男，72岁。因四肢活动障碍1年入院。无慢性疾病史。护理体检：表情呆滞，慌张步态，四肢呈"齿轮样"肌张力增高，双手指鼻试验正常。头颅MRI无异常，诊断为"帕金森病"。

7. 病人首选的治疗药物是

  A. 华法林
  B. 溴隐亭
  C. 泼尼松
  D. 甘露醇
  E. 左旋多巴

8. 病人服用药物治疗时，**不宜**同服的药物是

  A. 维生素A
  B. 维生素B_2

C. 维生素 B_6 D. 维生素 C

E. 维生素 D

（二）判断题

9. 抗胆碱能药如苯海索，主要适用于震颤明显且年轻的病人。（   ）

【参考答案】

1. B   2. B   3. A   4. D   5. A   6. E   7. E   8. C   9. √

【习题解析】

5. 帕金森病一般开始多以单药治疗，也可采用优化的小剂量多种药物，以最小剂量达到满意效果为原则，遵医嘱长期用药或终身用药，不可随意停药、减少药量，注意观察疗效及不良反应。

6. 帕金森病病人起步困难和步行突然僵住不动时，指导其思想放松，目视前方，不要注视地面，尽量跨大步，双臂自然摆动，脚抬高，足跟先着地。

（高　丽）

第六节　癫痫病人的护理

【重点难点解析】

1. 癫痫发作类型及其临床特点（表9-13）。

表 9-13　癫痫发作类型及其临床特点

类型		临床特点
部分性发作	单纯部分性发作	以发作性一侧肢体、局部肌肉感觉障碍或节律性抽动为特征，一般不超过1min，无意识障碍
	复杂部分性发作	主要特征是意识障碍，发作开始时出现错觉、幻觉等各种精神症状或特殊感觉
	部分性发作继发全面性发作	单纯部分性发作可发展为复杂部分性发作，单纯或复杂部分性发作可发展为全面强直－阵挛发作

类型		临床特点
全面性发作	全面强直－阵挛发作	全身肌肉强直和阵挛,伴意识丧失和自主神经功能障碍
	强直性发作	常在睡眠中发作,全身强直性肌痉挛,常伴有瞳孔扩大、面色潮红等,伴短暂意识丧失
	阵挛性发作	几乎都发生于婴幼儿,特征是重复阵挛性抽动伴意识障碍,无强直期,持续一至数分钟
	肌阵挛发作	为突然、快速、短暂的肌肉或肌群收缩,可累及全身
	失神发作	病人突然意识短暂中断,停止当时的活动,一般不会跌倒,事后立即清醒,继续原先活动,对发作无记忆
	失张力发作	部分或全身肌肉的张力突然降低,持续数秒至1分钟,立即清醒并站起

2. 癫痫病人常见护理诊断/问题及护理措施(表9-14)。

表9-14 癫痫病人常见护理诊断/问题及护理措施

护理诊断/问题	护理措施
有窒息的危险	①发作时应立即安置病人于头低侧卧位或平卧位头偏向一侧,松开衣领、衣扣和腰带,取下活动义齿,及时清除口鼻腔分泌物;②放置压舌板,必要时用舌钳将舌拖出,防止舌后坠阻塞呼吸道;③及时吸氧,床边备好吸引器、气管切开包等,必要时遵医嘱应用呼吸兴奋剂
有受伤的危险	①有发作先兆时,立即安置病人平卧,或迅速将病人抱住缓慢就地平放;②将柔软物垫在病人头下,移去病人身边的危险物品;③将牙垫或厚纱布垫在上下磨牙间,以防咬伤舌、口唇及颊部,但不可强行塞入;④抽搐发作时,适度扶住病人的手脚,以防自伤及碰伤,切不可用力按压肢体,以免造成骨折、肌肉撕裂及关节脱位;⑤躁动的病人,应由专人守护,放置保护性床挡,必要时使用约束带
知识缺乏	①向病人及其家属介绍有关本病的基本知识及发作时家庭紧急护理方法。指导病人保持良好的饮食习惯,告知病人避免诱因。②禁止从事攀高、游泳、驾驶及带电作业等危及自己或他人生命的工作或活动;外出时随身携带病情诊疗卡,注明姓名、地址、病史及联系电话等。③指导病人和家属遵守用药原则,不可随意增减药物剂量,切忌突然停药或自行换药,注意观察药物不良反应,定期复查

（一）选择题

A1 型题

1. 癫痫发作的临床特征**除外**

   A. 短暂性　　　　　　　　　B. 刻板性

   C. 间歇性　　　　　　　　　D. 反复发作性

   E. 周期性

2. 癫痫发作常见的类型是

   A. 全面性强直－阵挛发作　　B. 复杂部分性发作

   C. 肌阵挛发作　　　　　　　D. 强直性发作

   E. 失神发作

3. 关于癫痫小发作正确的是

   A. 多在 20 岁以后发作　　　B. 对发作无记忆

   C. 发作时意识清醒　　　　　D. 发作持续时间可达 5 分钟

   E. 每天发作次数最多不超过 10 次

4. 癫痫大发作正确的是

   A. 发病有明显的精神诱因　　B. 发作后多有神经系统后遗症

   C. 频繁发作时可呈癫痫持续状态　　D. 出现错觉、幻觉等各种精神症状

   E. 抽搐发作时自一侧拇指、脚趾、口角开始

5. 癫痫发作伴明显的精神症状和自动症是

   A. 大发作　　　　　　　　　B. 小发作

   C. 肌阵挛发作　　　　　　　D. 颞叶癫痫

   E. 癫痫持续状态

6. 癫痫持续状态是指

   A. 长期用药不能控制　　　　B. 一侧肢体痉挛不止

   C. 连续小发作　　　　　　　D. 精神运动性发作

   E. 癫痫连续发作之间意识尚未完全恢复又频繁发作

7. 癫痫治疗原则正确的是

   A. 脑电图恢复正常即可停药　　B. 按发作类型选择用药种类

   C. 联合用药　　　　　　　　D. 从大剂量开始逐渐减量

   E. 发作控制后可立即停药

A2 型题

8. 病人，男，61 岁。诊断为癫痫，使用抗癫痫药物治疗，在发作间歇期最应注意的是

    A. 避免过劳   B. 良好的休息

    C. 规律应用抗癫痫药物   D. 防止紧张或饥饿

    E. 保证充足睡眠

9. 病人，男，59 岁。癫痫发作时全身抽搐、意识丧失，间歇期意识清楚，该病人属于

    A. 大发作   B. 小发作

    C. 肌阵挛发作   D. 精神运动性发作

    E. 癫痫持续状态

10. 病人，男，16 岁。突然发生左上肢痉挛，自己不能控制，半分钟左右自行停止，应考虑是

    A. 大发作   B. 小发作

    C. 自动症   D. 肌阵挛发作

    E. 失张力发作

11. 病人，女，31 岁。有癫痫病史 2 年，突然抽搐、口吐白沫、大小便失禁，此时下列护理措施**不适宜**的是

    A. 放牙垫，取下义齿

    B. 为防止外伤，发作时应用力按压肢体

    C. 癫痫持续状态病人，及时补充液体

    D. 设专人护理，防止坠床

    E. 头偏向一侧，保持呼吸道通畅

12. 病人，女，38 岁。癫痫大发作，为预防其发生窒息，应采取的护理措施是

    A. 卧床休息，减少探视   B. 移走身边危险物品

    C. 将病人头部放低，偏向一侧   D. 禁止喂食丸状食物

    E. 快速利尿和吸氧

13. 病人，男，35 岁。因发作性全身抽搐，大小便失禁诊断为"癫痫"入院。在病人抽搐期间的护理措施**不妥**的是

    A. 立即解开衣领、衣扣和腰带   B. 置小布卷于上下臼齿间

    C. 将头偏向一侧   D. 按压住抽搐的肢体

    E. 需有专人守护

*14. 病人，男，20岁。自3岁起有癫痫发作，持续服药治疗，3天前因感冒停药，昨晚病人再次发作，每15～30分钟大发作1次，一直意识不清，现首要的处理是

    A. 甘露醇静脉滴注　　　　　　　B. 鼻饲牛奶

    C. 吸氧　　　　　　　　　　　　D. 葡萄糖溶液静脉滴注

    E. 地西泮缓慢静脉注射

15. 病人，男，33岁，服用抗癫痫药物治疗1年，下列最易诱发癫痫持续状态的是

    A. 从小剂量开始　　　　　　　　B. 联合用药

    C. 更换药物　　　　　　　　　　D. 骤然停药

    E. 服药次数多

16. 病人，女，44岁。发生癫痫大发作，首选药物是

    A. 苯妥英钠　　　　　　　　　　B. 卡马西平

    C. 丙戊酸钠　　　　　　　　　　D. 乙琥胺

    E. 苯巴比妥

17. 病人，男，26岁。诊断为"癫痫"，对病人进行健康指导**不正确**的是

    A. 养成良好的生活习惯

    B. 告知抗癫痫药物治疗的原则及药物不良反应

    C. 癫痫发作停止3个月后可停药

    D. 禁止从事攀高、驾驶等有危险的活动

    E. 平时应随身携带病情诊疗卡

A3/A4 型题

（18～20题共用题干）

病人，男，23岁。突然意识丧失，四肢抽搐，口吐白沫，大小便失禁，4～5分钟后逐渐清醒，清醒后对发作全无记忆。护理体检：意识清楚，情绪焦虑，双瞳孔等大、等圆，光反射存在，上、下肢肌力正常，双侧巴宾斯基征阴性。

18. 病人最可能的临床诊断是

    A. 癔症　　　　　　　　　　　　B. 脑出血

    C. 脑血栓形成　　　　　　　　　D. 癫痫发作

    E. 短暂性脑缺血发作

19. 进一步检查首选的方法是

    A. 腰椎穿刺　　　　　　　　　　B. 颅骨X线检查

    C. 脑电图　　　　　　　　　　　D. 脑血管造影

    E. 头颅CT

*20. 对该病人发作时的急救处理首要的是

    A. 遵医嘱给予药物控制发作

    B. 注意保暖

    C. 做好安全护理

    D. 急诊做头颅 CT 查明病因

    E. 保持呼吸道通畅, 防止窒息

（二）判断题

21. 癫痫治疗以药物治疗为主, 增加药量可适当加快, 减药也一定要快速。（　）

22. 男女双方均有癫痫, 或一方有癫痫, 另一方有家族史者不宜结婚; 有特发性癫痫的女性病人如有家族史, 不宜生育。（　）

【参考答案】

1. E   2. A   3. B   4. C   5. D   6. E   7. B   8. C   9. A
10. D   11. B   12. C   13. D   14. E   15. D   16. C   17. C   18. D
19. C   20. E   21. ×   22. √

【习题解析】

14. 该病人处于癫痫持续状态, 对于癫痫持续状态病人的急救处理首要的是控制发作, 而首选药物是地西泮。

20. 癫痫大发作时, 病人唾液和支气管分泌物增多, 易发生窒息而导致病人死亡, 因此对癫痫大发作病人的处理首要的是保持呼吸道通畅, 防止窒息。

（张 丹　高 丽）

第七节　神经系统常用诊疗技术及护理

【重点、难点解析】

1. 腰椎穿刺术操作过程与护理配合要点（表 9-15）。

表 9-15　腰椎穿刺术操作过程与护理配合要点

操作过程与护理配合	要点
安置体位	去枕侧卧,背齐床沿,屈颈抱膝
确定穿刺点	第 3~4 腰椎棘突间隙或第 4~5 腰椎棘突间隙
消毒、铺孔巾、局部麻醉	常规消毒穿刺部位皮肤,协助固定孔巾,配合局部麻醉。术者在穿刺点自皮肤至椎间韧带行局部麻醉
穿刺进针	术者持带有针芯的穿刺针沿腰椎间隙垂直进针,推进 4~5cm(儿童 2~3cm)深度,感到阻力突然降低时,提示针尖已进入蛛网膜下腔。此时护士协助病人保持腰椎穿刺的正确体位,防止病人乱动
测压、收集标本	穿刺成功后,拔出针芯,脑脊液自动滴出,接上测压管先行测压。若压力明显增高,针芯则不能完全拔出,使脑脊液缓慢滴出,防止脑疝形成。若需了解椎管有无阻塞,可协助术者做动力试验。移去测压器,收集脑脊液 2~5ml 于无菌试管中送检,若需做细菌培养,试管口及棉塞应用酒精灯火焰灭菌
拔针、送检标本	术毕拔出穿刺针,针孔覆盖无菌纱布,加压后用胶布固定
术中观察	密切观察病人意识、瞳孔、呼吸、脉搏、血压及面色变化,询问病人有无不适感,如有异常立即报告医生并协助处理

2. 高压氧舱治疗的护理要点(表 9-16)。

表 9-16　高压氧舱治疗的护理要点

项目	要点
加压过程的护理	①关闭舱门,通知舱内人员"开始加压"。开始加压时速度要慢,边加压边询问病人有无耳痛或不适。②加压时关闭各种引流管,观察、调整密封式水封瓶,防止液体倒流入体腔。③密切观察血压、脉搏、呼吸变化
稳压过程的护理	①加压达预定治疗压力并保持不变,称为稳压。在此期间应使舱内压波动范围不超过 0.005MPa。②指导病人"戴好面罩""开始吸氧"。③随时观察病人有无氧中毒症状。④维持空气加压舱供氧压力、供氧量,注意通风换气

项目	要点
减压过程的护理	①通知舱内人员"开始减压",开始速度宜慢,边减压边通风。②减压过程中严格执行减压方案,不得随意缩短减压时间。③指导病人自主呼吸,绝对不能屏气,否则会导致肺组织撕裂,造成严重的肺气压伤。④输液应采用开放式,以免气体进入静脉造成气体栓塞。⑤各种引流管都要开放,气管插管的气囊在减压前应打开。⑥减压时气体膨胀吸热,舱内温度急剧下降,应注意保暖。⑦减压过程中病人可能出现耳部胀感、便意、腹胀等,不需要特殊处理

【护考训练】

（一）选择题

A1 型题

1. 腰椎穿刺术的适应范围一般**不包括**

　　A. 抽取脑脊液作诊断用　　　　B. 测定颅内压力

　　C. 了解蛛网膜下腔是否阻塞　　D. 鞘内注射药物

　　E. 疑有颅内压显著增高而无视盘水肿

2. 下列病人**不宜**行高压氧舱治疗的是

　　A. 一氧化碳中毒　　　　　　　B. 颅内血肿

　　C. 老年期痴呆　　　　　　　　D. 神经性耳聋

　　E. 中毒性脑病

A2 型题

3. 病人,男,55 岁。因"阵发性头痛"入院,疑有颅内压增高,关于病人进行腰椎穿刺的说法**不恰当**的是

　　A. 暂不穿刺　　　　　　　　　B. 先做眼底检查

　　C. 先用脱水剂　　　　　　　　D. 为了诊断可小心用细针穿刺

　　E. 为了诊断可快速放脑脊液 1～2ml

*4. 病人,男,70 岁。以"脑出血"收入院,表现为剧烈头痛、喷射性呕吐、血压升高、意识障碍加重。此时做腰椎穿刺的主要危险是

　　A. 引起脑出血　　　　　　　　B. 诱发脑疝

　　C. 引起癫痫发作　　　　　　　D. 引起感染

E. 导致高血压脑病

5. 病人,男,22 岁。发热、头痛伴呕吐 3 天。护理体检: T 39.2℃,颈强直,双侧巴宾斯基征阳性。腰椎穿刺术后护士嘱病人去枕平卧,目的是防止

    A. 穿刺部位出血   B. 穿刺部位感染

    C. 低压性头痛   D. 颅内感染

    E. 脑脊液外漏

6. 病人,男,27 岁。诊断为"急性炎症性脱髓鞘性多发性神经病"。腰椎穿刺术后,去枕平卧的时间是

    A. 1~2 小时   B. 2~4 小时

    C. 3~5 小时   D. 4~6 小时

    E. 5~7 小时

*7. 病人,女,45 岁,脑栓塞后进行高压氧治疗,护士嘱病人在减压过程中绝对不能屏气,是防止发生

    A. 氧中毒   B. 抽搐

    C. 肺气压伤   D. 耳痛

    E. 气体栓塞

A3/A4 型题

(8~10 题共用题干)

病人,男,28 岁。高热、呕吐、嗜睡伴频繁抽搐 3 天。护理体检:体温 39.5℃,颈部有抵抗感,双侧巴宾斯基征阳性。血白细胞 $18 \times 10^9/L$,中性粒细胞 80%。诊断为"脑膜炎"。

8. 该病人若行腰椎穿刺检查,穿刺部位为

    A. 第 11~12 胸椎棘突间隙   B. 第 1~2 腰椎棘突间隙

    C. 第 2~3 腰椎棘突间隙   D. 第 3~4 腰椎棘突间隙

    E. 第 10~11 胸椎棘突间隙

9. 腰椎穿刺术后病人应采取的体位是

    A. 俯卧位   B. 侧卧位

    C. 去枕平卧位   D. 仰卧位

    E. 膝胸位

10. 腰椎穿刺术后护理**错误**的是

    A. 去枕平卧 2~3 小时

    B. 观察病人生命体征、意识、瞳孔等的变化

    C. 嘱病人多饮水

    D. 头痛、呕吐者遵医嘱静脉滴注生理盐水

    E. 若出现意识障碍、剧烈头痛等，应立即报告医生并协助处理

（二）判断题

11. 腰椎穿刺术后病人去枕平卧 1~2 小时，12 小时内勿下床活动。（　　）

【参考答案】

1. E　　2. B　　3. E　　4. B　　5. C　　6. D　　7. C　　8. D　　9. C

10. A　　11. ×

【习题解析】

4. 脑出血病人出现剧烈头痛、喷射性呕吐、血压升高、意识障碍加重时有颅高压倾向，做腰椎穿刺易诱发脑疝形成。

7. 高压氧舱治疗减压过程中应指导病人自主呼吸，绝对不能屏气。因为屏气时肺内膨胀的气体无法经呼吸道排出，当肺内压力超过外界压力时，肺组织可被撕裂，造成严重的肺气压伤。

（张　丹）

第十章 | 传染病病人的护理

第一节 概　论

【重点、难点解析】

1. 传染病发展阶段及特点（表 10-1）。

表 10-1　传染病发展阶段及特点

阶段	特点
潜伏期	病原体已侵入，但未出现临床症状
前驱期	已发病，但尚未出现明显症状
症状明显期	病情逐渐加重，症状达到高峰，出现了某种传染病特有的症状、体征
恢复期	机体的免疫力增加，体内病理生理过程基本终止，症状、体征逐渐消失
复发	进入恢复期后，体温恢复正常一段时间，初发病的症状再度出现
再燃	进入恢复期时，体温尚未恢复至正常，又再发热

2. 传染病流行过程的基本条件（表 10-2）。

表 10-2　传染病流行过程的基本条件

基本条件	内容
传染源	病人、隐性感染者、病原携带者、受感染的动物
传播途径	空气、飞沫、尘埃；水、食物；手、用具、玩具；土壤；媒介昆虫；血液、血制品、体液；垂直传播
人群易感性	易感人群越多，人群易感性越高，传染病越容易发生流行

3. 传染病的预防(表10-3)。

表10-3 传染病的预防

基本环节		预防措施
管理传染源	对病人的管理	"五早": 早发现、早诊断、早报告、早隔离、早治疗
	对接触者的管理	医学观察、留验、卫生处理、预防服药、免疫接种
	对病原携带者的管理	早期发现, 做好登记, 加强管理, 指导督促其养成良好的卫生、生活习惯, 定期随访观察, 必要时应调换工作、隔离治疗等
	对动物传染源的管理	根据动物的病种和经济价值, 予以隔离、治疗或杀灭; 流行地区对家禽、家畜进行预防接种; 患病动物的分泌物、排泄物要彻底消毒
传播途径	呼吸道传染病	加强通风、空气消毒, 提倡外出戴口罩, 不随地吐痰, 咳嗽和打喷嚏时要用手帕捂住口鼻等
	消化道传染病	重点加强饮食卫生、个人卫生和粪便管理, 消灭苍蝇等
	虫媒传染病	采取防虫、驱虫、杀虫等措施
	血源性传染病	加强血源和血制品的管理, 防止医源性传播
保护易感人群	增强非特异性免疫力	加强体育锻炼、生活规律、调节饮食、养成良好的卫生习惯、改善居住条件、保持良好的人际关系、保持愉快的心情等
	增强特异性免疫力	人工自动免疫、人工被动免疫、口服预防药物

【护考训练】

(一)选择题

A1 型题

1. 病原体侵入人体后, 仅诱导机体产生特异性免疫应答, 不引起或只引起轻微的组织损伤, 临床上不显示出任何症状、体征, 只有通过免疫学检查才能发现的, 称为

    A. 病原体被清除   B. 病原携带状态

    C. 潜伏性感染   D. 显性感染

    E. 隐性感染

2. 病原体感染人体后,寄生于某些部位,机体免疫功能使病原体局限而不引起发病,但又不能将病原体清除时,病原体潜伏在机体内。待机体免疫功能下降时,则可引起发病,称为

    A. 潜伏性感染   B. 病原体携带状态

    C. 显性感染   D. 隐性感染

    E. 病原体被消灭

3. 某传染病在某地区的发病率显著高于该病常年发病率水平或为散发发病率的数倍,称为

    A. 散发   B. 流行

    C. 大流行   D. 暴发

    E. 高发

4. 传染病已进入恢复期或初愈,病原体在体内又复活跃,再次出现临床症状,称为

    A. 重复感染   B. 再感染

    C. 复发   D. 再燃

    E. 二重感染

5. 传染病经治疗后体温渐降,但未降至正常,体温再次升高,属于

    A. 再感染   B. 重复感染

    C. 混合感染   D. 再燃

    E. 复发

6. 体内有病原体生存、繁殖并能将其排出体外的人或动物为

    A. 疫源地   B. 传染源

    C. 传播途径   D. 病原携带者

    E. 易感人群

7. 病原体经过母亲胎盘、分娩、哺乳等方式传给胎儿或婴儿为

    A. 接触传播   B. 粪 - 口传播

    C. 血液传播   D. 空气传播

    E. 垂直传播

8. 构成传染病流行过程的三个基本条件是

    A. 微生物、宿主、媒介   B. 传染源、传播途径、易感人群

    C. 病原体、环境、宿主   D. 病原体数量、致病力、定位

    E. 病原体、人体及他们所处的环境

9. 保护易感人群最重要的自动免疫措施是

    A. 接种疫苗、菌苗、抗毒素   B. 注射高效价免疫球蛋白

    C. 接种类毒素   D. 饭前、便后洗手

    E. 注射丙种球蛋白

10. 传染病预防中属于保护易感人群的是

    A. 计划免疫   B. 封锁疫区

    C. 环境消毒   D. 限制集会

    E. 停工停课

A2 型题

11. 病人，女，45 岁。患慢性乙型肝炎 10 年。实验室检查：HBsAg（+）、HBeAg（+）、抗 –HBcIgG（+）。其 12 岁女儿体检时血清抗 –HBs（+），追问病史，无任何临床症状，未注射乙肝疫苗。其女儿属于

    A. 显性感染   B. 潜伏性感染

    C. 隐性感染   D. 病毒携带状态

    E. 垂直感染

*12. 病人，女，41 岁。曾输入 1 000ml 同型血液，5 个月后经化验发现乙肝表面抗原阳性，该病最可能的传播途径为

    A. 食物传播   B. 经水传播

    C. 接触传播   D. 垂直传播

    E. 血液传播

*13. 病人，男，23 岁。因伤寒入院治疗，临床症状消失出院，4 个月后粪便细菌培养仍有伤寒杆菌生长，此时病人的状况属于

    A. 病人   B. 潜伏期病原携带者

    C. 健康病原携带者   D. 恢复期病原携带者

    E. 易感者

A3/A4 型题

（14、15 题共用题干）

某幼儿园，近 1 周连续发现 3 名小朋友出现乏力、食欲减退、巩膜黄染，丙氨酸转氨酶（ALT）增高，HBsAg（-），抗 HAV-IgM（+）、抗 HAV-IgG（-）。诊断为急性甲型病毒性肝炎。

14. 考虑该病主要传播途径是

    A. 空气传播   B. 体液传播

C. 食物传播　　　　　　　　　　　D. 血液传播

E. 媒介传播

15. 预防该病发生最主要的主动免疫是

A. 接种特异性高价免疫球蛋白　　B. 接种丙种球蛋白

C. 接种胎盘球蛋白　　　　　　　D. 接种乙肝疫苗

E. 接种甲肝减毒活疫苗

（二）判断题

16. 传染病潜伏期最重要的临床意义是确定检疫期限。（　　）

17. 传染病区别于其他感染性疾病最主要的特征是季节性。（　　）

【参考答案】

1. E　　2. A　　3. B　　4. C　　5. D　　6. B　　7. E　　8. B　　9. A

10. A　　11. C　　12. E　　13. D　　14. C　　15. E　　16. √　　17. ×

【习题解析】

12. 该病人 5 个月前曾有输血史，血液传播是乙型肝炎的主要传播途径，因此该病例的传播途径为血液传播。

13. 该伤寒病人 4 个月前曾患病住院，并且经治疗后临床症状已消失，为疾病的恢复期，目前病人粪便细菌培养仍有伤寒杆菌生长，说明病人的状况属于恢复期病原携带者。

（李　　萍）

第二节　流行性感冒病人的护理

【重点、难点解析】

1. 流行性感冒的流行病学特征（表 10-4）。

表 10-4　流行性感冒的流行病学特征

项目	内容
传染源	病人和隐性感染者
传播途径	主要通过呼吸道飞沫传播,沿交通线蔓延,由大城市向中小城市、农村扩散
流行季节	以冬、春季多见
人群易感性	普遍易感,可反复发病

2. 流行性感冒的临床表现特点(表 10-5)。

表 10-5　流行性感冒的临床表现特点

类型	症状	体征
单纯型流感	最常见,全身症状重,呼吸道症状轻。发热 1~2d 内达到高峰,3~4d 内退热,其他症状随之缓解,但乏力、呼吸道症状常持续 1~2 周才逐渐消失	急性发热面容,面颊潮红,眼结膜及咽部充血
肺炎型流感	病初表现同单纯型流感,1~2d 后病情迅速加重持续高热、全身衰竭、烦躁不安、咳嗽剧烈、气促发绀、咳血性痰液。病程 1~2 周后进入恢复期,少数严重者可于 5~10d 内因呼吸、循环衰竭而死亡	除上述体征外,双肺听诊呼吸音低,可闻及干、湿啰音,但无肺实变体征

【护考训练】

(一)选择题

A1 型题

1. 单纯型流感各种症状逐渐减轻至消失的时间是

A. 2 周左右　　　　　　　　　B. 1 周左右

C. 3~4 周　　　　　　　　　D. 1 个月

E. 3 天

2. 流感病毒分为甲、乙、丙三型是依据

A. 所致疾病的特点　　　　　　B. 流行特点

C. 核蛋白抗原性　　　　　　　D. 神经氨酸抗原性

E. 表面抗原血凝素

3. 流行性感冒病毒存在于病人的

    A. 血液   B. 胃液

    C. 尿液   D. 粪便

    E. 鼻涕、痰液

4. 流行性感冒主要传播途径是

    A. 血液   B. 气溶胶

    C. 粪便   D. 体液

    E. 空气、飞沫

A2 型题

5. 病人,女,72 岁。高热持续不退 5 天,伴剧烈咳嗽、烦躁不安、呼吸急促、发绀,肺呼吸音减低,但无肺实变体征,咽分泌物分离流感病毒阳性。请判断该病人是

    A. 肺炎型流感   B. 继发性肺炎

    C. 气管炎   D. 单纯型流感

    E. 肺气肿

6. 病人,男,11 岁。因高热、全身酸痛 1 天,诊断为流感入院。护士查房嘱咐病人多饮水,其主要目的是

    A. 补充液体消耗   B. 增加营养

    C. 降温   D. 减轻中毒症状,缩短病程

    E. 增加血容量

A3/A4 型题

(7~10 题共用题干)

病人,男,28 岁。于 2 天前与诊断为流行性感冒的朋友聚餐,今日突然出现畏寒高热、头痛、全身酸痛等症状,呼吸道卡他症状轻微。

7. 该病人最可能的诊断是

    A. 普通感冒   B. 急性肺炎

    C. 流行性感冒   D. 流行性出血热

    E. 急性支气管炎

8. 此病一般的潜伏期是

    A. 2~4 天   B. 3~5 天

    C. 1~5 天   D. 2~6 天

    E. 1~3 天

9. 对该病人的护理措施正确的是
    A. 与病人接触时,应注意洗手,但可以不戴口罩
    B. 进行床边隔离
    C. 应加强探视,注意心理护理
    D. 限制水分摄入
    E. 进行呼吸道隔离
10. 流感疫苗最合适的接种对象是
    A. 严重过敏体质者   B. 发热
    C. 急性感染期   D. 老人、儿童、免疫抑制的病人
    E. 妊娠3个月以内的孕妇

(二)判断题

11. 流感疫苗最适合的接种对象是老人、儿童、免疫抑制的病人。( )
*12. 流感病毒最容易发生变异的是乙型流感病毒。( )

【参考答案】

1. B   2. C   3. E   4. E   5. A   6. D   7. C   8. E   9. E
10. D   11. √   12. ×

【习题解析】

12. 流感病毒最大的特点是极易发生变异,尤以甲型流感病毒最易发生,常引起大流行。

(李　萍)

第三节　病毒性肝炎病人的护理

【重点、难点解析】

1. 病毒性肝炎的流行病学特征(表10-6)。

表 10-6　病毒性肝炎的流行病学特征

项目	内容
传染源	甲型和戊型肝炎的传染源为急性期病人和亚临床感染者；乙型、丙型和丁型肝炎的传染源为急性病人、慢性病人、亚临床感染者和病毒携带者
传播途径	甲型和戊型肝炎的传播途径为粪-口传播；乙型、丙型和丁型肝炎的传播途径为血液传播、体液传播和垂直传播
流行季节	甲型肝炎以秋冬季为发病高峰，戊型肝炎多发生于雨季，其他型肝炎无明显的季节性
人群易感性	普遍易感，各型肝炎之间无交叉免疫力

2. 乙型肝炎血清病毒标志物的临床意义（表 10-7）。

表 10-7　乙型肝炎血清病毒标志物的临床意义

血清病毒标志物	临床意义
乙型肝炎表面抗原（HBsAg）	阳性提示为 HBV 感染者，急性感染可自限，慢性感染者 HBsAg 阳性，可持续多年，若无临床表现而 HBsAg 阳性持续 6 个月以上为慢性乙肝病毒携带者；HBsAg 阳性者本身不具有传染性，但因 HBsAg 阳性常与 HBV 同时存在，常作为传染性标志之一
乙型肝炎表面抗体（抗 -HBs）	为保护性抗体，阳性表示对 HBV 有免疫力，见于乙型肝炎恢复期、乙肝疫苗接种后或既往感染者
乙型肝炎 e 抗原（HBeAg）	阳性提示 HBV 复制活跃，表明乙型肝炎处于活动期，传染性强，持续阳性则易转为慢性，如转为阴性表示病毒停止复制
乙型肝炎 e 抗体（抗 -HBe）	阳性提示 HBV 大部分被消除，复制减少，传染性减低，如急性期出现阳性则易进展为慢性肝炎，慢性活动性肝炎出现阳性者则可进展为肝硬化
乙型肝炎核心抗原（HBcAg）	一般方法不易检出，阳性表示病毒呈复制状态，有传染性
乙型肝炎核心抗体（抗 -HBc）	抗 -HBcIgG 阳性提示过去感染或近期低水平感染，抗 -HBcIgM 阳性提示急性乙型肝炎或慢性乙型肝炎急性发作期

（一）选择题

A1 型题

1. 丙型肝炎的主要传播途径是

   A. 水传播 　　　　　　　　B. 粪－口途径

   C. 食物传播 　　　　　　　D. 血液传播

   E. 媒介传播

2. 急性黄疸型肝炎黄疸前期最突出的症状是

   A. 呼吸道症状 　　　　　　B. 消化道症状

   C. 神经系统症状 　　　　　D. 精神症状

   E. 皮肤瘙痒症状

*3. 急性黄疸型肝炎病人尿中有胆红素是因为

   A. 血胆固醇过多 　　　　　B. 血直接胆红素过多

   C. 血尿素氮过多 　　　　　D. 血肌酐过多

   E. 血尿胆原过多

4. 乙型肝炎病人血清中检出抗 –HBs，说明

   A. 转为慢性 　　　　　　　B. HBV 复制活跃，传染性强

   C. 有免疫力，无传染性 　　D. 需继续隔离治疗

   E. HBV 复制减慢，传染性低

5. 乙型肝炎病人血清中检出 HBeAg，说明

   A. 可能转为慢性 　　　　　B. 疾病已痊愈，获得免疫力

   C. 是过去感染的标志 　　　D. 病毒复制活跃，有较大传染性

   E. 为慢性乙型肝炎病毒携带者

6. 急性病毒性肝炎早期最主要的治疗措施是

   A. 卧床休息 　　　　　　　B. 保肝治疗

   C. 免疫制剂 　　　　　　　D. 维生素类药物

   E. 抗病毒治疗

7. 急性病毒性肝炎病人最恰当的饮食是

   A. 高蛋白、高碳水化合物饮食 　　B. 高蛋白、高脂肪饮食

   C. 富含维生素的清淡饮食 　　　　D. 高蛋白、低脂肪饮食

   E. 高碳水化合物、高维生素饮食

8. 预防乙型肝炎的最佳措施是

    A. 隔离治疗病人

    B. 接种丙种球蛋白

    C. 消灭苍蝇、蟑螂

    D. 加强医院的消毒隔离和献血员的筛检

    E. 管理粪便、保护水源

A2 型题

9. 病人,女,30 岁。既往体健。体检时发现肝功能正常,抗 –HBs(+),反复查 HBV 其他血清标志物,均为阴性。此病人为

    A. 对乙型肝炎病毒有免疫力   B. 乙型肝炎恢复期

    C. 乙型肝炎病毒携带者   D. 乙型肝炎有传染性

    E. 乙型肝炎病情稳定

10. 病人,女,6 岁。患甲型急性黄疸性肝炎近愈,其母亲十分担心孩子的病会转变成慢性或发展成肝癌,下列回答正确的是

    A. 有转变为慢性或肝癌的可能   B. 仅有转变为慢性的可能

    C. 仅有发展成肝癌的可能   D. 不会转为慢性或肝癌

    E. 预后不佳

11. 病人,男,42 岁。诊断为甲型肝炎,针对该病人的治疗原则**不包括**

    A. 保护肝细胞   B. 应用抗生素

    C. 对症治疗   D. 饮食营养

    E. 注意休息

12. 病人,女,30 岁。孕 36 周,既往体健。乙型肝炎筛查发现该孕妇 HBsAg(+)、HBeAg(+)和抗 –HBc IgG(+),但无任何症状,肝功能正常。为阻断母婴传播,对新生儿最适宜的预防方法是

    A. 注射乙肝疫苗   B. 注射高效价乙肝免疫球蛋白

    C. 注射免疫抑制剂   D. 注射抗生素

    E. 注射乙肝疫苗 + 高效价乙肝免疫球蛋白

13. 病人,男,18 岁。体检发现 HBsAg(+),肝功能正常,无症状及阳性体征。次年 8 月,因发热数天、乏力、恶心、尿黄、巩膜黄染入院。ALT 330U/L,总胆红素 68μmol/L,甲型肝炎抗体(+)。该病人考虑为

    A. 慢性乙型肝炎   B. 慢性丙型肝炎

    C. 乙型肝炎合并甲型肝炎   D. 丁型肝炎

E. 急性黄疸型甲型病毒性肝炎，HBsAg携带者

14. 病人，男，30岁。血清单项HBsAg(+)，为防止家人感染，最有效的措施是

A. 家中做到分餐制

B. 衣被、用具单独使用

C. 坚持餐前、便后洗手

D. 家中其他成员进行乙肝疫苗预防接种

E. 家中用物及地面每日用消毒液擦拭一次

15. 病人，男，26岁。近期出现无其他原因可解释的食欲缺乏和乏力，护理体检示肝大，为明确诊断，首选的检查是

A. ALT   B. AST

C. γ-GT   D. LDH

E. A、G、A/G

*16. 病人，女，12岁。1周来食欲缺乏、懒动，血ALT 120U/L，血清总胆红素40μmol/L，抗-HAV IgG(+)，HBsAg(+)，HBeAg(+)，抗-HBc IgM(+)，该病人患有

A. 急性甲型肝炎

B. 急性乙型肝炎

C. 急性黄疸型乙型肝炎

D. 急性黄疸型甲型肝炎合并乙型肝炎

E. 急性甲型肝炎合并乙型肝炎病毒携带者

17. 某护士在给HBeAg阳性的慢性肝炎病人采血时，不慎刺破左手拇指，此时急需采取的重要措施是

A. 立即进行酒精消毒

B. 定期复查肝功能和HBV-IgM

C. 立即注射乙肝疫苗

D. 立即接种乙肝疫苗，1周内注射高效价乙肝免疫球蛋白

E. 立即注射高效价乙肝免疫球蛋白，查血HBsAg及抗-HBs

18. 病人，女，40岁。皮肤巩膜黄染1个月余，伴轻度乏力和食欲下降，血清ALT轻度升高，ALP、γ-GT和胆固醇均明显升高，该病人考虑为

A. 原发性肝癌   B. 慢性肝炎

C. 急性黄疸型肝炎   D. 淤胆型肝炎

E. 胆汁性肝硬化

19. 病人，女，40岁。因皮肤黏膜黄染就诊，临床诊断为甲型病毒性肝炎。该病人黄疸出现的部位主要是

　　A. 软腭、巩膜，以巩膜最明显　　　　B. 手掌皮肤

　　C. 足底皮肤　　　　　　　　　　　　D. 口唇

　　E. 外露部皮肤及乳头

A3/A4 型题

（20、21题共用题干）

病人，男，35岁。经常饮酒，2周前自觉低热、乏力、食欲缺乏、恶心，症状逐渐加重，近2日不思饮食，食后即呕吐，尿呈浓茶色。护理体检：T 38.6℃，急性病容，烦躁不安，皮肤、巩膜黄染，心、肺(−)，腹胀，肝、脾肋下未触及，移动性浊音(+)，扑翼样震颤(+)。血白细胞 11.3×10^9/L，中性粒细胞85%，淋巴细胞12%，血清总胆红素265μmol/L，ALT 100U/L，抗−HAV IgM(+)。

20. 该病人首优的护理诊断或合作性问题为

　　A. 体温过高　　　　　　　　　　　　B. 有传播感染的危险

　　C. 潜在并发症：肝性脑病　　　　　　D. 体液过多

　　E. 营养失调：低于机体需要量

21. 病人的饮食应为

　　A. 高蛋白、高碳水化合物饮食

　　B. 低蛋白、高脂肪饮食

　　C. 富含维生素的清淡饮食

　　D. 高蛋白、低脂肪饮食

　　E. 低盐、低蛋白、高碳水化合物、易消化饮食

（二）判断题

*22. 淤胆型肝炎黄疸特点是消化道症状重。（　　）

*23. 门诊发现肝炎病人后护士应立即将其转入隔离门诊治疗。（　　）

24. 在肝功能检测中，最为常用的判定肝细胞损害的重要指标是谷丙转氨酶。（　　）

【参考答案】

1. D　2. B　3. B　4. C　5. D　6. A　7. C　8. D　9. A

10. D　11. B　12. E　13. E　14. D　15. A　16. C　17. E　18. D

19. A　20. C　21. E　22. ×　23. √　24. √

3. 肝炎引起的黄疸是由于正常肝细胞将间接胆红素转变为直接胆红素进入毛细胆管,但毛细胆管某些节段又可因肝炎而破坏,含有直接胆红素的胆汁又返回到血液中,这种直接胆红素可溶于水,可经血液循环由肾小球滤过到尿中,因而尿中可检测到胆红素。

16. 抗 – HAV IgG(+)见于甲型肝炎疫苗接种后或既往感染者,HBsAg(+),HBeAg(+)和抗 –HBc IgM(+)均为乙型肝炎病毒的血清学标志,且提示病毒复制。

22. 淤胆型肝炎黄疸具有以下特点:① "三分离"特征:黄疸深,但消化道症状轻,ALT 增高不明显,凝血酶原活动度(PTA)下降不明显。② "梗阻性"特征:在黄疸加深的同时,伴全身皮肤瘙痒,大便颜色变浅或呈灰白色。血清碱性磷酸酶(ALP)、γ- 谷氨酰转肽酶(γ-GT)和胆固醇(CHO)显著升高。尿胆红素增加,尿胆原明显减少或消失。

23. 门诊发现肝炎病人,立即控制传染源,进行隔离性治疗,是减少传染的重要措施。

（李　萍）

第四节　流行性乙型脑炎病人的护理

【重点、难点解析】

1. 流行性乙型脑炎流行病学特征(表 10-8)。

表 10-8　流行性乙型脑炎流行病学特征

项目	内容
传染源	病人和病畜是传染源,其中猪是最主要的传染源和中间宿主
传播途径	主要通过蚊虫叮咬传播,三带喙库蚊为主要传播媒介
流行季节	具有严格季节性,主要集中于 7、8、9 三个月,与气温、雨量和蚊虫孳生有关
人群易感性	普遍易感,10 岁以下(尤其是 2～6 岁)儿童发病率最高

2. 流行性乙型脑炎的典型临床经过分期及主要表现(表 10-9)。

表 10-9 流行性乙型脑炎的典型临床经过分期及主要表现

分期		主要表现
初期		持续 1~3d。起病急,体温在 1~2d 内升至 39~40℃,伴头痛、恶心、呕吐和嗜睡,部分病人可有颈项强直和抽搐
极期	高热	体温越高,持续时间越长,病情越重
	意识障碍	可有不同程度的意识障碍
	惊厥或抽搐	是病情严重的表现,可出现口唇、眼肌、面部局部小抽搐,随后肢体阵挛性抽搐、全身抽搐或强直性阵挛,持续数分钟至数十分钟,均伴有意识障碍。频繁抽搐可引起呼吸衰竭
	呼吸衰竭	多见于重型病人,表现为中枢性呼吸衰竭症状,最后呼吸停止。还可出现周围性呼吸衰竭
	其他症状	多在病程 10d 内出现
恢复期		体温逐渐下降,精神神经症状逐渐好转,一般于 2 周左右可完全恢复
后遗症期		半年后尚未恢复,仍有精神神经症状,主要表现为意识障碍、痴呆、失语、肢体瘫痪等

3. 流行性乙型脑炎病人的对症护理要点(表 10-10)。

表 10-10 流行性乙型脑炎病人的对症护理要点

主要症状	对症护理
高热	①体温 39℃以上者以物理降温为主,可采用戴冰帽、冰袋冷敷、温水或乙醇擦浴、冷盐水灌肠等措施,如效果不佳可遵医嘱采用药物降温或亚冬眠疗法。②高热伴有四肢厥冷者禁用冷敷和乙醇擦浴
惊厥或抽搐	①将病人置于仰卧位,头偏向一侧,松解衣服和领口,保持呼吸道通畅。②取下义齿,将缠有纱布的压舌板或开口器置于病人上下臼齿之间,以防舌咬伤,必要时用舌钳将舌拉出。③如有痰液阻塞及时吸痰。④注意病人安全,防止坠床等意外发生,常规使用床挡,必要时使用约束带
呼吸衰竭	①保持呼吸道通畅,鼓励并协助病人翻身、拍背。②痰液黏稠者给予超声雾化吸入,必要时吸痰。③吸氧,氧流量 4~5L/min。④如经以上处理无效,需进行气管插管、气管切开或应用人工呼吸器的病人,应向病人及家属说明治疗目的及步骤,以减轻他们的焦虑或恐惧,并给予相应的护理

（一）选择题

A1 型题

1. 乙脑的病变部位主要是在

    A. 脑血管   B. 脑实质

    C. 小脑   D. 脑膜

    E. 脊髓

2. 乙脑最主要的传染源是

    A. 病人   B. 鼠

    C. 猪   D. 中华按蚊

    E. 病原携带者

3. 乙脑的主要传播途径是

    A. 接触分泌物   B. 蚊虫叮咬

    C. 输血   D. 空气

    E. 食物

4. 我国大部分地区乙脑的流行季节是

    A. 1~3 月   B. 4~6 月

    C. 6~8 月   D. 7~9 月

    E. 8~10 月

5. 乙脑病人死亡的常见原因是

    A. 高热   B. 意识障碍

    C. 惊厥   D. 呼吸衰竭

    E. 颅内高压

6. 社区护士拟向社区居民宣传乙脑的预防知识时，强调接种乙脑疫苗的同时，还应指导社区居民在流行季节做好

    A. 家禽管理   B. 家畜管理

    C. 灭蝇工作   D. 灭鼠工作

    E. 灭蚊工作

A2 型题

7. 病人，女，7 岁。高热 4 天，昏迷伴呼吸困难 1 天，初步诊断为流行性乙型脑炎。为进一步确诊，应选的检查项目是

A. 血常规
B. 脑脊液

C. 乙脑特异性 IgM
D. 细菌培养

E. 病毒分离

8. 病人,男,9岁。高热 5 天,嗜睡、惊厥、呼吸困难 1 天,初步诊断为流行性乙型脑炎。该病人存在的护理问题**不包括**

A. 有受伤的危险
B. 体温过高

C. 气体交换受损
D. 皮肤完整性受损

E. 意识障碍

A3/A4 型题

（9、10 题共用题干）

9. 病人,男,5岁。高热 4 天,今日因惊厥紧急入院检查,拟诊断为流行性乙型脑炎,请判断其目前所处的临床经过分期是

A. 潜伏期
B. 初期

C. 极期
D. 恢复期

E. 后遗症期

*10. 针对惊厥的对症护理**不妥**的是

A. 置于仰卧位,头偏向一侧

B. 松解衣服和领口,保持呼吸道通畅

C. 及时清除呼吸道分泌物

D. 用开口器置于病人上下臼齿之间

E. 不需要使用床挡

（二）判断题

11. 流行性乙型脑炎是由乙型脑炎病毒引起的以脑实质炎症为主要病变的周围神经系统急性传染病。（   ）

12. 将病人隔离于有防蚊设备和灭蚊措施的病房,隔离至体温正常。（   ）

【参考答案】

1. B   2. C   3. B   4. D   5. D   6. E   7. C   8. D   9. C
10. E   11. ×   12. √

10. 发生惊厥或抽搐时应防止坠床等意外发生,需要常规使用床挡,必要时使用约束带,以保护病人安全。

(邓现梅)

第五节　艾滋病病人的护理

【重点、难点解析】

1. 艾滋病的主要传播途径(表 10-11)。

表 10-11　艾滋病的主要传播途径

传播途径	特点
性接触传播	为主要传播途径,占成人传播途径的 3/4
血液传播	药瘾者共用针头或注射器,输注含 HIV 的血液或成分血、血制品,介入性医疗操作等均可感染
母婴传播	感染 HIV 的孕妇可通过胎盘、分娩过程及产后血性分泌物和哺乳传给婴儿
其他	接受 HIV 感染的器官移植、人工授精或污染的器械等,医务人员被 HIV 污染的针头刺伤或破损皮肤受污染也可感染

2. 艾滋病的临床分期、特点及免疫学检查(表 10-12)。

表 10-12　艾滋病的临床分期、特点及免疫学检查

分期	特点	免疫学检查
急性期	以发热最常见,可伴全身不适、头痛、盗汗等症状。大多数病人临床症状轻微,持续 1~3 周后自行缓解。可检出 HIV RNA 及 P24 抗原,HIV 抗体阴性	$CD4^+T$ 淋巴细胞计数一过性减少,同时 $CD4^+/CD8^+$ 比例倒置
无症状期	临床上无症状,血清中可检出 HIV 和 HIV 抗体	$CD4^+T$ 淋巴细胞计数逐渐下降
艾滋病期	最终阶段,主要表现为艾滋病相关症状和各种机会性感染及肿瘤	$CD4^+T$ 淋巴细胞计数明显下降

3. 艾滋病病人健康指导要点（表10-13）。

表10-13　艾滋病病人健康指导要点

要点	内容
疾病预防指导	①加强艾滋病防治知识宣传教育。②加强有关性知识、性行为的健康教育。③保障安全的血液供应，严格检测献血者、精液及组织器官供者的HIV抗体。④注射、手术、拔牙等应严格无菌操作。对医疗器械应严格消毒。⑤加强对高危人群的艾滋病疫情监测。⑥加强国境检疫。
疾病知识指导	宣传与艾滋病病人进行一般的社交活动如握手、共同进餐等不会传播本病。对HIV感染者实施管理：①定期或不定期的访视及医学观察。②血液、排泄物和分泌物应用消毒液进行消毒。③严禁献血，捐献器官、精液；性生活应使用避孕套。④出现症状、并发感染或恶性肿瘤者应住院治疗。⑤育龄妇女应避免妊娠、生育，哺乳期妇女应人工喂养婴儿，如果坚持要母乳喂养，则整个哺乳期都应继续抗病毒治疗。⑥实施适当的家庭隔离，HIV感染者的日常生活用品应单独使用和定期消毒。⑦指导HIV感染者加强营养，积极配合治疗

【护考训练】

（一）选择题

A1 型题

1. HIV 侵入人体主要侵犯

    A. 中性粒细胞　　　　　　　　B. T 淋巴细胞

    C. 单核细胞　　　　　　　　　D. 嗜酸性细胞

    E. 嗜碱性细胞

2. 以下消毒方法**不能**灭活 HIV 的是

    A. 100℃ 20 分钟　　　　　　　B. 75% 乙醇

    C. 2% 次氯酸钠　　　　　　　D. 紫外线

    E. 高压灭菌

3. 艾滋病的主要传播途径是

    A. 性接触传播　　　　　　　　B. 母婴传播

    C. 血液传播　　　　　　　　　D. 器官移植

    E. 破损皮肤受污染

*4. 以下**不会**造成艾滋病传播的途径是

    A. 性接触传播　　　　　　　　B. 输血及血制品

    C. 虫媒传播　　　　　　　　　D. 母婴垂直传播

    E. 器官移植

5. 艾滋病的易感者**不包括**

    A. 男性同性恋者　　　　　　　B. 病毒性肝炎病人

    C. 有多个性伴侣者　　　　　　D. 使用血制品者

    E. 静脉药瘾者

6. 艾滋病病人最常见的机会性感染是

    A. 眼部卡波西肉瘤　　　　　　B. 带状疱疹

    C. 肺孢子菌肺炎　　　　　　　D. 口腔念珠菌病

    E. 新隐球菌脑膜炎

7. 确诊艾滋病的依据是

    A. 血常规显示淋巴细胞减少　　B. 分泌物培养

    C. 咽拭子涂片检查　　　　　　D. 血培养

    E. 血清 HIV 抗体阳性,病毒分离阳性

8. 艾滋病病人应采取的隔离措施是

    A. 呼吸道隔离　　　　　　　　B. 肠道隔离

    C. 血液、体液隔离　　　　　　D. 接触隔离

    E. 血液、体液隔离及保护性隔离

9. 以下**不属于**艾滋病预防措施的是

    A. 进行艾滋病防治知识宣传教育　　B. 注射丙种球蛋白

    C. 采取自我防护　　　　　　　　　D. 对传染源实行有效的医学监督

    E. 针对不同的传播方式切断传播途径

10. 预防、医疗、保健机构发现艾滋病病毒感染者时,以下措施**不正确**的是

    A. 给予宣教　　　　　　　　　B. 留观

    C. 身体约束　　　　　　　　　D. 医学观察

    E. 定期和不定期访视

A2 型题

11. 病人,女,26 岁。体检中发现 HIV 阳性。护士拟对其进行指导,以下**不正确**的是

    A. 性生活应使用避孕套

B. 严禁献血

C. 出现症状或并发感染时应住院治疗

D. 应避免与他人共同进餐

E. 排泄物使用 0.2% 次氯酸钠或漂白粉消毒

12. 病人，男，26 岁。发热、咳嗽伴全身不适、盗汗、腹泻 2 个月余。入院检查，体温 38.2℃；双侧颊黏膜散在溃疡并有白色分泌物；两肺听诊可闻及湿啰音。血白细胞 $3.7 \times 10^9/L$，$CD4^+/CD8^+$ 比值 <1，X 线检查提示双肺间质性肺炎。拟诊断为艾滋病。以下护理措施**错误**的是

A. 将病人安置于隔离病室进行严密隔离

B. 给予心理支持

C. 高热量、高蛋白、高维生素、易消化饮食

D. 加强口腔护理

E. 护理操作时严格执行消毒隔离措施

A3/A4 型题

（13、14 题共用题干）

病人，女，38 岁。有针刺伤史，近 3 个月来出现全身乏力、低热、盗汗、食欲减退、腹泻和体重减轻。病人很紧张，遂入院检查。体温 38.1℃，口腔黏膜布满白色膜状物，颌下、腋下及腹股沟淋巴结肿大、无压痛、能活动。血白细胞 $3.6 \times 10^9/L$。

13. 该病人可能的临床诊断为

A. 肺结核 　　　　　　　　　B. 肠结核

C. 淋巴结核 　　　　　　　　D. 艾滋病

E. 流行性斑疹伤寒

14. 以下**不属于**该病人护理诊断 / 问题的是

A. 体温过高 　　　　　　　　B. 腹泻

C. 气体交换受损 　　　　　　D. 活动无耐力

E. 营养失调：低于机体需要量

（二）判断题

15. 高度变异性是 HIV 的显著特征，为 HIV 感染的预防、诊断和治疗设置了巨大的障碍。（ 　 ）

*16. 不需要对艾滋病期病人实施保护性隔离措施。（ 　 ）

17. 艾滋病病人的日常生活用品应单独使用和定期消毒。（ 　 ）

1. B　　2. D　　3. A　　4. C　　5. B　　6. C　　7. E　　8. E　　9. B

10. C　　11. D　　12. A　　13. D　　14. C　　15. √　　16. ×　　17. √

【习题解析】

4. 目前无证据表明艾滋病可经食物、水、昆虫或生活接触传播。

16. 艾滋病期病人因免疫缺陷,应实施保护性隔离措施预防各种机会性感染。

（邓现梅）

第六节　细菌性痢疾病人的护理

【重点、难点解析】

1. 细菌性痢疾的临床特点(表10-14)。

表10-14　细菌性痢疾的临床特点

类型		临床特点
急性菌痢	普通型	起病急,高热伴寒战,可伴头痛、食欲减退;腹痛、腹泻、里急后重;粪便量少,稀便或水样便,黏液脓血便;左下腹压痛
	轻型	较普通型症状、体征轻,病程短
	重型	多见于老年、体弱、营养不良病人,急性发热,消化道症状重
	中毒型	多见于儿童;严重毒血症、休克、中毒性脑病;消化道症状轻。①休克型较多见。②脑型最为严重。③混合型预后最为凶险
慢性菌痢	慢性迁延型	最多见,急性菌痢发作后症状、体征反复出现,迁延不愈
	急性发作型	有菌痢病史,常由进食生冷食物或受凉、过度劳累等因素诱发
	慢性隐匿型	较少见,1年内有菌痢史而无临床症状,粪便培养可检出志贺菌

2. 细菌性痢疾治疗原则(表 10-15)。

表 10-15　细菌性痢疾治疗原则

类型	治疗原则
急性菌痢	一般治疗、抗菌治疗(喹诺酮类药物为成人首选,疗程为 5~7d)和对症治疗
中毒型菌痢	采取综合抢救措施,力争早期治疗。主要措施包括降温止惊、迅速纠正及防治脑水肿等对症治疗和抗菌治疗
慢性菌痢	采取一般治疗、病原治疗(选用有效抗菌药物;联合用药,长疗程,多疗程;局部用药,如抗生素保留灌肠)和对症治疗措施

【护考训练】

(一) 选择题

A1 题型

1. 细菌性痢疾的主要传染源是

　　A. 牛　　　　　　　　　　　B. 猪

　　C. 羊　　　　　　　　　　　D. 家鼠

　　E. 病人和带菌者

2. 细菌性痢疾的主要传播途径是

　　A. 消化道传播　　　　　　　B. 血液传播

　　C. 呼吸道传播　　　　　　　D. 虫媒传播

　　E. 垂直传播

3. 中毒型细菌性痢疾多见于下列哪个年龄段

　　A. 1~2岁　　　　　　　　　B. 2~7岁

　　C. 3~5岁　　　　　　　　　D. 5~9岁

　　E. 10~12岁

4. 典型细菌性痢疾病人的粪便呈

　　A. 黏液脓血便　　　　　　　B. 陶土样便

　　C. 柏油样便　　　　　　　　D. 果酱样便

　　E. 米汤水样便

5. 中毒型细菌性痢疾的临床表现**不包括**

　　A. 起病急骤,高热,甚至超高热　　B. 频发惊厥

C. 精神萎靡　　　　　　　　　　D. 肠道症状严重

E. 迅速出现呼吸衰竭和／或循环衰竭

*6. 细菌性痢疾病人的护理措施**错误**的是

A. 对病人的粪便、呕吐物及污染物进行严格消毒

B. 密切观察排便的次数、量及性质

C. 协助消除焦虑心理

D. 做好肛周皮肤护理

E. 严重腹泻伴呕吐者进食高营养物质

7. 下列关于预防细菌性痢疾传播的措施，**错误**的是

A. 隔离病人和带菌者　　　　　　B. 做好饮水、食品、粪便的卫生管理

C. 餐前便后洗手　　　　　　　　D. 大便培养 1 次阴性可解除隔离

E. 从事服务性行业（尤其饮食业）者定期进行健康检查

A2 型题

*8. 病人，女，5 岁。进食后突发高热、惊厥、进行性呼吸困难入院，怀疑为中毒型细菌性痢疾。为早日检出痢疾杆菌，护士留取大便正确的做法是

A. 多次采集标本，集中送检

B. 选取大便黏液脓血部分送检

C. 可用开塞露灌肠后取便

D. 病人无大便时，可口服缓泻剂后留取大便

E. 如标本难以采集，可取隔日大便送检

9. 病人，男，6 岁。确诊为细菌性痢疾，为预防传播，该病人应隔离至

A. 临床症状消失　　　　　　　　B. 临床症状消失后 3 天

C. 大便培养 1 次阴性　　　　　　D. 大便培养连续 2 次阴性

E. 大便培养连续 3 次阴性

A3/A4 型题

（10～12 题共用题干）

病人，女，7 岁。午餐后突发高热、惊厥，很害怕。其父母紧急带其入院检查。体温 39.5℃，面色苍白，四肢厥冷，意识模糊，大便 3 次，呈黏液脓血便。血常规提示白细胞 $19×10^9$/L，中性粒细胞 0.83，淋巴细胞 0.17。

10. 该病人最可能的诊断是

A. 中毒型细菌性痢疾　　　　　　B. 脑型疟疾

C. 流行性腮腺炎性脑炎　　　　　D. 化脓性阑尾炎

E. 流行性乙型脑炎

11. 对该病人立即进行的处理是

A. 物理降温
B. 使用镇静剂

C. 扩容，纠正休克
D. 应用血管活性药物

E. 应用抗菌药物

12. 该病人存在的护理诊断／问题**不包括**

A. 脑水肿
B. 体温过高

C. 腹泻
D. 恐惧

E. 组织灌注无效

（二）判断题

13. 痢疾杆菌可释放内、外毒素。外毒素可引起发热和毒血症，内毒素可导致肠黏膜细胞坏死、水样腹泻及神经系统症状。（　　）

14. 细菌性痢疾病人康复后可获得稳定且持久的免疫力。（　　）

【参考答案】

1. E　　2. A　　3. B　　4. A　　5. D　　6. E　　7. D　　8. B　　9. D

10. A　　11. C　　12. A　　13. ×　　14. ×

【习题解析】

6. 严重腹泻伴呕吐时暂禁食，遵医嘱静脉补充营养。

8. 早期、连续多次、抗菌治疗前采新鲜粪便的脓血部分，采用适当的培养基可提高培养阳性率。

（邓现梅）